P. Sefrin/R. Schua

Hexal Notfall Manual

Peter Sefrin · Rainer Schua

HEXAL Notfall Manual

6. aktualisierte und erweiterte Auflage

Unter Mitarbeit von
H. Kuhnigk, P. Rupp und L. Schrod

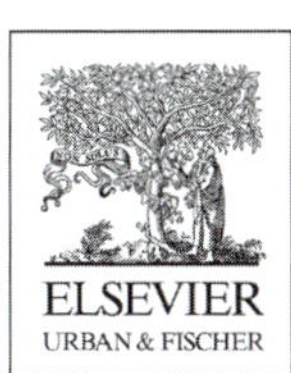

URBAN & FISCHER
München · Jena

Zuschriften und Kritik an

Elsevier GmbH, Urban & Fischer Verlag, Lektorat Medizin, Elisa Imbery, Karlstraße 45, 80333 München, E-Mail: medizin@elsevier.com

Anschriften der Herausgeber

Prof. Dr. med. Peter Sefrin
Klinik und Poliklinik für Anästhesiologie
Universitätsklinikum Würzburg
Sektion Präklinische Notfallmedizin
Oberdürrbacherstr. 6
97080 Würzburg

Dr. med. Rainer Schua
Ltd. Medizinaldirektor
Mauermeierstr. 7
97074 Würzburg

Wichtiger Hinweis für den Benutzer

Die Erkenntnisse in der Medizin unterliegen laufendem Wandel durch Forschung und klinische Erfahrungen. Herausgeber und Autoren dieses Werkes haben große Sorgfalt darauf verwendet, dass die in diesem Werk gemachten therapeutischen Angaben (insbesondere hinsichtlich Indikation, Dosierung und unerwünschten Wirkungen) dem derzeitigen Wissensstand entsprechen. Das entbindet den Nutzer dieses Werkes aber nicht von der Verpflichtung, anhand der Beipackzettel zu verschreibender Präparate zu überprüfen, ob die dort gemachten Angaben von denen in diesem Buch abweichen und seine Verordnung in eigener Verantwortung zu treffen.
Wie allgemein üblich wurden Warenzeichen bzw. Namen (z. B. bei Pharmapräparaten) nicht besonders gekennzeichnet.

Bibliografische Information der Deutschen Nationalbibliothek

Die Deutsche Nationalbibliothek verzeichnet diese Publikation in der Deutschen Nationalbibliografie; detaillierte bibliografische Daten sind im Internet über http://dnb.d-nb.de abrufbar.

Alle Rechte vorbehalten

6. Auflage 2007

Der Urban & Fischer Verlag ist ein Imprint der Elsevier GmbH.

07 08 09 10 11 5 4 3 2 1

Um den Textfluss nicht zu stören, wurde bei Patienten und Berufsbezeichnungen die grammatikalisch maskuline Form gewählt. Selbstverständlich sind in diesen Fällen immer Frauen und Männer gemeint.

Planung und Lektorat: Elisa Imbery, München
Redaktion: Susanne C. Bogner, Dachau
Herstellung: Sibylle Hartl, Valley
Satz: Mitterweger & Partner, Plankstadt
Druck und Bindung: LegoPrint, Lavis, Italien
Umschlaggestaltung: SpieszDesign, Neu-Ulm
Titelfotografie: MEV PCD Medizin + Gesundheit

ISBN 978-3-437-21992-4

Aktuelle Informationen finden Sie im Internet unter www.elsevier.de und www.elsevier.com.

Vorwort zur 6. Auflage

Notfälle erfordern nicht nur sofortiges Handeln, sondern auch als Basis einer gezielten Therapie eine richtige Einordnung der Symptome. Im Gegensatz zur Darstellung von Algorithmen, die eine Anleitung für ein rein schematisches Vorgehen bei einer bekannten Notfalldiagnose im Sinne eines Flussdiagramms darstellen, soll dem Leser mit dem Notfall Manual eine Hilfe in die Hand gegeben werden, die ihn bei der Findung der Notfalldiagnose unterstützt. Hierbei sind vor allem sowohl im ärztlichen Bereitschaftsdienst wie auch im Notarztdienst wesentliche Differenzialdiagnosen zu beachten. Nach Zuordnung zu der zugrunde liegenden Notfalldiagnose sollen die therapeutischen Maßnahmen den Behandelnden in die Lage versetzen, eine effektive Hilfe zu leisten, wobei diese grundsätzlich am Ort des Geschehens in der Präklinik erfolgen soll.

Trotz der vorgeschalteten pathophysiologischen Erläuterungen kann das Manual ein notfallmedizinisches Lehrbuch nicht ersetzen. Die Autoren erheben auch nicht den Anspruch auf eine vollständige Darstellung, sondern möchten durch die Form des kurz gefassten Manuals die Möglichkeit des Nachschlagens im Rahmen des Einsatzes beibehalten und den Anspruch „Aus der Praxis für die Praxis" anbieten. Nur so war es möglich, der Forderung nach einem „Taschen"-buch gerecht zu werden. Anregungen, die aus dem Kreis der bisherigen Leser kamen, haben wir versucht zu berücksichtigen, wobei wir davon ausgehen, dass es nach wie vor differente Sichtweisen zur Bewältigung eines Notfalls geben wird.

Bewusst wurde bei der Darstellung der Notfälle nicht nur der Bereich der ärztlichen Tätigkeit im Notarztdienst berücksichtigt, sondern auch Situationen, die aus der Sicht des Patienten, z.B. durch die damit verbundenen Schmerzen, sich für ihn als Notfall darstellen. Im Mittelpunkt steht grundsätzlich die Hilfe für den Patienten, die jedoch nicht mit der Erstversorgung endet, sondern in vielen Fällen eine Weiterführung der Therapie oder eine weitergehende Diagnostik im stationären Bereich erforderlich macht. Aus diesem Grunde sind die Hinweise auf die Besonderheiten des Transports mit aufgeführt.

Dieses Konzept hat sich inzwischen bewährt, weshalb nicht alleine eine 6. Auflage erforderlich wurde, sondern auch, weil gerade die Notfallmedizin sich in einem ständigen Wechsel befindet, der es auch erforderlich macht, die Therapieempfehlungen zu adaptieren. Dies war dieses Jahr notwendig, weil vor allem bei der Therapie des Kreislaufstillstands sich wesentliche Änderungen ergeben haben. Nachdem gerade bei der Reanimation eine Zusammenarbeit im Team erforderlich ist, müssen die Handlungsanweisungen für den erstbehandelnden Arzt an die Empfehlungen der Bundesärztekammer angepasst werden, nachdem diese im vergangenen Jahr verbindlich im Deutschen Ärzteblatt veröffentlicht wurden.

Die Autoren hoffen mit der Vorlage der 6. Auflage nicht nur an ein akzeptiertes Konzept der Darstellung anknüpfen zu können, sondern auch dem Bedürfnis nach aktueller Adaptation an notfallmedizinische Neuerungen entsprochen zu haben.

Würzburg, im Juni 2007 *Professor Dr. med. P. Sefrin*

Inhalt

Herausgeber und Autoren

Prof. Dr. med. Peter Sefrin
Klinik und Poliklinik für Anästhesiologie
Universitätsklinikum Würzburg
Sektion Präklinische Notfallmedizin
Oberdürrbacherstr. 6
97080 Würzburg

Dr. med. Rainer Schua
Ltd. Medizinaldirektor
Mauermeierstr. 7
97074 Würzburg

Unter Mitarbeit von

Dr. med. Herbert Kuhnigk
Institut und Poliklinik für Anästhesiologie der Universität Würzburg
Oberdürrbacherstr. 6
97080 Würzburg

Dr. med. Peter Rupp
Notfallzentrum Hirslanden Kliniken Bern
Salem-Spital, Klinik Beau-Site, Klinik Permanence
Schänzlistr. 39
3013 Bern, Schweiz

Prof. Dr. med. Lothar Schrod
Kinderklinik der Städtischen Kliniken Frankfurt am Main/Hoechst
Gotenstr. 6–8
65907 Frankfurt am Main/Hoechst

Abkürzungen

CO	Kohlenmonoxid
CO_2	Kohlendioxid
CT	Computertomographie, Computertomogramm
/d	pro Tag
DMAP	Dimethylaminophenol
FiO_2	fraction of inspired oxygen
/h	pro Stunde
HAES	Hydroxyäthylstärke
HBO	hyperbare Sauerstofftherapie (Oxygenation)
HNO	Hals-Nasen-Ohren
HWS	Halswirbelsäule
ICR	Interkostalraum
i.v.	intravenös
/kg KG	pro Kilogramm Körpergewicht
KOF	Körperoberfläche
Kps.	Kapsel
/min	pro Minute
m/s	Meter pro Sekunde
MetHb	Methämoglobin
NO	Stickstoffmonoxid
$PaCO_2$	arterieller Kohlendioxidpartialdruck
PEEP	positive end-expiratory pressure, positiver endexspiratorischer Druck
/s	pro Sekunde
S_aO_2	arterielle Sauerstoffsättigung

Kapitel 1

Notfallmaßnahmen

Notfalluntersuchung – Erwachsene

Die Notfalldiagnostik hat das Ziel, zunächst die Akutbedrohung der Vitalfunktionen zu erfassen und erst nach deren Beseitigung evtl. zugrunde liegende weitere Krankheiten zu erkennen. Die Notfalluntersuchung im präklinischen Bereich muss sich auf wenige innerhalb kürzester Zeit erhobene Befunde stützen und ist dadurch mit erheblichen Unsicherheiten verbunden. Eine Ganzkörperuntersuchung wäre im Hinblick auf den zugrunde liegenden Notfall zu zeitaufwändig.

Trotz des Zeitdrucks muss der Patient systematisch untersucht werden. Die Vitalfunktionen können ohne Hilfsmittel mit den Sinnen Sehen, Fühlen, Hören sowie durch Ansprache des Patienten primär ausreichend geprüft werden.

Für die Einleitung einer Ersttherapie ist es nicht entscheidend, dass alle Symptome einer Störung der Vitalfunktion gleichzeitig vorhanden sind. Die Erstmaßnahmen orientieren sich vielmehr an den jeweiligen Leitsymptomen.

Symptome

Man unterscheidet

- **Leitsymptome**, v.a.
  - Atemnot (Dyspnoe),
  - Bewusstseinsstörung,
  - Schmerzen (z. B. Thoraxschmerzen),
  - Verletzungen.

Kombinationen mehrerer Leitsymptome sind möglich. Nachdem die Ursachen dieser Symptome verschiedener Genese sein können und damit verschiedene therapeutische Konsequenzen nach sich ziehen, kann lediglich bei ihrem Auftreten auf die Dringlichkeit einer weiteren Abklärung geschlossen werden.

- **Warnsymptome:** Hinweise auf eine drohende Störung der Vitalfunktionen.
- **Begleitsymptome:** Unspezifische Hinweiszeichen, die eine weitere Zuordnung zu bestimmten Schädigungstypen erlauben, werden meist nicht spontan angegeben und müssen erfragt werden.

Ziel

- Feststellen von Zeichen einer vitalen Bedrohung,
- Deuten von Befunden im Sinne einer vorläufigen Notfalldiagnose,
- Einleiten ärztlicher Sofortmaßnahmen,
- Überlegungen zum logistischen Ablauf der Versorgung (Rettung, Geräte, Einsatz usw.).

Untersuchung

Basis der speziellen körperlichen Untersuchung sind Inspektion, Auskultation und Palpation.

- Bei der **Inspektion** sollte sich der Untersucher einen möglichst umfassenden Überblick über das Ausmaß der Schädigung verschaffen, wozu der Notfallpatient (in geschützter Umgebung/im Rettungswagen) entkleidet werden sollte. Bei der Inspektion sind nicht nur Verletzungen und Wunden zu erkennen, sondern auch Bewegungseinschränkungen nicht nur im Bereich der Extremitäten, sondern z. B. auch im Bereich des Thorax. Spezielle Positionen des Notfallpatienten geben Hinweise auf eine möglicherweise zugrunde liegende Erkrankung (z. B. Asthma bronchiale). Zur Inspektion gehört im weiteren Sinne auch die Beurteilung von Begleitumständen, die nicht den Patienten, sondern seine Umgebung betreffen. Hierzu gehören Auffindesituation, Hergang und Umgebungsbedingungen mit dem Schädigungsmuster, aber auch spezielle Hinweise wie Notfallausweise oder Medikamentenvorhaltung. In zunehmendem Maße spielt auch das soziale Umfeld eine wesentliche Rolle.
- Die **Auskultation** sollte zumindest Herz und Lunge einbeziehen, entsprechend der Symptomatik auch das Abdomen und die Karotiden. Über der Lunge sind Veränderungen der Atemgeräusche feststellbar (Seitengleichheit, Dämpfung, Nebengeräusche), über dem Herzen Frequenz- und Rhythmusänderungen sowie spezifische Geräusche, über den Karotiden Strömungsgeräusche (bei Stenosen), über dem Abdomen werden die Darmgeräusche beurteilt.
- Die **Perkussion** hat in der Notfallmedizin – trotz der unter den Umgebungsbedingungen ebenso wie bei der Auskultation erhebli-

chen Einschränkungen – ihre besondere Bedeutung bei der Beurteilung der Lunge (Seitengleichheit, Dämpfung, hypersonorer Klopfschall).

- Die **Palpation** sollte im kranial-kaudalen Untersuchungsgang erfolgen:
  - Kopf: Druckschmerz, Beweglichkeiten
  - Wirbelsäule: Dislokationen, Schmerzen
  - Thorax: Druckschmerz (Kompression, Klopfen), Beweglichkeit (Krepitation)
  - Abdomen: Abwehrspannung, Druckschmerz
  - Extremitäten: Druckschmerz, Beweglichkeit, Sensibilitätsstörungen, Pulsdifferenzen
  - Becken: Druckschmerz, Kompression.

Anamnese

Um umfassende Informationen zu erhalten, ist trotz der bestehenden Zeitnot eine geduldige Fragestellung angebracht. Der direkte Kontakt (Patient ansehen, mit seinem Namen ansprechen) ist dabei von besonderer Bedeutung. Dabei sollten gezielte Fragen im Hinblick auf die Leitsymptome gestellt werden, die kurz beantwortet werden können, d.h. es sollten vordergründig geschlossene Fragen gestellt werden. Ein wesentlicher Punkt dabei ist auch die Frage nach Befundberichten und Ausweisen medizinischen Inhaltes sowie Medikamentenplänen. Bei der Notfallanamnese ist besonders die zeitliche Dynamik wichtig. Sie kann sowohl vom Patienten als auch von Angehörigen oder Zeugen in Erfahrung gebracht werden.

Hilfsmittel zur Elementardiagnostik

Für die Diagnosesicherung steht in der Präklinik ein nur sehr begrenztes Instrumentarium zur Verfügung.

- **EKG:** Mit dem abgeleiteten Notfall-EKG ist vordergründig eine Frequenz- und Rhythmusanalyse möglich. Mit den Extremitätenableitungen ist jedoch meist keine exakte Diagnose verifizierbar. Mit den Paddels des Notfall-EKG kann nur eine Grundaussage, z. B. bei Kreislaufstillstand, erfolgen. Neuere Geräte ermöglichen die Ableitung eines vollständigen EKG einschließlich der Brustwandableitungen. Somit ist im Hinblick auf eine präklinische Lysetherapie eine exakte Diagnosestellung bei Verdacht auf Myokardinfarkt möglich, allerdings mit deutlich höherem Zeitaufwand.

- **Blutdruckmessung:** Manuell und auskultatorisch besteht bei speziellen Umgebungsbedingungen eine erheblich erschwerte Beurteilungsmöglichkeit. Automatische oszillometrische Blutdruckmessgeräte sind aufgrund von Bewegungsartefakten nur beschränkt einsatzfähig. Vor allem bei den automatischen Geräten kann durch eine programmierbare Intervallmessung eine Aussage über den Blutdruck auch im Verlauf, z. B. während eines Transports, gemacht werden. Für eine exakte Messung ist die Auswahl der richtigen Manschettengröße wichtig, da zu große Manschetten zu hohe, zu kleine zu niedrige Blutdruckwerte erbringen.
- **Pulsoxymetrie:** Speziell zur Beurteilung der Intensität der respiratorischen Störung, allerdings beschränkte Aussage durch Bewegungsartefakte, periphere Zirkulationsstörung, CO-Vergiftungen, Hypothermie. Eine transkutane O_2-Sättigungsmessung stimmt mit relativ guter Genauigkeit, ist jedoch im Rahmen einer Notfalldiagnostik nicht verfügbar. Mit zunehmender Hypoxie werden allerdings die Abweichungen der O_2-Sättigung immer größer.
- **Blutzuckerbestimmung:** Semiquantitative Messung mittels Teststreifen (Haltbarkeit der Teststreifen und differente Einwirkzeiten beachten) oder quantitative Messung mit modernen digitalen BZ-Messgeräten.
- (**Kapnometrie:** Mit einem speziellen Sensor kann bei intubierten und beatmeten Patienten [im Rettungsdienst] der CO_2-Gehalt der Exspirationsluft gemessen werden.)

Notfalluntersuchung – Erwachsene

Ablauf der Notfalldiagnostik

1. Überblick verschaffen, Eigensicherung beachten:
   - Notfallart, Umgebungsbedingungen, Zugangsmöglichkeiten, Zusatz-/Eigengefährdung;
2. Beurteilung der Vitalfunktionen:
   - Bewusstsein (getrübt, bewusstlos),
   - Atmung (insuffizient, Stillstand),
   - Kreislauf (insuffizient, Stillstand):
3. Anamnese:
   - Beschwerden, zeitliche Entwicklung, Vorerkrankung, Allergien,
   - Schmerzen, Lokalisation, Ausstrahlung, Verlauf, Qualität,
   - Medikation,
   - Unfallmechanismus;
4. Beurteilung des Gesamtzustands:
   - Verletzungen, Nebenbefunde, spezielle Erkrankungen.

Leitsymptom Atemstörung

1. Haut:
   - Zyanose, Hautemphysem;
2. Atemgeräusche:
   - Ödem, Spastik, Rasselgeräusche, Stridor, Giemen, Pfeifen;
3. Atemfrequenz:
   - Tachypnoe (Hyperventilation), Bradypnoe, unregelmäßige Atmung, Schnappatmung;
4. Ventilation:
   - Dyspnoe,
   - einseitige Atmung (Dämpfung, aufgehobenes Atemgeräusch), paradoxe Atembewegungen;
5. Atemarbeit:
   - nicht adaptiert, dekompensiert;
6. Perkussion:
   - hypersonor,
   - gedämpft;

7. Begleitsymptome:
   - Bewusstseinsstörung,
   - Halsvenenstauung,
   - Kreislaufstörungen,
   - Schmerzäußerung,
   - Hautknistern.

Leitsymptom Bewusstseinsstörung

1. Ansprechbarkeit:
   - Bewusstseinstrübung, Bewusstlosigkeit;
2. Schmerzreaktion:
   - nicht vorhanden, ungezielt;
3. Augen:
   - Pupillendifferenz, Pupillenzustand (Miosis, Mydriasis),
   - Blickdeviation,
   - Öffnung;
4. Motorik:
   - gezielt, unkoordiniert,
   - Tonusveränderung, Krämpfe, Lähmungen;
5. Orientierung:
   - teilorientiert, verwirrt, retrograde Amnesie;
6. Begleitsymptome:
   - Atem- und/oder Kreislaufstörungen,
   - Stoffwechselerkrankungen,
   - Verletzungen,
   - Medikamente, Drogeneinnahme,
   - Hypothermie,
   - Geruch.

Zur Quantifizierung und Reproduktion des Initialbefundes hat sich in der Notfallmedizin die Glasgow Coma Scale (GCS) etabliert. Ein GCS < 8 bedeutet eine schwere Bewusstseinsstörung mit Verlust der Schutzreflexe.

Notfalluntersuchung – Erwachsene

Glasgow Coma Scale

Augen öffnen		
Spontan	4	☐
Auf Aufforderung	3	
Auf Schmerzreiz	2	
Keine Reaktion	1	
Beste verbale Reaktion		
Konversationsfähig		
• Orientiert	5	☐
• Desorientiert	4	
Inadäquate Äußerung (Wortsalat)	3	
Unverständliche Laute	2	
Keine Reaktion	1	
Beste motorische Reaktion		
Auf Aufforderung	6	
Auf Schmerzreiz		re li
• Gezielt	5	Arm ☐☐
• Normale Beugeabwehr	4	Bein ☐☐
• Beugesynergismen	3	
• Strecksynergismen	2	
Keine Reaktion	1	
	Summe	

Leitsymptom Kreislaufstörung

1. Haut:
   - Blässe, Zyanose, Schweiß (Venenstauung), Rötung, Quaddeln, Temperatur;
2. Hautturgor:
   - Ödeme,
   - Hautfalten stehend,
   - Kapillardurchblutung (Fingernagelprobe);
3. Schmerz:
   - Lokalisation, Schmerzcharakter, Ausstrahlung;

4. Befindlichkeit:
   - Schwindel, Übelkeit, Erbrechen, Nykturie;
5. Blutdruck:
   - Hypo-, Hypertonie;
6. EKG/Puls:
   - Brady-, Tachykardie, Arrhythmie,
   - Pulsqualität (Pulsdefizit);
7. Begleitsymptome:
   - Bewusstseinsstörung,
   - Atemstörung (Dyspnoe),
   - neurologische Störungen,
   - Stoffwechselstörung.

Notfalluntersuchung – Kinder

Auch bei Kindern steht im Mittelpunkt der Notfalluntersuchung die rasche Beurteilung der Vitalfunktionen (Atmung, Bewusstsein, Kreislauf). Anschließend ist eine systematische körperliche Untersuchung, gegliedert nach einzelnen Organsystemen, zur Klärung der Notfalldiagnose erforderlich.

Atmung

Kinder haben im Vergleich zu Erwachsenen einen höheren Sauerstoffverbrauch, weshalb sich bei Störungen der Atmung schneller eine bedrohliche Hypoxie entwickeln kann.

- Leitsymptome einer *respiratorischen Insuffizienz* sind Dys-, Tachy- und Bradypnoe, Nasenflügeln sowie aufgrund der hohen Elastizität des kindlichen Thorax interkostale und substernale Einziehungen.
- Als Zeichen einer *intrapleuralen Raumforderung* können auftreten: Hautemphysem, einseitig abgeschwächtes oder fehlendes Atemgeräusch, verminderte oder aufgehobene Atemexkursion.
- Der Auskultationsbefund ist aufgrund der Fortleitung von Geräuschphänomenen auf die kontralaterale Seite nicht mit gleicher Sicherheit zu verwerten wie beim Erwachsenen.
- Alarmzeichen für einen Spannungspneumothorax sind zusätzlich Halsvenenstauung und Zyanose.
- Eine *inverse Atmung* tritt bei schwerer Atemwegsobstruktion, z.B. durch Fremdkörperaspiration, auf.
  - Zyanose in Verbindung mit Bradykardie ist das Alarmzeichen für einen unmittelbar bevorstehenden Kreislaufstillstand.

Zentrales Nervensystem

Die Glasgow Coma Scale (GCS) als Basis der Beurteilung des zentralen Nervensystems ist bei Kindern nur in modifizierter Form anwendbar. Simplifiziert besteht eine Interventionsnotwendigkeit (= GCS ≤ 8), wenn das Kind auf Ansprache nicht die Augen öffnet oder reagiert bzw. auf Schmerz nur ungezielt reagiert.

Modifizierte Glasgow Coma Scale für Kleinkinder

Augen öffnen	
Spontan	4
Auf Anruf	3
Auf Schmerzreiz	2
Keine Reaktion	1
Verbale Antwort	
Jede Antwort: Lachen, Weinen, Fixieren, evtl. verständliche Laute	5
Unsicheres Erkennen von Angehörigen, keine Fixierung	4
Zeitweise erweckbar	3
Motorische Unruhe, nicht erweckbar	2
Keine Reaktion auf Schmerzreize	1
Motorische Antwort	
Gezieltes Greifen	6
Auf Schmerzreiz gezielte Abwehr	5
Normale Beugeabwehr	4
Atypische Beugeabwehr	3
Strecksynergismen	2
Keine Reaktion	1
Summe	

Von Bedeutung sind auch die Beurteilungen von Pupillenweite und -reaktion wiederholt im Seitenvergleich. Bei Säuglingen ist eine prominente Fontanelle als Hinweis auf einen intrakraniellen Druckanstieg zu werten und eine eingefallene Fontanelle als Zeichen eines unzureichenden Flüssigkeitsstatus.

Kreislauf

Kinder sind in der Lage, einen Volumenverlust bis zu 25 % des zirkulierenden Volumens durch einen erhöhten Sympathikotonus auszugleichen. Allerdings kann es bei einer weiteren Steigerung des Blutverlustes akut zur Dekompensation kommen.

- Die Hypotonie ist ein spätes und schwerwiegendes, vital bedrohliches Zeichen einer Kreislaufdekompensation. Normale Blutdruckwerte sind damit kein Zeichen eines suffizienten Kreislaufs.
- Ursachen für eine Bradykardie sind Hypoxie, schwere Hypovolämie oder zerebrale Einklemmung.
- Zur groben Einschätzung eines Volumenverlustes lässt sich auch die Beurteilung des Pulses heranziehen. Eine Abschwächung des Radialispulses deutet auf einen Volumenverlust von unter 10 % hin. Bei abgeschwächtem Femoralispuls beträgt der Blutverlust etwa 15 %.
- Die kapilläre Füllungszeit (Nagelbettprobe) bietet wichtige Hinweise auf den intravasalen Volumenstatus. Sie beträgt normalerweise weniger als 2 Sekunden, bei einer verzögerten Füllung (> 3 Sekunden) liegt bereits ein Verlust von 15–30 % des Blutvolumens vor. Bei nicht feststellbarer Füllungszeit beträgt der Volumenverlust über 40 %.

Pathophysiologie

Akute Erkrankungen und Verletzungen können die Vitalfunktionen innerhalb kurzer Zeit so tiefgreifend verändern, dass die Funktionsfähigkeit der lebenswichtigen Organsysteme und damit das Leben gefährdet sind. Bei Ausfall der Vitalfunktionen Bewusstsein, Atmung und Kreislauf kommt es ohne unverzüglichen Beginn der Therapie innerhalb weniger Minuten zum Tod.

Einem Kreislaufstillstand (Sistieren der Sauerstoffversorgung lebenswichtiger Organe oder Organsysteme) kann ein Stillstand der Herzaktivität, eine Verminderung der Herzauswurfleistung, ein peripheres Kreislaufversagen oder eine akute Verminderung des Sauerstoffangebots (Atemstillstand, Asphyxie) zugrunde liegen.

Symptome

- Bewusstlosigkeit (fehlende Reaktion auf Ansprache und Schütteln),
- Atemstillstand oder Schnappatmung (fehlende oder maximale Atembewegungen, fehlende Atemgeräusche, fehlender Luftstrom),
- Zirkulationsstillstand (fehlende Pulsationen).

Diagnostik

s. Abb. 1

- **Bewusstsein:** Ansprechen, Schütteln an der Schulter;
- **Atmung:** Atemwege freimachen durch Überstrecken des Halses und Anheben des Kinns; Beobachten der Bewegungen von Thorax (Sehen und Fühlen), Überprüfen des Luftstroms aus Mund und/oder Nase (Hören und Fühlen), nicht länger als 10 Sekunden;
- **Kreislauf** (Karotispulskontrolle): Der Karotispuls wird an einer Seite getastet (Abb. 2). Es kann schwierig sein, den Puls sicher festzustellen. Falls keine Lebenszeichen vorhanden sind, wird auch ohne sichere Identifikation des Pulses mit der Reanimation begonnen.

Kreislaufstillstand

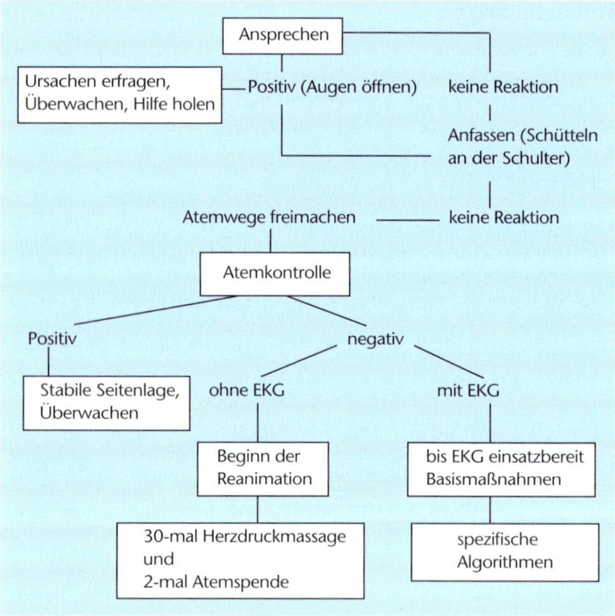

Ansprechen

Ursachen erfragen, Überwachen, Hilfe holen — Positiv (Augen öffnen)

keine Reaktion

Anfassen (Schütteln an der Schulter)

keine Reaktion — Atemwege freimachen

Atemkontrolle

Positiv

Stabile Seitenlage, Überwachen

negativ

ohne EKG

Beginn der Reanimation

30-mal Herzdruckmassage und 2-mal Atemspende

mit EKG

bis EKG einsatzbereit Basismaßnahmen

spezifische Algorithmen

Abb. 1 „Basisalgorithmus".

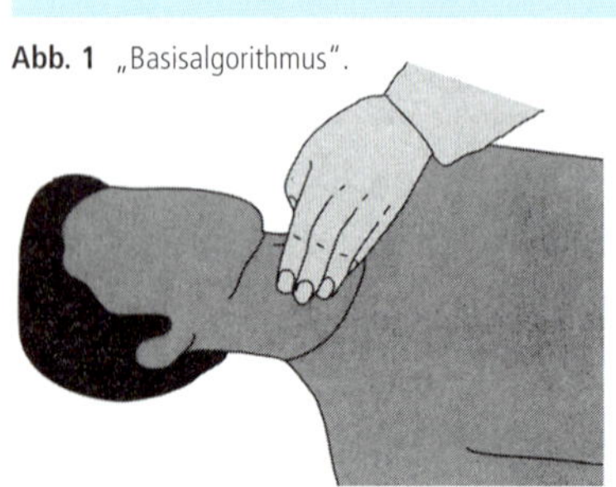

Abb. 2 Tasten des Karotispulses.

Basismaßnahmen

Indikation zur Reanimation: Atem- und Kreislaufstillstand treten als akutes, nicht vorhersehbares Ereignis auf. Nachdem im präklinischen Bereich bei unbekannten Patienten zur Klärung der Vorhersehbarkeit häufig keine Zeit bleibt, muss im Zweifelsfall grundsätzlich mit der Reanimation begonnen werden.

- **Herzdruckmassage** (Abb. 3):
  - Aufsuchen des Druckpunkts: untere Hälfte des Brustbeins.
  - Handballen der einen Hand auf den Druckpunkt setzen, Handballen der zweiten Hand auf die Mittelhand der ersten aufsetzen, Finger nach oben strecken.
    Alternative: Mit den Fingern der einen Hand zwischen die Fingergrundgelenke der anderen Hand greifen und damit die Finger nach oben ziehen.
  - Gewichtsverlagerung des Oberkörpers über die durchgestreckten Arme, durch Druck Sternum 4–5 cm eindrücken.

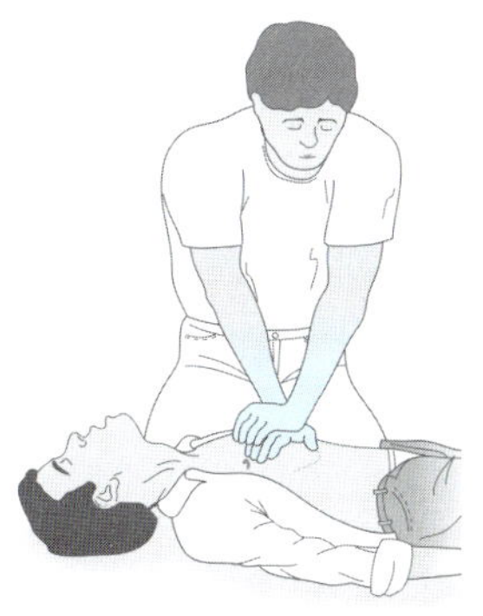

Abb. 3 Herzdruckmassage.

- **Atemspende:** Zur Beatmung bei Atemstillstand ist die Mund-zu-Nase-Beatmung (= Atemspende, Abb. 4 und 5) sowie die Mund-zu-Mund-Beatmung als Alternative geeignet. Dauer der Beatmung: 1 Sekunde.

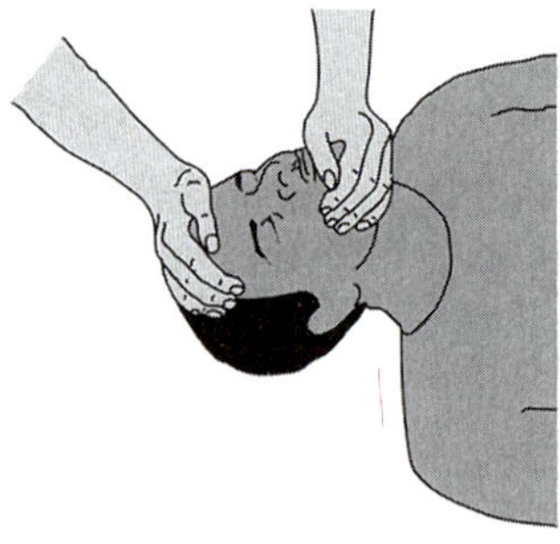

Abb. 4 Richtige Kopfposition bei Beatmung.

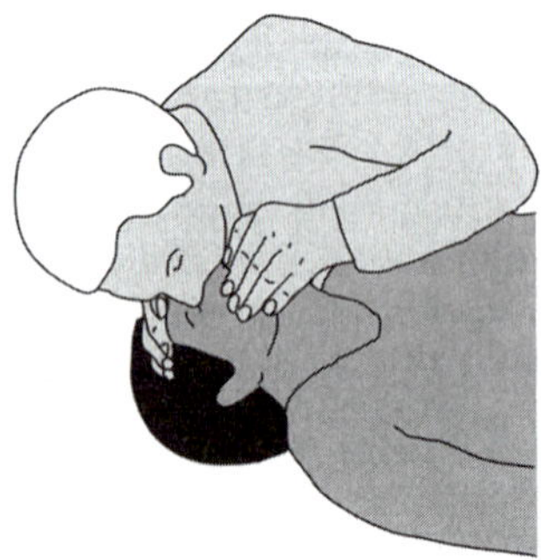

Abb. 5 Mund-zu-Nase-Beatmung.

Kombination von Atemspende und Herzmassage (Abb. 6 und 7).

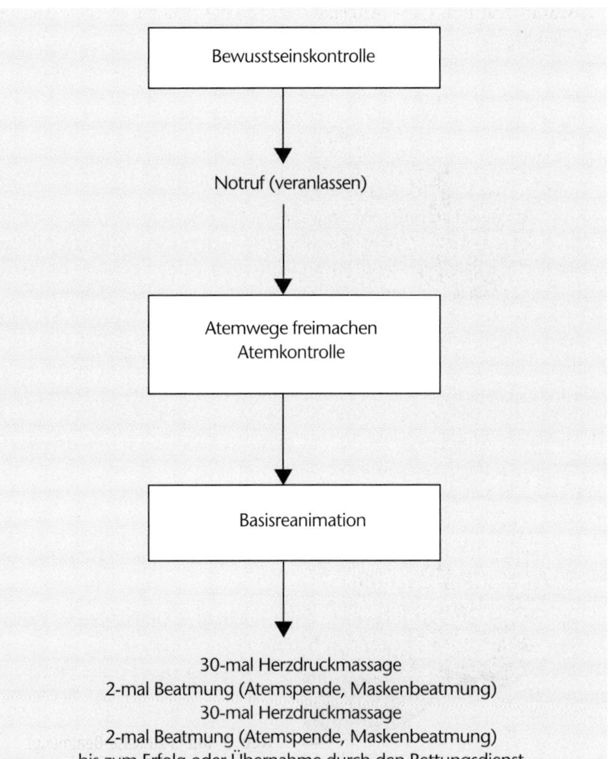

Abb. 6 Handlungsablauf bei Reanimation mit einem Helfer.

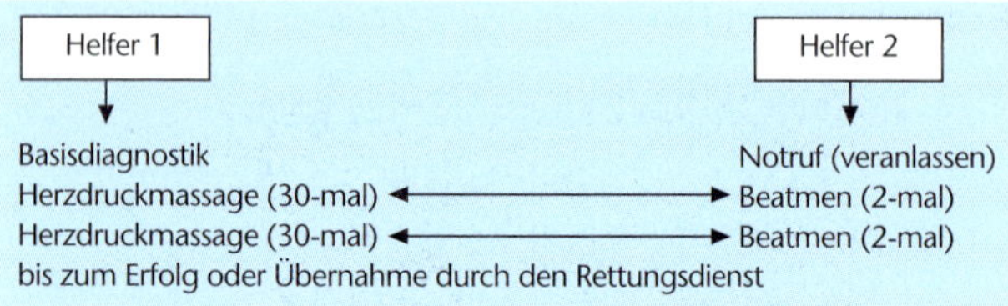

Abb. 7 Handlungsablauf bei Reanimation mit zwei Helfern (ohne Hilfsmittel).

Eine Erfolgskontrolle im Rahmen der Basismaßnahmen erfolgt nicht, sondern diese werden durchgehend fortgesetzt, so lange, bis der Patient selbst zu atmen beginnt oder sich bewegt. Ein Erfolg ist anzunehmen, wenn es unter den Basismaßnahmen zu einer Verbesserung der Hautfarbe durch Abnahme der Zyanose kommt. Da selbst bei korrekter Durchführung der äußeren Herzmassage nach neueren Untersuchungen nur etwa ein Drittel der üblichen Auswurfleistung des Herzens erreicht wird, ist zur Gewährleistung eines Minimalkreislaufs jede unvermeidliche Unterbrechung so kurz wie möglich zu halten.

Die Basismaßnahmen müssen so früh wie möglich durch **erweiterte Maßnahmen der Reanimation** ergänzt werden. Sie umfassen alle Aktivitäten, die der Sicherung einer ausreichenden Ventilation und der Schaffung eines spontanen Kreislaufs dienen.

Präkordialer Faustschlag

Es gibt keine Studie über die Wirksamkeit des präkordialen Faustschlags. Er kann evtl. bei einem beobachteten Stillstand in den ersten 10–30 Sekunden sinnvoll sein, wenn kein Defibrillator zur Hand ist, ggf. auch bei erneutem Auftreten von Kammerflimmern in der Postreanimationsphase und während des Transports.

Beatmung (Abb. 8)

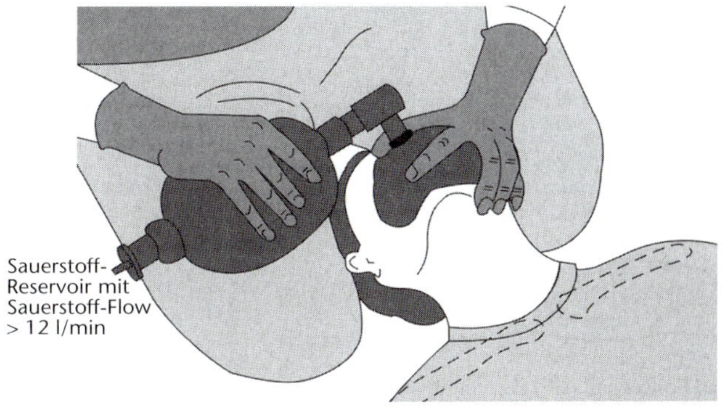

Abb. 8 Korrekte Handhabung von Atembeutel und Maske.

EKG-Diagnostik

- Abb. 9
- EKG-Ableitung:
  - Viele Notfall-EKG-Geräte ermöglichen eine Sofortableitung über die beiden **Paddels**
    Positionen:
    1. Paddel – rechts, parasternal unterhalb der Klavikula,
    2. Paddel – links, oberhalb des unteren Rippenbogenrandes in Höhe der Herzspitze.
  - Ableitung mit **Einmalklebeelektroden**: Für eine Dauerüberwachung ist die Ableitung mit Paddels nicht geeignet, deswegen werden zusätzlich Patientenkabel mit Einmalelektroden und vorgefertigtem Elektrodengel angeboten.
  - Position der Klebeelektroden bei 3-poliger Standardableitung:
    roter Anschluss: rechte Thoraxseite unterhalb der Klavikula,
    gelber Anschluss: linke Thoraxseite unterhalb der Klavikula,
    grüner Anschluss: linker unterer Rippenbogenrand.

- bei 4-poliger Ableitung:
  zusätzlich zu den Anschlüssen bei 3-poliger Standardableitung, schwarzer Anschluss: rechter unterer Rippenbogenrand.

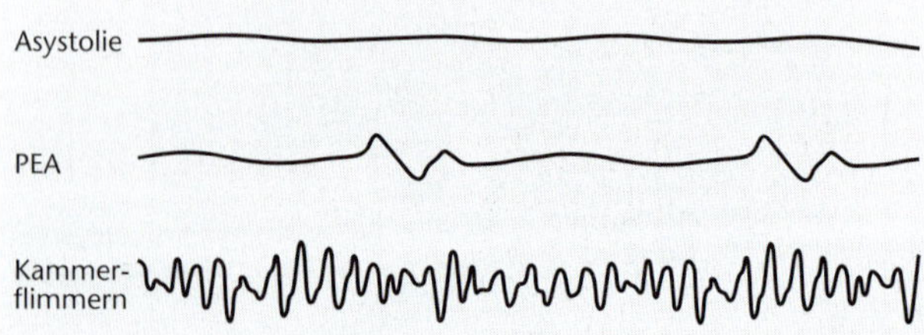

Abb. 9 Die drei Grundformen des Kreislaufstillstands im EKG (PEA = pulslose elektrische Aktivität).

Defibrillation (mit Notfall-EKG-Gerät)

Regeln für eine erfolgreiche Defibrillation:

- So früh wie möglich defibrillieren,
- Elektroden richtig platzieren (Abb. 10),
- auf möglichst geringen transthorakalen Widerstand achten (kräftiges Aufdrücken mit ca. 8 kg),
- guten Kontakt zwischen den Elektroden und der Brustwand herstellen (Elektrodengel),
- Defibrillation nur bei vollständiger Exspiration,
- Im Gegensatz zu früheren Empfehlungen werden keine Defibrillatorserien mehr verabreicht.
- Die Energie wird einheitlich bei monophasischen Defibrillatoren auf 360 J und bei biphasischen – wenn keine Herstellerangaben vorliegen – auf 200 J eingestellt.

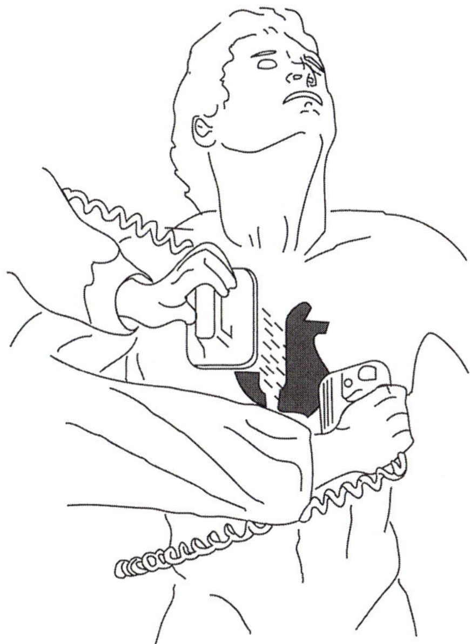

Abb. 10 Platzierung der Elektroden bei Defibrillation.

Medikamentöse Reanimation

- Ziel der Medikation bei Reanimation ist eine Verbesserung
  - der koronaren Perfusion,
  - der Blutzirkulation (Steigerung der Auswurfleistung und der Reizleitung des Herzens),
  - des alveolären Gasaustausches.

- Zugangswege: Zur medikamentösen Reanimation ist ein **venöser Zugang** erforderlich. Gerade bei einem Kreislaufstillstand kann es in der frühen Phase noch möglich sein, einen peripher-venösen Zugang zu legen. Wenn kein venöser Zugang gelegt werden kann, kommen als alternative Zugangswege die intraossäre Punktion im Bereich der Tibia (gesonderte Nadel) oder die endobronchiale Applikation in Frage.
- Durchführung der endobronchialen Applikation: Medikament grundsätzlich mit Aqua dest. auf 10 ml in einer 20-ml-Spritze (+10 ml Luft) expandieren. Diesen Bolus möglichst mit einem dünnen (Absaug-)Katheter tief endobronchial über den liegenden Tubus installieren. Den Bolus anschließend mit dem Beatmungsbeutel durch mehrfache Insufflationen verteilen.
- Intraossäre Applikation: Gleiche Dosierung und Wirkung wie bei i.v.-Injektion.

Reanimation Abb. 11 und 12.

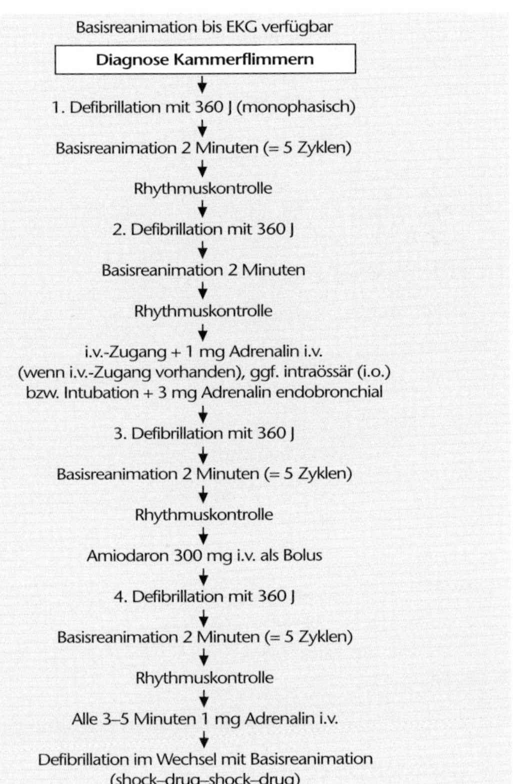

Abb. 11 Reanimation bei Kammerflimmern.

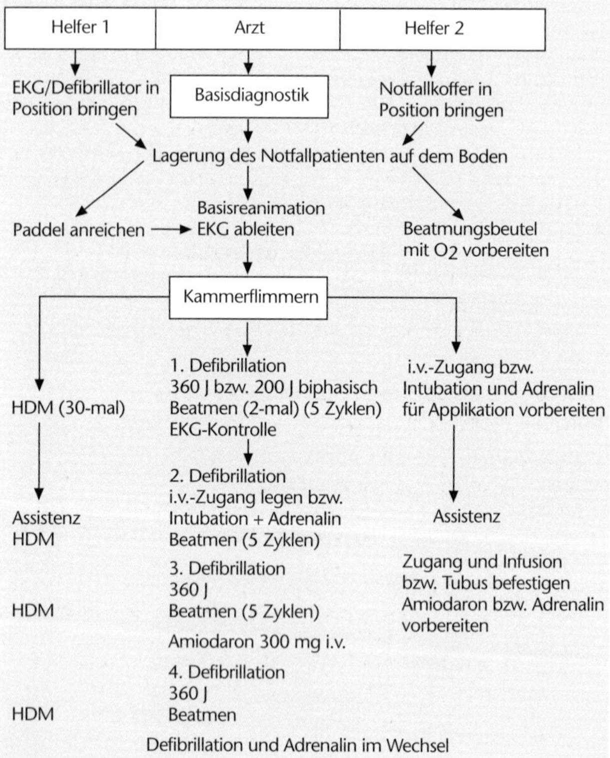

Abb. 12 Handlungsablauf bei Reanimation bei Kammerflimmern mit drei Helfern und Ausrüstung.

Neben der frühzeitigen Defibrillation ist das Standardmedikament **Adrenalin**, da es das hypoxisch-ischämische Herz während der Reanimation mit ausreichend oxygeniertem Blut perfundieren kann. Außerdem kann ein feines Flimmern in ein grobes, kräftiges und hochfrequentes Flimmern mit höherer elektrischer Amplitude umgewandelt werden, das einer Defibrillation besser zugänglich ist.

Dosierung: Adrenalin 1 mg (= 1 Amp. Suprarenin®) i.v. als Bolus mit 9 ml 0,9 % NaCl oder 3 mg (= 3 Amp. Suprarenin®) endobronchial mit 7 ml 0,9 % NaCl und 10 ml Luft.

- Nach mehrfachen erfolglosen Adrenalingaben und mindestens 3 Defibrillationsversuchen kann Amiodaron (Cordarex®) in Erwägung gezogen werden (300 mg als Bolus, ggf. weitere Gabe von 150 mg).
- Im Rahmen der präklinischen Reanimation besteht keine Empfehlung, Natriumbikarbonat ($NaHCO_3$) einzusetzen.

Asystolie – elektromechanische Dissoziation – pulslose elektrische Aktivität

- **Reanimation,** s. Abb. 13 und 14.
- Medikament der Wahl ist **Adrenalin.**
  Dosierung: 1 mg (= 1 Amp. Suprarenin®) mit 9 ml 0,9 % NaCl als Bolus i.v. oder intraossäre oder endobronchiale Applikation, Dosierung wie oben.
- Im Gegensatz zur endobronchialen Applikation kann die i.v.-Repetition von Adrenalin in einer Dosierung von 1 mg bis zum Erfolg beliebig oft wiederholt werden.
- Bei therapieresistenter Asystolie kann nach mehrfacher Adrenalingabe Atropin 3 mg i.v. versucht werden.

Basisreanimation bis EKG verfügbar

Diagnose Asystolie/EMD[1]/PEA

Ursachen abklären (bei EMD/PEA)
Hypovolämie – Volumensubstitution
Spannungspneumothorax – Entlastung
Hypothermie – Isolation
Hypoxie – Oxygenierung

↓

kardiopulmonale Reanimation , 2 Minuten (30:2)

↓

i.v.-Zugang + Adrenalin 1 mg
Infusion i.v.

↓

kardiopulmonale Reanimation , 2 Minuten
Rhythmuskontrolle

↓

Intubation
Adrenalin 3 mg endobronchial

↓

kardiopulmonale Reanimation , 2 Minuten
Rhythmuskontrolle

↓

Adrenalin 1 mg i.v.

↓

kardiopulmonale Reanimation

↓

Adrenalin 1 mg i.v.
(ggf. Atropin 3 mg i.v.)

↓

kardiopulmonale Reanimation

↓

Adrenalin 1 mg i.v.
evtl. wiederholen

[1] elektromechanische Dissoziation

Abb. 13 Reanimation bei Asystolie/EMD/PEA.

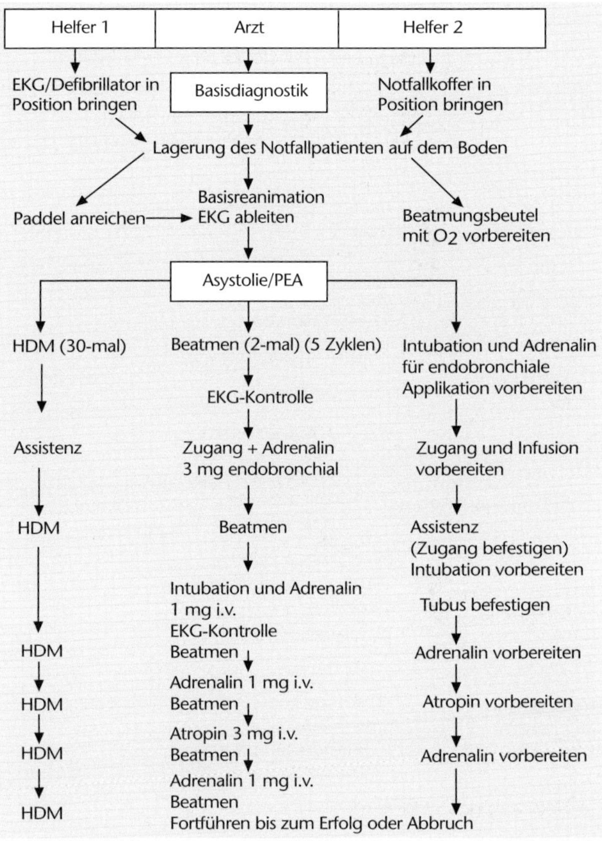

Abb. 14 Handlungsablauf bei Reanimation bei Asystolie/PEA mit drei Helfern und Ausrüstung.

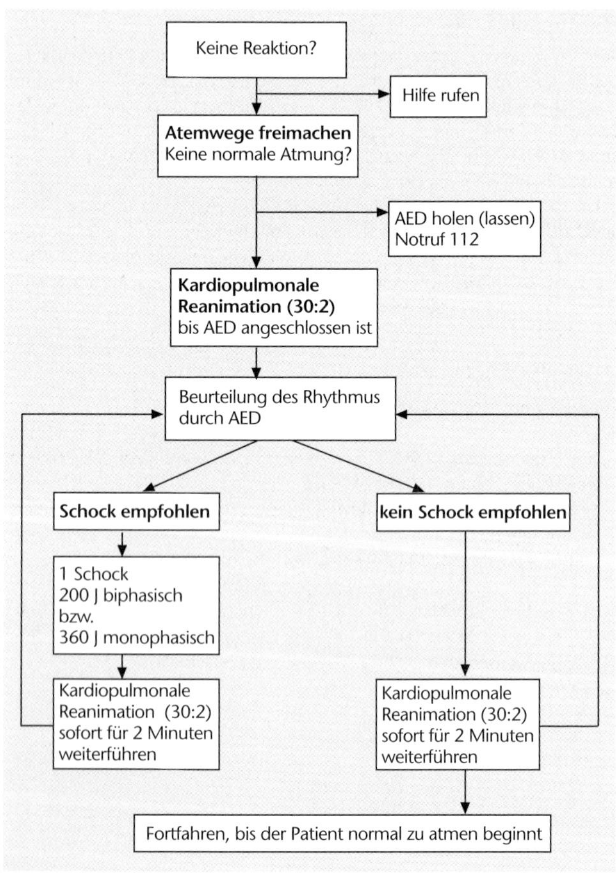

Abb. 15 AED-Algorithmus.

Einsatz eines AED

Bei Verwendung eines automatisierten elektrischen Defibrillators (AED), der computergestützt mit einer Sensitivität von 92–100 % und einer Spezifität von 94–100 % über großflächige Klebelektroden das EKG analysiert und bei Erkennen eines defibrillationswürdigen Rhythmus per Sprachanweisung zur Defibrillation auffordert, ist der nachfolgende Algorithmus zu verwenden (Abb. 15).

Der integrierte Computer analysiert 2–3 EGK-Segmente im Hinblick auf Amplitude, Frequenz und Flankensteilheit über 3 Sekunden. Darüber hinaus wird die Thoraximpedanz gemessen zur Überprüfung des Elektrodenkontakts. Somit kann eine Analyse und Defibrillation innerhalb von 9–15 Sekunden erfolgen.

Erfolg der Reanimation

Ein Erfolg einer Reanimation bei Erwachsenen ist dann eher zu erwarten, wenn

- der Stillstand beobachtet war und sofort von Notfallzeugen mit den Basismaßnahmen begonnen wurde,
- primär ein Kammerflimmern vorliegt, das kurzfristig defibrilliert werden kann,
- innerhalb der ersten 10 Minuten eine Remission eintritt.

Bei Herzinfarktpatienten mit Kammerflimmern sollte solange reanimiert werden, bis eine Nulllinie im EKG erkennbar ist, da of über längere Zeit eine elektrische Instabilität des Herzens besteht.

Abbruch der Reanimation

Als zuverlässiges Kriterium für den Abbruch einer korrekt durchgeführten, aber erfolglosen Reanimation gilt aus medizinischer und juristischer Sicht nur das endgültige Scheitern der Wiederbelebung des Herzens. So wird man im Allgemeinen die Herz-Lungen-Wiederbelebung abbrechen, wenn bei normothermen Erwachsenen bei korrekt durchgeführter Technik nach 30 Minuten kein Erfolg der Maßnahmen erkennbar ist bzw. die Reanimierbarkeit des kardiovaskulären Systems als unwahrscheinlich angesehen werden muss. Dazu zählen folgende Kriterien:

- keine elektrische Spontanaktivität (Nulllinien-EKG) über einen Zeitraum von 30 Minuten,
- Zeichen elektromechanischer Entkoppelung (deformierte Kammerkomplexe im EKG, ohne dass an den großen Arterien ein Puls tastbar ist).

Bei Vorliegen dieser Zeichen kann von einem definitiven und irreversiblen Hirntod ausgegangen werden, sofern der Patient normotherm ist und keine besonderen Umstände vorliegen.

Bei Kindern, unterkühlten Patienten und bei Fällen von Beinahe-Ertrinken oder Intoxikation dagegen müssen Reanimationsmaßnahmen über die angegebene Zeitspanne hinaus bis zur Wiedererwärmung bzw. Detoxikation fortgeführt werden. Erst danach ist eine Entscheidung über das Beenden der Bemühungen medizinisch sinnvoll.

Bei Reanimationen nach Trauma ist wegen der schlechten Ergebnisse (unter 1 %) auch ein Abbruch vor Ablauf von 30 Minuten zu erwägen. Bei Patienten mit Schrittmacher ist daran zu denken, dass durch das noch funktionierende Aggregat ein Rhythmus vorgetäuscht werden kann.

Bei Patienten mit Verdacht auf ein thromboembolisches Geschehen als Stillstandsursache sollte besonders in Verbindung mit einer Lysetherapie auch deutlich länger als 30 Minuten reanimiert werden, ebenso wie bei hypothermen Patienten.

Eine kardiopulmonale Reanimation kann beendet werden, wenn während der Maßnahmen eine glaubwürdige Willensäußerung des Patienten bekannt wird, z. B. durch Aussagen von nahen Verwandten wie Kindern, Eltern oder Geschwister oder bei Vorliegen eines entsprechenden Schriftstücks („DNAR"), dessen Gültigkeit verifiziert werden konnte; auch das Bekanntwerden entsprechender anamnestischer Angaben (z.B. Terminalstadium einer unheilbaren Krankheit, terminales Organversagen mit nicht behebbarer Ursache) rechtfertigt den frühzeitigen Abbruch der Maßnahmen. In der Regel muss sich der behandelnde Arzt jedoch an der vorliegenden Anamnese und der mutmaßlichen Diagnose orientieren. Das Alter kann bei der Entscheidung eine Rolle spielen, ist aber nur ein ungenauer Prädiktor. Die Festlegung des biologischen und damit definitiven Todes bzw. des sicheren Hirntodes ist unter Reanimationsbedingungen nicht sicher möglich. Bewusstlosigkeit und Reaktionslosigkeit auf Schmerzreiz, anhaltend weite und reaktionslose Pupillen sowie das Fehlen von Spontanatmung und Hirnstammreflexen geben zwar Hinweise auf eine wahrscheinlich schlechte zerebrale Prognose, dürfen aber nicht allein zur Aufgabe der Reanimationsbemühungen führen. So können z.B. eine Barbituratintoxikation oder eine Unterkühlung die Fehleinschätzung der neurologischen Symptomatik begünstigen. Durch Stoffwechseldepression und verminderten Sauerstoffverbrauch kann bei diesen Patienten die Zeit, die für eine effektive kardiale und zerebrale Wiederbelebung benötigt wird, deutlich verlängert sein.

In die Entscheidung über einen Reanimationsabbruch fließen auch Fakten wie Dauer des Kreislaufstillstands und Zeitpunkt des Beginns der Reanimation, Intervall bis zur 1. Defibrillation und die Phase der erweiterten Reanimationsmaßnahmen bei anhaltender Asystolie und nicht behebbarer Ursache mit ein. Die grundsätzliche Entscheidung des Arztes ist eine individuelle Entscheidung, für die es keine harten Orientierungspunkte geben kann.

Freihalten der Atemwege

- Stabile Seitenlage;
- Pharyngealtuben:

Oropharyngealtuben (Guedel-Tuben)		Nasopharyngealtuben (Wendl-Tuben)
Größe 000	Frühgeborene	
Größe 00	Neugeborene	
Größe 0	Kleinkinder	
Größe 1	Kinder	Größe 20–24 Ch
Größe 2	Jugendliche	Größe 26 Ch
Größe 3	Frauen	Größe 28 Ch
Größe 4–5	Männer	Größe 30–32 Ch

- *Cave:* Auslösung von Übelkeit, Erbrechen und Regurgitation beim nicht tief Bewusstlosen, insbesondere durch (zu große) Guedel-Tuben.
- Endotracheale Intubation:

Indikation:
- Atemstillstand, kardiopulmonale Reanimation,
- Aspirationsgefahr, z. B. erloschene Schutzreflexe, Gesichtsschädeltrauma,
- schweres Schädel-Hirn-Trauma mit GCS < 7,
- Polytrauma,
- hämorrhagischer Schock,
- Beinahe-Ertrinken,
- Unmöglichkeit der suffizienten Maskenbeatmung,
- schwere Ateminsuffizienz unterschiedlicher Genese, z. B. Lungenödem, Inhalationstrauma.

Vorgehen:
- Instrumentarium (Funktionskontrolle) und Medikamente vorbereiten,
- sicherer venöser Zugang, Infusion,
- ausreichende Präoxygenierung (Sauerstoffinhalation über 60–90 Sekunden), wenn Atmung noch vorhanden,
- Lagerung (Schnüffelstellung).

Endotrachealtuben: Richtwerte:

Alter	Endotrachealtubus[1]	Intubationstiefe[2]
Frühgeborene	2,5 mm – ungeblockt	
Neugeborene	3,0 mm – ungeblockt	12 cm
6 Monate	3,5 mm – ungeblockt	13 cm
18 Monate	4,0 mm – ungeblockt	14 cm
3 Jahre	4,5 mm – ungeblockt	15 cm
5 Jahre	5,0 mm – ungeblockt	16 cm
6 Jahre	5,5 mm – ungeblockt	17 cm
8 Jahre	6,0 mm – ungeblockt (Cuff)	19 cm
12 Jahre	6,5 mm – ungeblockt (Cuff)	20 cm
Frauen	7,0–7,5 mm	
Männer	7,5–8,5 mm	

[1] Die angegebene Größe ist als Richtwert anzusehen. Individuell unterschiedlich kann ein größerer oder kleinerer Tubus Verwendung finden.

[2] Intubationstiefe: Zahnreihe bis Tubusspitze.

Merke: Langsam – nach Gehör – blocken: Minimalen Manschettendruck verwenden; richtige Tubuslage kontrollieren, ggf. Bestätigung der Tubenlage durch Kapnographie oder besser Kapnometrie.

CAVE

Fehlintubation, einseitige (rechts-)endobronchiale Platzierung.

Beatmung

Beatmungsmöglichkeiten

- Atemspende: Mund-zu-Nase, Mund-zu-Mund, bei Säuglingen Mund-zu-Mund-und-Nase,
- Beatmung mit Beutel-Masken-System (unter Verwendung eines Reservoirs mit Sauerstoff).
- *Cave:* hoher Beatmungsdruck → Blähung des Magens → Auslösen von Erbrechen → Atemwegsverlegung, Aspiration.

Richtwerte:

	Maske [Größe]	Frequenz [l/min]
Früh- und Neugeborene	0	40–50
Kleinkinder	1	20
Frauen	2–3	10–15
Männer	3–5	10–15

Merke: Zur Beatmung von Kindern Masken mit kleinem Totraum verwenden.

- Maschinelle (automatische) Beatmung
  Grundeinstellungen des Beatmungsgeräts im NAW:
  FiO_2 1,0 (ohne S_aO_2)
  AMV 100 ml/kg KG
  AZV 10 ml/kg KG
  F 10/min
  $F_{AW\ MAX}$ < 40 torr
  PEEP + 5 cm H_2O
  I:E 2 : 1, 1 : 1

Anhaltswerte wichtiger Parameter

Alter	Atmung [/min]	RR_{syst} [mmHg]	Puls [min]	Gewicht [kg]	Tubusgröße [mm ID]
Frühgeb.	50	40	140	1	2,5/12 (ungeblockt)
Neugeb.	50	80	140	2–4	3,0/14 (ungeblockt)
1 Mon.	35–40	80	120	4	3,5/16 (ungeblockt)
6 Mon.	20–30	90	130	6	3,5/16 (ungeblockt)
1 Jahr	20–30	95	130	10	4,0/18 (ungeblockt)
2 Jahre	20–30	100	120	10–15	4,5/20 (ungeblockt)
4 Jahre	20–30	100	100	15	5,0/22 (ungeblockt)
6 Jahre	15–20	105	100	20–25	5,5/24
8 Jahre	12	110	90	25–30	6,0/26
10 Jahre	12	120	80	30–40	6,5/28

Richtgrößen für Absaugkatheter bei Kindern

Alter	Absaugkatheter
Neugeborene	6 F
6 Monate	8 F
18 Monate	8 F
3 Jahre	8 F
5 Jahre	10 F
6 Jahre	10 F
8 Jahre	10 F
12 Jahre	10 F

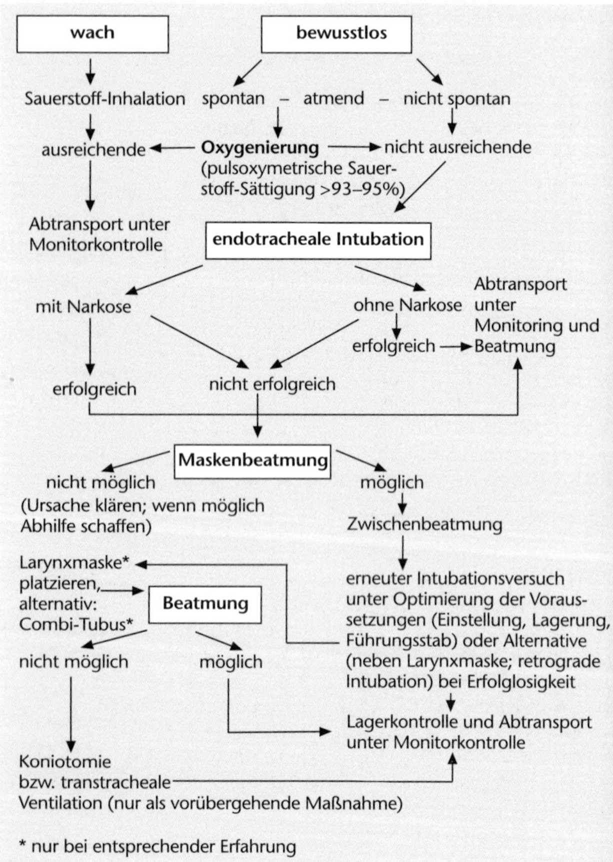

Abb. 16 Algorithmus bei einem respiratorisch insuffizienten Notfallpatienten (Sefrin).

Zielsetzung

Die Ziele der Narkose im Rettungsdienst sind:

- Analgesie,
- Hypnose, Amnesie, Anxiolyse,
- Optimierung der Oxygenierung, Normokapnie,
- Sicherstellung der Vitalfunktionen,
- Beeinflussung der Funktion von Organsystemen,
- Sicherung der Transportfähigkeit.

Im Rettungsdienst stehen nur wenige Narkoseverfahren unter deutlich erschwerten Bedingungen zur Verfügung.
Der Notarzt wird dabei mit folgenden Problemen konfrontiert:

- ungewohnte Umgebungsbedingungen,
- Notfallpatient gilt als nicht nüchtern,
- Hemmschwelle vor der Intubation,
- unbekanntes Assistenzpersonal, kein eingespieltes Team,
- Equipment und Monitoring oftmals unzureichend,
- eingeschränkte Auswahl an Medikamenten.

Indikation zur Narkoseeinleitung

- Trauma: Polytraumatisierung, Schädel-Hirn-Trauma, Glasgow Coma Scale < 9, Thoraxtrauma, schwerer Schockzustand, operative Versorgung nach Klinikaufnahme;
- Sicherung der Atemwege: Gesichtsschädeltrauma, Verbrennungen, Inhalationstrauma, Schwellneigung im Gesicht oder Atemwegsbereich;
- Sicherstellung der Oxygenierung: respiratorische Insuffizienz, Lungenödem, Status asthmaticus;
- Sonstige: Status epilepticus, anderweitig nicht ausreichende Analgesie, Rettung von Eingeklemmten, Transport im Rettungshubschrauber.

Ziel und Indikation

Die präklinische Einleitung einer Narkose muss auch unter dem Blickwinkel einer Verbesserung der endgültigen Überlebensrate gesehen werden. Bei Traumapatienten konnte eine Verkürzung der Liegedauer auf der Intensivstation durch frühzeitige Intubation und Beatmung am Unfallort gezeigt werden.

Im Rettungsdienst steht nur eine begrenzte Auswahl an Einleitungssubstanzen zur Verfügung. Kurz wirksame, gut steuerbare, intravenös zu applizierende Substanzen mit geringer Nebenwirkungsrate sind für den Einsatz im Rettungsdienst wünschenswert und werden als Sedativa und Analgetika eingesetzt. Volatile Anästhetika finden hier keine Anwendung. Muskelrelaxanzien sind bei entsprechender Narkosetiefe im Rettungsdienst weitgehend entbehrlich. Der Einsatz von Muskelrelaxanzien im Rettungsdienst bedarf der kontinuierlichen Erfahrung aus dem klinischen Bereich. Die folgende Zusammenstellung der am häufigsten im Rettungsdienst verwendeten Narkotika beschränkt sich auf die für den Notfalleinsatz relevanten Informationen.

Barbiturate

Thiopental (Trapanal®):

- Kurz wirksames Barbiturat (ca. 5 Minuten). Sichere, schnelle Schlafinduktion, keine analgetische Wirkung, hirndrucksenkend, antikonvulsiv, kardiodepressiv.
- **Kontraindikationen:** Asthma bronchiale, dekompensierte Herzinsuffizienz, akuter Myokardinfarkt, Perikardtamponade.
- **Dosierung:** 2 – 5 mg/kg KG streng i.v., Dosisreduktion bei Hypovolämie und geriatrischen Patienten; 500 mg Trockensubstanz mit 20 ml Aqua ad inj. auflösen (2,5 %-Lösung: 1 ml = 25 mg Wirksubstanz).

Benzodiazepine

- **Midazolam** (Dormicum®):
  - Kurz wirksames Benzodiazepin (ca. 15 – 30 Minuten). Wirkt sedierend, anxiolytisch, antikonvulsiv, bewirkt retrograde Amnesie. In höheren Dosierungen hypnotisch und stark schlafauslösend, jedoch gegenüber Barbituraten erheblich langsamerer Wirkungseintritt. In höheren Dosen atemdepressiv. Keine analgetische Wirkung, relativ geringe Kreislaufwirkungen, paradoxe Wirkung möglich, nebenwirkungsarmes Sedativum.

- **Dosierung:** 0,15 – 0,2 mg/kg KG i.v., starke individuelle Schwankungen; 3 Ampullengrößen: 3 ml = 15 mg Wirksubstanz; 1 ml = 5 mg Wirksubstanz; 5 ml = 5 mg Wirksubstanz (Verwechslungsgefahr!).

- **Diazepam** (Valium®):
  - Lang wirksames Benzodiazepin (aktiver Metabolit). Schlafauslösende Wirkung langsamer als bei Midazolam, Wirkungs- und Nebenwirkungsspektren vergleichbar mit Midazolam.
  - **Dosierung:** 0,2 – 1 mg/kg KG i.v., starke individuelle Schwankungen, daher besser zur Aufrechterhaltung als zur Einleitung einer Narkose geeignet; Ampullengröße: 2 ml = 10 mg Wirksubstanz.

Analgetika

Nicht BTM-pflichtige Analgetika sind zur Einleitung einer Narkose ungeeignet (Ausnahme: Ketamin), Opioide im Rettungsdienst oft nicht verfügbar. Zumindest Fentanyl sollte vorhanden sein, notfalls durch Engagement des Notarztes über eigene BTM-Bestände.

Fentanyl (Fentanyl-Janssen®):

- Ca. 125fache analgetische Potenz gegenüber Morphin. Atemdepressiv, emetisch wirksam, nur geringe Kreislaufdepression, Hypotonie, Bradykardie, Erhöhung des Tonus der Bronchialmuskulatur.
- **Dosierung:** initial 0,1 – 0,3 mg, zur Aufrechterhaltung der Narkose nach Intubation 0,05 – 0,1 mg i.v. alle 30 Minuten. Ampullen zu 2 ml und 10 ml; 1 ml = 0,05 mg Wirksubstanz.

Sonstige

- **Ketamin** (Ketanest S®):
  - Chemische Verwandtschaft zu Halluzinogenen. Als Monoanästhetikum geeignet, sowohl analgetisch als auch amnestisch wirksam. Einziges intravenöses Anästhetikum, das eine Kreislaufstimulation bewirkt. Muskeltonus der oberen Atemwege und Schutzreflexe bleiben oft erhalten, dennoch *Aspiration möglich* (nicht nüchterne Patienten immer intubieren!). Stark gesteigerte Spei-

cheldrüsensekretion. Beim Status asthmaticus gut geeignet. Steigert Hirndruck unter Spontanatmung.
- **Kontraindikationen:** KHK, Hypertonie, manifeste Herzinsuffizienz, Klappenvitien, Hyperthyreose, perforierende Augenverletzung, Epilepsie und psychiatrische Erkrankungen.
- **Dosierung:** 0,5 – 1 mg/kg KG i.v. zur Narkoseeinleitung, zur Vermeidung von bizarren Alpträumen Kombination mit Benzodiazepin empfehlenswert. Notfallschmerzbehandlung: 0,1 – 0,25 mg/kg KG i.v.; als 0,5 %- Lösung (1 ml = 5 mg Wirksubstanz) und 2,5 %-Lösung (1 ml = 25 mg Wirksubstanz) im Handel (Verwechslungsgefahr!).

- **Etomidate** (Hypnomidate®):
  - Einleitungshypnotikum. Geringe Beeinträchtigung des Kreislaufs, kurze Wirkdauer (ca. 5 Minuten), keine analgetische Wirkung, Auftreten von Myoklonien und Dyskinesien, nur geringe Dämpfung des Intubationsreizes, große Sicherheitsbreite, kann auch überdosiert werden.
  - **Kontraindikationen:** derzeit keine spezifischen Kontraindikationen bekannt.
  - **Dosierung:** 0,15 – 0,3 mg/kg KG i.v.; zur Vermeidung von Myoklonien und Minderung des Intubationsreizes Kombination mit Fentanyl, z.B. 0,1 mg, empfehlenswert; Ampullen zu 10 ml = 20 mg Wirksubstanz.

  - Einleitungshypnotikum. Geringe Beeinträchtigung des Kreislaufs, kurze Wirkdauer (ca. 5 Minuten), keine analgetische Wirkung, Auftreten von Myoklonien und Dyskinesien, nur geringe Dämpfung des Intubationsreizes, große Sicherheitsbreite, kann auch überdosiert werden.
  - **Kontraindikationen:** derzeit keine spezifischen Kontraindikationen bekannt.
  - **Dosierung:** 0,15 – 0,3 mg/kg KG i.v.; zur Vermeidung von Myoklonien und Minderung des Intubationsreizes Kombination mit Fentanyl, z.B. 0,1 mg, empfehlenswert; Ampullen zu 10 ml = 20 mg Wirksubstanz.

Durchführung einer Narkose

Ablauf

Zur Durchführung einer Narkose im Rettungsdienst benötigt man:

- sicher befestigten venösen Zugang,
- Monitoring: EKG, Pulsoxymetrie, Blutdruckmessung,
- Instrumentarium: Laryngoskop mit passendem Spatel (Größe 3), Tubus (8 mm Innendurchmesser) mit Einführungsstab, Gleitgel, Blockerspritze,
- ausreichend aufgezogene Medikamente,
- funktionsfähige Absaugvorrichtung.

Während der Vorbereitungszeit den Patienten über eine Maske Sauerstoff mit hohem Flow (6 l/min) spontan atmen lassen (Präoxygenierung). Nach der Injektion der Einleitungsmedikamente wird eine direkte Laryngoskopie in ausreichender Narkosetiefe und eine endotracheale Intubation durchgeführt, abschließend Lagekontrolle durch Auskultation und Fixation des Tubus. Dabei Beatmung mittels Beutel oder Notfallrespirator.

Grundregeln

- Arbeiten Sie mit den Substanzen, deren Indikationen und Kontraindikationen Sie kennen.
- Machen Sie sich mit den Dosierungen der Substanzen vertraut.
- Intubation nicht um jeden Preis, die Oxygenierung ist vorrangig.
- Verzichten Sie nicht auf adäquates Monitoring.
- Die Bewältigung heikler Situationen lässt sich bis zu einem gewissen Grad in der Klinik oder in der Praxis eines niedergelassenen Kollegen trainieren.

Beatmung während der Narkose im Rettungsdienst

Nachteil einer manuellen Beatmung mit konventionellen Beatmungsbeuteln ist die Limitierung der erreichbaren inspiratorischen Sauerstoffkonzentration. Außerdem liegt bei manueller Beatmung eine Tendenz zur stärkeren Hyperventilation vor. Mit der nachfolgenden Respi-

ratoreinstellung liegt bei den meisten Patienten der $PaCO_2$ zwischen 30 und 35 mmHg und damit im gewünschten Bereich:
FiO_2 = 1,0,
Atemhubvolumen 6–7 ml/kg KG,
Atemfrequenz 10/min,
PEEP + 5 cm H_2O,
Drucklimitierung 30–40 cm H_2O (falls möglich).

Zuverlässige Messmöglichkeiten des endexspiratorischen CO_2 sind im Rettungsdienst zu wenig etabliert.

Eine kontrollierte Beatmung lässt sich auch ohne Muskelrelaxation bei ausreichender Narkosetiefe durchführen. Eine Reduktion der FiO_2 ist, falls am Gerät durchführbar, unter Verwendung der Pulsoxymetrie möglich. Bei zu hohem Spitzendruck lässt sich durch Reduktion des Hubvolumens bei gleichzeitiger Anpassung der Beatmungsfrequenz ein ausreichendes Atemminutenvolumen gewährleisten.

Plötzlich steigender Beatmungsdruck ist ein Hinweis auf nachlassende Narkosetiefe oder verminderte Compliance der Lunge (z.B. Entwicklung eines Pneumothorax!). Modifizierte Spontanatmungsformen (z.B. SIMV) sind im Rettungsdienst kaum etabliert (Ausnahme: Oxylog 2000®).

Spezielle Situationen

Patentrezepte zur Durchführung einer Narkose im Rettungsdienst gibt es nicht. Die hier vorgestellten Narkosekonzepte haben sich in der Praxis bewährt und sollen eine mögliche Vorgehensweise darstellen. Die Dosierungen beziehen sich, falls nicht auf kg/KG angegeben, auf einen 75 kg schweren Patienten und eine Narkosedauer/Transportzeit von 30 Minuten.

Polytrauma

- Einleitung: Fentanyl 0,1 mg + Thiopental 3 – 5 mg/kg KG,
- Intubation + Beatmung,
- Fortführung: Fentanyl 0,1 mg + Midazolam 5 – 30 mg, evtl. Diazepam 5 – 20 mg.

Schädel-Hirn-Trauma:

- Einleitung: Fentanyl 0,1 mg + Thiopental 3 – 5 mg/kg KG,
- Intubation + Beatmung,
- Fortführung: Fentanyl 0,1 mg + Midazolam 5 – 30 mg, evtl. Diazepam 5 – 20 mg.

Hämorrhagischer Schock (traumatisch/nichttraumatisch)

- Einleitung: Thiopental 1 – 2–4 mg/kg KG oder
  Ketamin-S 1 mg/kg KG + Etomidate 10 – 20 mg oder
  Ketamin-S 1 mg/kg KG + Midazolam 5 – 15 mg,
- Intubation + Beatmung,
- Fortführung: Midazolam 5 – 15 mg + Ketamin-S 50 – 200 mg, evtl. Fentanyl 0,2 mg.

Lungenödem (kardialer Notfall)

- Einleitung: Fentanyl 0,1 mg + Etomidate 10 – 20 mg oder
  Fentanyl 0,1 mg + Thiopental 1 – 2 mg/kg KG,
- Intubation + Beatmung,
- Fortführung: Midazolam 5 – 15 mg + Fentanyl 0,4 mg, evtl. Diazepam 5 – 20 mg.

Status asthmaticus (pulmonaler Notfall)

- Einleitung: Ketamin-S 1 mg/kg KG + Etomidate 10–20 mg oder Ketamin-S 1 mg/kg KG + Midazolam 5–15 mg oder Midazolam 5–15 mg + Etomidate 10–20 mg,
- Intubation + Beatmung,
- Fortführung: Midazolam 5–15 mg + Ketamin-S 50–200 mg, evtl. Fentanyl 0,2 mg.

Komplikationen

Über die Inzidenz von Komplikationen bei der Durchführung präklinischer Narkosen gibt es derzeit nur wenig verlässliche Daten. Komplikationsraten bis 30% sind Grund für die häufig geübte Zurückhaltung bei der Indikationsstellung. Viele Komplikationen sind absehbar und lassen sich bei bedachter Vorgehensweise verhindern.

Aspiration

Jeder Notfallpatient gilt als nicht nüchtern und ist somit aspirationsgefährdet. Bewährt hat sich folgende Vorgehensweise, um Erbrechen während der Einleitung zu vermeiden:

- Präoxygenierung,
- Oberkörperhochlagerung ca. 30°,
- funktionsbereite Absaugvorrichtung,
- Maskenbeatmung vermeiden,
- Krikoiddruck (durch erfahrene Assistenz),
- Laryngoskopie erst bei ausreichender Narkosetiefe,
- Tubus sofort nach Positionierung blocken.

Die Verwendung von Substanzen mit schnellem Wirkungseintritt verkürzt die Zeit bis zur Intubation und damit die Aspirationsgefahr.

Die schwierige Intubation

Warnsignale für eine zu erwartende schwierige Intubation sind:

- kurzer Hals, Adipositas,
- vorstehende Schneidezähne und Prognathie,
- eingeschränkte Mundöffnung,
- nicht reklinierbarer Kopf,
- Verletzungen im Mund-Rachen-Bereich.

In diesen Fällen sollte man immer auf eine erschwerte Intubation vorbereitet sein. Unter Umständen muss dann die Indikation zur Narkoseeinleitung enger gestellt werden.

Vorgehen bei fehlgeschlagener Intubation

- Ruhe bewahren, keine Panik!
- Patienten über Maske beatmen.
- Keine Muskelrelaxanzien (Spontanatmung ausgeschlossen).
- Optimale Lagerung in „Schnüffelstellung“ (Kopf 10 cm erhöht und Hals leicht überstreckt).
- Patient zu wach?
- Erneuter Intubationsversuch.
- Maskenbeatmung, falls Intubation misslungen.
- Intubationsversuch mit dünnerem Tubus und vorstehendem Einführungsstab.
- Bei nicht möglicher Intubation: Maskenbeatmung und Rückkehr zur Spontanatmung.
- Transport zur Klinik unter assistierter oder, falls nötig, kontrollierter Maskenbeatmung.
- Einsatz einer Larynxmaske erwägen.
- Keine Beatmung möglich: Koniotomie als ultima ratio.

Kapitel 2

Fachgebiete

Augenverätzungen

Pathophysiologie

Durch jede ätzende Substanz entstehen umschriebene oder diffuse Zerstörungen von Hornhaut und Bindehaut, durch Diffusion auch von Linse und Uvea. Der Schweregrad ist abhängig von Art, Konzentration und pH-Wert der Lösung.

- **Säureverätzungen:** Meist verhindert die oberflächliche Eiweißkoagulation die Einwirkung auf tiefere Strukturen.
- **Laugenverätzungen:** Durch Kolliquationsnekrose schnelle Ausbreitung in das Augeninnere, daher meist schwerwiegendere Folgen.

Symptome

- Starke Schmerzen am betroffenen Auge,
- Lichtscheu,
- akute Sehverschlechterung,
- starker Tränenfluss,
- Blepharospasmus, Abwehrhaltung,
- Unruhe, Angst.

Diagnostik

- Anamnese: Arbeiten mit ätzenden Substanzen,
- Fremdanamnese,
- klinisches Bild: Bindehaut teils hyperämisch (Rötung), teils ischämisch (blass), partielle oder totale Hornhauttrübung (gekochtes Fischauge).

Lagerung

Lagerung mit erhöhtem Oberkörper.

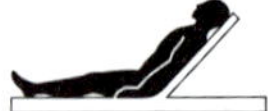

Therapie

- Schnellstmögliche Entfernung des schädigenden Stoffes, dabei Eigenschutz beachten (Handschuhe!),
- ggf. gewaltsame Öffnung des krampfhaften Lidschlusses,
- evtl. lokalanästhesierende Augentropfen,
- reichliche Spülung mit Wasser im Strahl, Ringer-Lösung oder besser – falls vorhanden – mit physiologischer Kochsalzlösung oder z. B. Isogutt®-Spülung entweder mit Augenspülflasche oder am liegenden Patienten von der Nasenwurzel weg zur Wange,
- mechanische Entfernung unlöslicher oder fester Partikel (Kalk) auch aus den Bindehautsäcken mittels feuchter Wattestäbchen u. a.,
- soweit möglich, Ektropionieren des Oberlids und Reinigung der tarsalen Bindehaut,
- ggf. Analgesie (z. B. Morphium 5 – 10 mg i.v.) und Sedierung, z. B. mit Midazolam (z. B. Dormicum® 1 – 3 mg i.v.) ,
- sofern vom Patienten toleriert, sterile Bedeckung beider Augen.

Transport

- Nach ausreichender Spülung rascher Transport in Augenklinik,
- evtl. Spülung während der Fahrt fortsetzen.

Augenverletzungen, perforierende

Pathophysiologie

Verletzung von Hornhaut, Bindehaut und Augenadnexen, je nach Verletzungsmuster meist mit Eindringen von Fremdkörpern in den Augapfel. Verursacht durch scharfkantige Gegenstände (Messer, Äste, Draht u.a.), Glassplitter bei Windschutzscheiben- oder Brillenverletzungen, abspringende Splitter von Werkzeugteilen (Hammer, Meißel), Schussverletzungen (z.B. Luftgewehr), Feuerwerkskörper, Spritzer von Schmelzmasse, erhitzte Flüssigkeiten.

Perforierende Augenverletzungen führen zu einer akuten Bedrohung des Sehvermögens, primär durch die Verletzung, sekundär durch Infektion, Sekundärglaukom, Sekundärkatarakt und Netzhautablösung.

Symptome

- Meist schmerzhafte akute Sehstörung, abhängig von Fremdkörpergröße und Eindringtiefe;
- erkennbarer Prolaps von Uvea und Glaskörper;
- fehlender Schmerz ist kein sicheres Ausschlusskriterium für eine Perforation;
- Tränenfluss, diffuse Chemosis oder Bindehautunterblutung.

Diagnostik

- Anamnese (Fremdkörperperforation möglich oder wahrscheinlich; bei Schädel-Hirn-Trauma und Polytrauma an Augenverletzung denken),
- herabgesetzter Augeninnendruck,
- Entrundung der Pupille, keine Pupillenreaktion,
- sichtbare Wundöffnungen an Hornhaut und Sklera,
- Prolaps von Augengewebe.

CAVE

Schonende Augenuntersuchung, da u.U. krampfartiger Lidschluss (dadurch Herauspressen innerer Augenteile); Frühdiagnose für das Verbleiben des Sehvermögens entscheidend.

Lagerung

Lagerung mit erhöhtem Oberkörper.

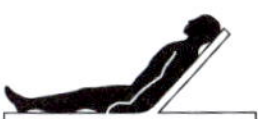

Therapie

- Keine Gabe von Augentropfen oder Salben (führt zu Verschlechterung),
- steriler Verband ohne Druck auf den Augapfel und binokuläre Ruhigstellung durch Verband beider Augen,
- ggf. Sedierung, z.B. mit Midazolam (z.B. Dormicum® 3–5 mg i.v.) und Analgesie, z.B. mit Tramadol (z.B. Tramal®, Tramadolor® 50–100 mg i.v.).

Transport

Auch bei dem geringsten Verdacht auf eine perforierende Verletzung möglichst umgehender Transport zur fachärztlichen, ggf. stationären Untersuchung.

Glaukomanfall, akutes Glaukom

Pathophysiologie

Durch Abflussstörung des Augenkammerwassers (meist durch Verschluss des Kammerwinkels der vorderen Augenkammer) bedingter, relativ plötzlicher Anstieg des Augeninnendrucks auf Werte zwischen 50 und 80 mmHg (normal bis 20 mmHg). Ursache primär bei anlagebedingtem engem Kammerwinkel und chronischem Engwinkelglaukom, sekundär nach Verletzungen, Voroperationen am Auge, intraokulären Entzündungen und bei Gefäßerkrankungen der Netzhaut.

Symptome

- Sehr heftige, fast unerträgliche dumpfe Schmerzen des betroffenen Auges; Ausstrahlen periorbital und in die benachbarten Gesichtspartien, aber auch in den Hinterkopf und in den Thorax oder das Abdomen,
- plötzliche Sehverschlechterung mit Nebelsehen und Farbringen um Lichtquellen,
- Übelkeit, Erbrechen, Schwitzen, Bradykardie,
- rotes Auge ohne Anzeichen einer Infektion (kein Sekret),
- milchig-trübe Hornhaut, mittelweite, lichtstarre Pupille,
- Härte des Augapfels.

Diagnostik

- Schmerzanamnese,
- stark erhöhter Augeninnendruck („steinharter Augapfel“) beim Palpieren des Bulbus (Lid geschlossen, Blick des Patienten nach unten),
- typisches äußeres Erscheinungsbild des betroffenen Auges.

CAVE

Durch starke Schmerzausstrahlung wird evtl. das Auge nicht als Ausgangspunkt empfunden; Fehldiagnosen: Appendizitis, Hirntumor, zerebraler Insult, Myokardinfarkt.

DD

- Intrazerebrale Prozesse,
- Hypertonie,
- neuralgisches Geschehen im Trigeminusbereich,
- Arteriitis temporalis (Morbus Horton),
- otologische, dentale und andere Prozesse.

Lagerung

Lagerung mit erhöhtem Oberkörper.

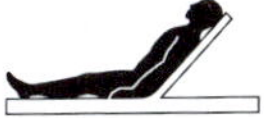

Therapie

- Intravenöse Injektion von Acetazolamid (z.B. Diamox® 500–750 mg i.v.), falls vorhanden,
- ggf. Pilocarpin® Augentropfen 1% im Abstand von 10 Minuten je 1 Tropfen, evtl. zusätzlich 1 Tropfen eines lokalen β-Blockers,
- Analgesie, z.B. mit Tramadol (z.B. Tramal®, Tramadolor®) 100 mg oder Morphin 5–10 mg i.v.,
- ggf. Sedierung, z.B. mit Midazolam (z.B. Dormicum® 3–5 mg i.v.).

Transport

Sofortiger Transport in eine Augenklinik mit Vorverständigung (ohne die in der Regel erforderliche Operation droht innerhalb weniger Stunden eine irreversible Erblindung).

Abdominaltrauma

Pathophysiologie

Häufig sind stumpfe Gewalteinwirkungen (z. B. Aufprall auf das Lenkrad oder die Zweiradlenkstange, Einklemmung, Sicherheitsgurttrauma, seltener Fußtritt, Überrollen, Verschütten) Ursache für eine stumpfe intraabdominelle Verletzung. Seltener sind perforierende Verletzungen durch Stich, Schuss oder Pfählung. Schwere intraabdominelle Organverletzungen können vor allem auch durch Dezelerationstraumen, z. B. nach Sturz aus großer Höhe, auftreten.

Symptome

- Hämorrhagischer Schock mit Tachykardie,
- Hypotonie,
- schmerzhaftes und evtl. abwehrgespanntes Abdomen,
- Prellmarken, Hämatome, Abschürfungen,
- evtl. Fernschmerz: bei Milzruptur in der linken Schulter, bei Leberruptur in der rechten Schulter,
- bei offenem Abdominaltrauma Prolaps von Dünn- und Dickdarm, großem Netz.

CAVE

Häufig ausgesprochene Symptomarmut nach stumpfem Trauma mit intraabdomineller Organläsion.

Diagnostik

- Anamnese (Unfallhergang),
- zeitlicher Zusammenhang des Auftretens der Symptome mit dem Unfall,
- Inspektion, Palpation, bei Auskultation spärliche bis aufgehobene Darmgeräusche.

DD

Akutes Abdomen.

Lagerung

Rückenlage mit Knierolle (zur Entspannung der Bauchdecken) und Kopfpolster.

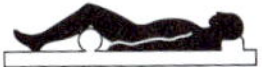

Therapie

- Mindestens ein sicherer venöser Zugang,
- Schockprophylaxe bzw. Schocktherapie,
- bei offenem Bauchtrauma sterile Abdeckung ohne Repositionsversuche,
- ggf. Schmerzbekämpfung i.v., insbesondere wegen schmerzhafter Begleitverletzungen.

Transport

- Liegender Transport mit Entlastung der Bauchdecken unter laufender Infusionstherapie;
- Vorverständigung mit Hinweis auf die Verdachtsdiagnose;
- auch bei konkurrierenden Verletzungen (z. B. Schädel-Hirn-Trauma) vorrangig primäre Kreislaufstabilisierung durch abdominellen Eingriff, deshalb ist die Neurochirurgie nicht das primäre Transportziel.

Akutes Abdomen

Pathophysiologie

Das Krankheitsbild stellt lediglich die Beschreibung eines Zustands dar, hinter dem sich eine Vielzahl von Erkrankungen verbergen kann. Hierbei kann es sich um Entzündungen im Bauchraum (z.B. Gastritis, Appendizitis, Cholezystitis, Pankreatitis), um eine spastische Passagestörung (Gallenkolik, Ureterkolik, Ileus), um eine Peritonitis durch Magen-, Darm- und Gallenblasenperforation, um Austritt von Blut nach Verletzungen von Bauchorganen sowie um eine extrauterine Gravidität oder einen Mesenterialinfarkt handeln.

Symptome

Gemeinsame Leitsymptome:

- Plötzlich auftretende, heftige Bauchschmerzen (umschrieben, diffus), meist mit Übelkeit;
- Störung der Darmperistaltik, Meteorismus, Erbrechen;
- Druckschmerzhaftigkeit, Loslass-, Klopfschmerz;
- reflektorische Abwehrspannung: Patient liegt mit angezogenen Beinen im Bett, evtl. harter Bauch;
- Schocksymptomatik: Tachykardie, Blässe, evtl. Exsikkose, Unruhe.

Lagerung

Entlastende Lagerung mit Knierolle und Kopfpolster.

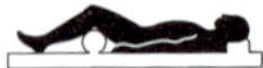

Therapie

- Sicherer venöser Zugang,
- Analgetikagabe mit genauer Dokumentation bezüglich Zeitpunkt und Dosierung, z.B. Tramadol (z.B. Tramal®, Tramadolor® 100 mg fraktioniert i.v.),
- ggf. Antiemetika, z.B. Metoclopramid (z.B. Paspertin®, MCP Hexal 10 mg),

- Dokumentation der Befunde vor Gabe der Analgetika,
- Wärmeerhaltung,
- absolutes Ess-, Trink- und Rauchverbot.

Transport

Schonender Transport in ein Krankenhaus (liegend mit Entlastung des Bauchraumes) mit entsprechenden Diagnosemöglichkeiten (Röntgen, Sonographie, Endoskopie) wegen der Tendenz zur raschen Verschlimmerung.

Amputation

Pathophysiologie

Durch Einklemmung von oder Zug an Gliedmaßen kann es zur vollständigen oder partiellen Abtrennung kommen. Auch andere Körperteile (Nase, Ohr) können durch scharfe Gegenstände vom Körper abgetrennt werden.

Therapie

- Bei nicht in angemessener Zeit zu befreiender eingeklemmter Extremität Vervollständigung der Amputation oder Notamputation (nur bei akutester vitaler Gefährdung des Verletzten).
- Bei unvollständiger Abtrennung unbedingt alle noch vorhandenen Gewebebrücken erhalten (auch schmale und unscheinbar aussehende Stränge können Gefäße und Nerven enthalten!),
- Schonende Befreiung.
- Bei offenen Wunden sofort steriler Verband.
- Bei arterieller Blutung Druckverband (kein Abbinden).
- Verletzte Extremität zum Transport nach Möglichkeit schienen bzw. durch Lagerung ruhigstellen und möglichst hochlagern.
- Schockbekämpfung mit Volumenersatzmitteln (z.B. HAES® 6%).
- Ggf. ausreichende Analgosedierung (z.B. Morphin 5–10 mg oder Ketanest S® 0,10–0,25 mg/kg KG und zusätzlich Dormicum® 2,5–5 mg i.v.).
- Entscheidung über Replantation grundsätzlich der Klinik überlassen, in jedem Fall Amputat suchen und mitnehmen (es besteht auch eine juristische Verpflichtung).
- Amputat ohne vorherige Reinigung in trockene, nach Möglichkeit sterile Kompresse wickeln und in einen sauberen Plastikbeutel stecken; Beutel verschließen, am einfachsten durch Zuknoten, und in einen mit Eiswürfeln und Wasser gefüllten Beutel verbringen (z.B. Replant®-Beutel); in jedem Fall Kontakt des Amputats mit Schmelzwasser oder Eis vermeiden.
- Blutstillung an der Amputationsstelle nur mit Kompressionsverband.

Transport

Primäre Zielklinik muss nicht das Replantationszentrum sein; evtl. Sekundärverlegung nach Stabilisierung und Klärung der Versorgungskapazität.

Crush-Syndrom

Pathophysiologie

Kausale Genese ist das Verschütten mit längerfristiger Kompression von Extremitäten oder Rumpf(-teilen) mit anhaltender Quetschung größerer Muskelareale mit Freisetzung von Eiweißstoffen, sauren Stoffwechselprodukten, Kalium und konsekutiver Rhabdomyolyse.

Symptome

- Bläuliche Verfärbung der Kutis,
- ausgedehnte Hypästhesieareale,
- motorische Ausfälle,
- rußig-brauner Urin.

Diagnostik

Anamnese.

Therapie

- Hohe Flüssigkeitszufuhr mit kaliumarmer kristalloider Lösung (z. B. Ringer-Laktat-Lösung 1000 ml),
- Steigerung der Diurese mit Furosemid (z. B. fraktioniert Lasix®, Furorese® 5 – 10 mg i.v.),
- Verbesserung der selektiven Nierenperfusion (z. B. Dopamin 0,5 – 4,0 μg/kg KG/min i.v.),
- bei Hypovolämie zusätzlich kolloidale Ersatzlösungen (z. B. Haemaccel®),
- evtl. Alkalisierung des Urins durch Zusatz von 50 mval $NaHCO_3$ zu 1000 ml Ringer-Laktat.

Cave

Im Vordergrund aller therapeutischen Bemühungen steht die Optimierung der Urinproduktion zur Verhinderung des akuten Nierenversagens (Crush-Niere).

Transport

Klinik mit Dialysemöglichkeit, evtl. Sekundärtransport dorthin nach Stabilisierung des Patienten.

Extremitätentrauma

Pathophysiologie

Als Folge einer Gewalteinwirkung im Bereich der Extremitäten kann es zu offenen und geschlossenen Frakturen kommen. Die Dislokation bei gleichzeitiger Kontraktion der Muskulatur beinhaltet im Besonderen die Gefahr von Muskel-, Nerven-, Band- und Gefäßverletzungen.

Bei offenen Frakturen besteht nicht nur die Gefahr einer primären, sondern auch einer sekundären Kontamination. Offene Frakturen werden in 3 Grade unterteilt:

- **Grad 1:** punktförmige Wunde, eine Anspießung ist von innen heraus erfolgt;
- **Grad 2:** äußeres Anpralltrauma, Weichteilschaden gering;
- **Grad 3:** komplizierte Wunde mit begleitender Verletzung größerer Gefäße, Nerven und evtl. Zerstörung der umgebenden Muskulatur.

Symptome

- Sichere Frakturzeichen: abnorme Beweglichkeit, Dislokation, Krepitation;
- unsichere Frakturzeichen: Schmerz, Schwellung, Funktionsbehinderung.

Diagnostik

- Anamnese,
- Inspektion,
- Funktionsprüfung.

CAVE

- Beurteilung von Motorik, Sensibilität und Durchblutung (gemeinsames Symptom),
- Blutverluste durch Frakturhämatome in unterschiedlichen Ausmaßen (bis zu einem Gesamtvolumen von 5000 ml).

Therapie

- Verletzte Extremitäten von Kleidungsstücken befreien,
- bei offener Fraktur steriler Verband (evtl. sterile Klebefolie),
- Immobilisation: unter vorsichtigem Längszug achsengerechte Stellung erzielen,
- Schienenverband unter Einbeziehung der angrenzenden Gelenke (z.B. mittels pneumatischer Schienen, formbarer Schienen, z.B. Sam-Splint®, Streckschienensystemen, Vakuummatratze),
- bei stark dislozierten Frakturen Repositionsversuche, auch bei offenen Frakturen,
- sicherer venöser Zugang (1 – 2 großlumige Venenverweilkanülen),
- Schockprophylaxe bzw. -therapie,
- Analgesie mit Tramadol (z.B. Tramal®, Tramadolor®) 100 mg i.v., evtl. kombiniert mit Metamizol (z.B. 1 Amp. Novalgin® i.v.) oder anderen BtM-pflichtigen Opioiden (z.B. Morphin 5 – 10 mg i.v., Fentanyl® 0,1 – 0,2 mg i.v.)
- ggf. Narkoseeinleitung noch an der Notfallstelle zur Reposition und Immobilisation,
- Wärmeerhalt (Rettungsdecke).

CAVE

- Reposition von Luxationen (durch Fehlstellung und typische federnde Luxation sowie den tastbaren Nachweis eines verlagerten Gelenkkopfs und einer leeren Gelenkpfanne diagnostizierbar) sowie stark dislozierten Frakturen möglichst bereits am Unfallort, um sekundäre Druckschäden, besonders des Hautweichteilmantels, zu verhindern (dazu evtl. Kurznarkose erforderlich, z.B. mit Ketamin und Midazolam),
- Reposition der Schultergelenksluxation nur bei habitueller, nie bei traumatischer Schulterluxation.

Transport

- Liegender und schonender Transport zur nächsten unfallchirurgischen Abteilung,
- während des Transports Motorik, Durchblutung und Sensibilität überprüfen.

Gefäßverletzungen

Pathophysiologie

Stich- und Schnittverletzungen sowie offene Frakturen und Amputationsverletzungen können zu massiven Blutungen nach außen führen. Bei Vorbestehen von Unterschenkelvarizen können auch minimale Traumen zu massiven venösen Blutungen führen. Nach stumpfen Traumen, die z. B. zu subkondylären Frakturen im Bereich des Armes oder Beines geführt haben, kann es gleichfalls zu Gefäßverletzungen kommen. Formal sind scharfe (penetrierende) und stumpfe Gefäßverletzungen zu unterscheiden. Indirekte, ein Trauma begleitende Gefäßverletzungen stellen der Arteriospasmus, das Dezelerationstrauma (typisch Aorta thoracica) und die Torsion oder Überdehnung eines Gefäßes (typisch Arteria axillaris) dar.

Symptome

- **Sichere Zeichen:** arterielle Blutung, rasch zunehmendes Hämatom, distale Ischämie und Pulsdefizit.
- **Unsichere Zeichen:** kleines stabiles Hämatom, begleitende Nervenverletzungen, penetrierende Verletzungen im direkten Bereich größerer vaskulärer Strukturen, nicht durch andere Ursachen erklärbarer Schockzustand.

Diagnostik

- Einfach bei äußeren Weichteilverletzungen mit sichtbarer spritzender arterieller bzw. massiver venöser Blutung,
- Fehlen peripherer Arterienpulse,
- Zunahme des Umfangs einer Extremität,
- Beurteilung von Motorik und Sensibilität.

Therapie

Blutstillung ohne zusätzliche Schäden:

- Ggf. Arterien abdrücken, bis Druckverband angelegt ist;
- falls das Anlegen eines Druckverbands nicht möglich ist, manuelle direkte Kompression;

- Hochlagern der betroffenen Extremität und Druckverband;
- sicherer venöser Zugang (mindestens 1–2 großlumige Venenverweilkanülen);
- Schockprophylaxe bzw. -therapie;
- ggf. Sedierung mit Midazolam (z.B. Dormicum® 3–5 mg i.v.);
- ggf. Analgesie, z.B. mit Tramadol (z.B. Tramal®, Tramadolor®) 100 mg oder Morphin 5–10 mg i.v.).

CAVE

- Abbinden ist wegen möglicher Zusatzschäden keine Maßnahme der Erstversorgung.
- Gewarnt werden muss auch vor dem Anlegen von Klemmen!

Transport

- Unter Hochlagern der betroffenen Extremität liegender Transport zur chirurgischen Versorgung,
- bei Verdacht auf Verletzung eines größeren Gefäßes Zielklinik mit gefäßchirurgischer Abteilung.

Herzverletzungen

Pathophysiologie

Perforierende Herzverletzungen meist als isolierte Verletzungen im Rahmen einer Fremdschädigung, seltener im Rahmen eines Polytraumas. Auslöser sind Schusswaffen oder Messer, die in erster Linie zu einer Verletzung des Ventrikels, seltener des rechten und linken Vorhofs, der Herzkranzgefäße oder der proximalen großen Gefäße führen. Die Folge kann eine plötzlich eintretende Perikardtamponade sein, die über eine mangelnde Ventrikelfüllung bei perikardialer Druckerhöhung und gesteigerten transmuralen Drücken im Vorhof und Ventrikel zu einem sinkenden Koronarfluss führt. Die kompensatorische endogene Katecholaminausschüttung führt zu erhöhter Herzfrequenz und erhöhten diastolischen und ventrikulären Drücken sowie bei erhöhter rechtsventrikulärer Füllung zu einer Septumverschiebung von rechts nach links und damit zur Einschränkung der linksventrikulären Funktion mit Abfall des Herzzeitvolumens und des arteriellen Blutdrucks. Die Folge ist ein schlagartiges Zusammenbrechen des Kreislaufs.

Stumpfe Herzverletzungen treten am häufigsten bei Verkehrsunfällen, seltener bei Sturz aus großer Höhe (Dezeleration), Verschüttung, direkter Krafteinwirkung bei beruflicher oder sportlicher Betätigung oder Trittverletzungen durch Tiere auf. Durch direkte Kraftübertragung auf das Herz resultieren ein plötzlicher intrathorakaler Druckanstieg, die hydraulische Überleitung eines plötzlichen intraabdominellen Druckanstiegs über das venöse System, schnelle Akzelerations- bzw. Dezelerationsbewegungen des Herzens und Kompression zwischen Wirbelsäule und Sternum mit Coup- und Kontracoup-Bewegungen. Häufig ist die stumpfe Verletzung mit einer Aortendissektion oder -transsektion verbunden. Bei schweren stumpfen Herzverletzungen kann es zu einer isolierten Perikardverletzung mit Herniation und Luxation des Herzmuskels oder zur Perikardtamponade kommen. Weiterhin können intrakardiale Schädigungen, wie z. B. akute Mitralklappeninsuffizienz und Papillarmuskelabriss mit nachfolgender Linksherzdekompensation resultieren.

Symptome

- Äußerlich erkennbare Brustkorbverletzungen zwischen linker und rechter (vorderer oder hinterer) Medioklavikularlinie;
- differente hämodynamische Situation: ausgeprägte Schocksymptomatik (Symptomentrias: Tachykardie, oberflächlicher Puls, Blutdruck unter 100 mmHg), Halsvenenstauung, Blässe;
- bei stumpfer Herzverletzung Dyspnoe, retrosternaler Schmerz, Herzrhythmusstörungen, Einflussstauung.

CAVE

Bei Herzverletzungen kann auch eine völlige Stabilität vorhanden sein, was eine Schädigung nicht ausschließt.

Diagnostik

- Anamnese: Umgebungssituation und Situationsanalyse; bei Verkehrsunfällen speziell Benutzung des Sicherheitsgurtes;
- EKG: ggf. Niedervoltage.

Lagerung

Lagerung mit erhöhtem Oberkörper.

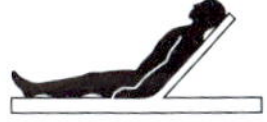

Therapie

- Bei Spontanatmung: großzügige Sauerstoffgabe, Lagerung mit erhöhtem Oberkörper;
- Anlage mindestens eines großlumigen Zugangs;
- Kreislaufstabilisierung durch angepasste Volumengabe, evtl. Adrenalin in fraktionierten Dosen (0,1 mg) i.v.;
- Sedierung und Analgesie (z.B. mit Midazolam [z.B. Dormicum® 2–5 mg], Morphin 5–10 mg i.v.);
- bei Verdacht auf Pneumothorax: Anlage einer Thoraxdrainage.

Herzverletzungen

CAVE

- Bei ausreichender Oxygenierung keine Intubation, da eine Überdruckbeatmung nach Intubation zur Summation von positivem Beatmungs- und intrakardialem Druck und damit zum Kreislaufzusammenbruch führen kann.
- Intubation nur bei stabiler bzw. stabilisierbarer Kreislauffunktion, aber ungenügender Oxygenierung bzw. fehlender Spontanatmung.

Transport

- Transporteinleitung auch ohne Kreislaufstabilisierung mit Vorankündigung, evtl. Hinweis auf Herz-Lungen-Maschine,
- Vorverständigung eines Thoraxchirurgen zur sofortigen Thorakotomie, insbesondere wenn sich unter der Therapie und dem Transport der Zustand hämodynamisch rapide verschlechtert.

Pathophysiologie

Ulcera duodeni und ventriculi, akute erosive Gastritis und Ösophagusvarizen verursachen 80 % der oberen Gastrointestinalblutungen. 100 ml Blut bewirken einen einmaligen Teerstuhl, 1000 ml Blut Teerstühle von 3–4 Tagen Dauer. Teerstühle treten nach 5–10 Stunden, bei über 300 ml großen Blutungen bereits früher auf.

Man unterscheidet

- obere Gastrointestinalblutung: alle Blutungen ab Speiseröhre bis Zwölffingerdarm;
- untere Gastrointestinalblutung: alle Blutungen nach Zwölffingerdarm bis Rektum;
- Hämatemesis: „kaffeesatzartiges" Bluterbrechen;
- Melaena: Teerstuhl;
- Hämatochezie: peranaler Blutabgang.

Symptome

- Übelkeit, Schweißausbruch, Blässe, Durstgefühl, Schwächegefühl, Unruhe, Abdominalschmerz,
- Bewusstseinstrübung,
- Hämatemesis, evtl. Teerstuhl, rotes Bluterbrechen bei Ösophagusvarizen oder Anazidität,
- Tachykardie, Blutdruckabfall, Bewusstseinstrübung, Schock,
- evtl. Ikterus, Aszites, Palmarerythem.

CAVE

Hämatemesis wird oft unterschätzt.

Diagnostik

- Anamnese: frühere Ulkus- oder Lebererkrankungen, bekannte Ösophagusvarizen, vorausgegangene Sklerosierungstherapie; Medikamenteneinnahme, insbesondere Antirheumatika, Glukokortikoide, Antikoagulanzien; Alkoholgenuss; Widerwillen gegen Fleisch, Gewichtsabnahme; Refluxschmerzen, retrosternales Sodbrennen;
- Überwachung vitaler Parameter.

Magen-Darm-Blutung, akute

DD

- Große schwallartige Blutungen und Bluterbrechen meist bei Ösophagusvarizenblutungen und bei arteriellen Blutungen aus Ulzera bzw. Karzinom,
- schwächere Blutungen mit relativ starkem Erbrechen bei erosiver Gastritis und besonders bei Mallory-Weiss-Syndrom,
- auch bei Blutungen aus dem Nasen-Rachen-Raum Bluterbrechen und kaffeesatzartiges Erbrechen möglich.

Lagerung

- Lagerung mit erhöhtem Oberkörper bei stabilem Kreislauf und Hämatemesis (wegen Aspirationsgefahr),
- sonst Schocklagerung.

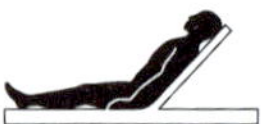

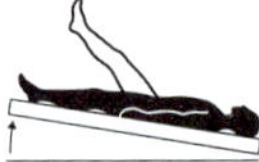

Therapie

- Sicherer venöser Zugang, evtl. mehrere Zugänge,
- rasche Volumenzufuhr in Abhängigkeit vom klinischen Zustandsbild,
- präklinische Blutentnahme zur Blutgruppenbestimmung,
- Sauerstoffinhalation 4–6 l/min, ggf. assistierte Beatmung,
- evtl. Magensonde (nicht bei Verdacht auf Ösophagusvarizenblutung),
- bei Hämatemesis Mageninhalt und Blut absaugen (Aspirationsgefahr!),
- ggf. Sedierung mit Midazolam (z. B. Dormicum® 3–5 mg i.v.),
- ggf. Intubation nach Narkoseeinleitung zur Sicherung der Atemwege bei massiven Blutungen.

Transport

- Jede akute Magen-Darm-Blutung bedarf der stationären Abklärung.
- Bei schweren Blutungen Vorverständigung.
- Liegender Transport, evtl. in Schocklage.

Polytrauma

Pathophysiologie

Unter einem Polytrauma versteht man die gleichzeitige Verletzung verschiedener Körperregionen, wobei ein Bereich so schwer geschädigt ist, dass eine vitale Bedrohung resultiert. Durch hohe kinetische Energien kommt es zu Verletzungen oder zu Störungen differenter Organe oder Organsysteme, die nicht nur zu lokalen Schädigungen, sondern v.a. zu humoralen Reaktionen führen, die unter dem Begriff der „Verletzungskrankheit“ zusammengefasst werden. Neben der Akutkomplikation (Hypovolämie) ist insbesondere mit schwerwiegenden Spätschäden zu rechnen (ARDS, Nieren-/Leberversagen, SIRS).

Symptome

- Anamnese,
- sichtbare Schädigungsfolgen,
- Schocksymptomatik,
- Bewusstseinsstörung.

Diagnose

- Zunächst orientierende Übersicht (Untersuchung) mit Kontrolle der Vitalfunktionen,
- Abklärung des Verletzungsmusters mit Eruierung der Schädigung mit momentaner vitaler Gefährdung,
- nach Rettung und Stabilisierung im NAW/RTW gründliche klinische Untersuchung möglichst am entkleideten Patienten von kranial nach kaudal.

Lagerung

- Schocklagerung, evtl. in Kombination mit stabiler Seiten- oder Rückenlage,
- Lagerung auf Trage grundsätzlich auf der Vakuummatratze.

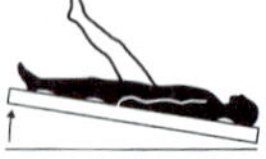

Therapie

Problem: Reihenfolge der zu ergreifenden Maßnahmen bei konkurrierenden vitalen Gefährdungen (Prioritätensetzung).

- Ggf. HWS-Immobilisation;
- adäquate aggressive Volumentherapie über mindestens 2 großlumige, sichere venöse Zugänge (evtl. Schnellinfusion, Druckinfusion, 500–1000–2000 ml und mehr Volumenersatzmittel, z. B. HAES 6% und Elektrolytlösung, ggf. Einsatz hyperonkotischer Lösungen erwägen [z. B. Hyper-HAES® 250 ml]);
- großzügige Indikationsstellung zur Intubation und kontrollierten Beatmung (mit FiO_2 1,0), ggf. PEEP 5 cmH_2O;
- evtl. zur Durchführung der Intubation Narkoseeinleitung (z. B. Etomidate, Thiopental, Midazolam);
- Schmerztherapie: großzügige Analgesie bis hin zur Narkose (mit Ketamin, z. B. Ketanest S® 0,1–0,25 mg/kg KG i.v. [außer bei Schädel-Hirn-Trauma] oder Morphin 10–20 mg i.v. oder Fentanyl 0,1–0,3 mg i.v.);
- in Narkose weitgehende Reposition von Frakturen und Immobilisation auf Vakuummatratze; Immobilisation der Halswirbelsäule (z. B. Stiff-Neck, Ferno HWS-Schiene);
- Wundbedeckung;
- ggf. Entnahme von Kreuzblut zur Blutgruppenbestimmung im Krankenhaus;
- ständiges Atemmonitoring, möglichst Pulsoxymetrie;
- Puls- und Blutdruckmonitoring;
- bei Vorbereitung für Hubschraubertransport Magensonde legen;
- Wärmeerhalt (Rettungsdecke).

CAVE

Bei massivem Volumenverlust kann eine ausreichende Oxygenierung vitaler Organsysteme letztlich nur durch eine ausreichende Anzahl von Sauerstoffträgern garantiert werden. Deshalb vor Beginn einer Massivinfusion mit Volumenersatzmitteln Kreuzblutprobe entnehmen und in das Krankenhaus mitnehmen.

Transport

- Umgehender Transport in Traumazentrum; evtl. in nächstes Krankenhaus zur Stabilisierung des Zustands, um später einen Sekundärtransport durchzuführen. Grundsätzlich nach Stabilisierung am Unfallort auch Transport in ein entfernter gelegenes Krankenhaus einer höheren Versorgungsstufe in Erwägung ziehen, möglichst mittels Rettungshubschrauber (RTH).
- Unbedingt Voranmeldung erforderlich mit möglichst genauer Beschreibung des Verletzungsmusters und des momentanen Zustands des Patienten.
- Während des Transports auf mögliches Auftreten eines Spannungspneumothorax unter Beatmung und PEEP achten.

Pathophysiologie

Als „Anorektalblutung“ wird das Austreten mehr oder weniger (hell-) roten Blutes aus dem Anus verstanden. Die Quelle befindet sich im Analbereich oder im Dickdarm, seltener im distalen Ileum.

Symptome

- Teer- oder Blutstuhl: Blutung im oberen Gastrointestinaltrakt, keine Schmerzen;
- dunkelrotes Blut (als Koagel aufgelagert oder beigemengt): Erkrankungen des terminalen Dünn- und proximalen Dickdarms;
- hellrote Blutabgänge mit Tenesmen: Erkrankungen des Rektums;
- hellrotes Blut auf dem Stuhl mit Brennen und Juckreiz: Blutung im Analkanal, meist Hämorrhoidalblutung.

Diagnostik

- Unter Umständen mehr oder weniger ausgeprägte Schocksymptomatik,
- Anamnese (Blutverlust bei Stuhlgang [Defäkationsblutung] oder unabhängig davon [Intervallblutung], Menge, Aspekt, Exsudat oder Schleimbeimengungen, Vorerkrankungen [Ösophagusvarizen, Ulzera, sonstige Erkrankungen des Magens und oberen Dünndarms, entzündliche Dickdarmerkrankungen, Hämorrhoiden und Analfissuren, Anal- und Rektumprolaps]), Dauertherapie mit Antikoagulanzien,
- Menge und Art des Blutabgangs (Blutstuhl, Teerstuhl und Blutkoagel), Farbe des Blutes (schwarz – dunkelrot – hellrot), Auflagerung von Blut auf dem Stuhl oder Blutbeimengung.

Lagerung

Schocklage.

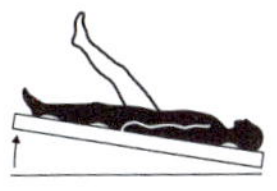

Therapie

- Bei stärkeren Blutungen kann eine Mullstreifentamponade vorübergehend sinnvoll sein.
- Bei stärkeren Blutungen und Schock sicherer venöser Zugang.
- Volumentherapie (z. B. mit HAES 6 % 500 – 1000 ml).

Transport

- Jede größere akute rektale Blutung ist als diagnostischer Notfall einzuweisen.
- Transport in Abhängigkeit vom Gesamtzustand des Patienten.

Pathophysiologie

Der **Primärschaden** wird bedingt durch unmittelbare Gewalteinwirkung auf den Kopf. Er führt zu Bewusstseinsstörung ohne morphologisch fassbares Substrat oder anatomisch fassbare Schäden. Der **Sekundärschaden** ist der mittelbare Gehirnschaden durch Hypoxie, Blutung oder Volumenzunahme (Steigerung des intrakraniellen Drucks).

Es gibt epidurale, subdurale und intrazerebrale traumatische Blutungen, die zu Massenverschiebung und intrakranieller Drucksteigerung führen können.

Einteilung der Schädigungsintensität entsprechend der Beurteilung der Glasgow Coma Scale (GCS):

- **Schweres Schädel-Hirn-Trauma:** GCS 3 – 8 Punkte;
- **mittelschweres Schädel-Hirn-Trauma:** GCS 9 – 12 Punkte;
- **leichtes Schädel-Hirn-Trauma:** GCS 13 – 15 Punkte.

Symptome

- Bewusstseinsstörung mit allen Graduierungen bis zu Bewusstlosigkeit und Koma (Leitsymptom),
- Pupillenveränderungen (Reaktion, Weite, Seitendifferenz),
- Ausbildung von Seitendifferenzen (Hemiparese, Strecksynergismen),
- Störungen der Vitalfunktionen Atmung (Tachy-, Bradypnoe, Atempausen, periodische Atmung) und Kreislauf (Brady-, Tachykardie, Hyper-/Hypotonie, Zentralisation),
- äußere Verletzungen, Wunden, Hämatome, Prellmarken,
- bei offenem Schädel-Hirn-Trauma Prolaps von Hirnbrei aus Kopfwunde, Nase, Gehörgang oder Mund, Austritt von Liquor aus Nase oder Gehörgang, Blutung aus Nase, Mund, Gehörgang.

CAVE

Schädel-Hirn-Traumen sind oft mit anderen, nicht sofort erkennbaren Verletzungen vergesellschaftet (insbesondere HWS-Schädigungen, stumpfem Bauchtrauma); durch Blutung (mit hypovolämischem Schock) mögliche Verschlechterung der Prognose.

DD

Bewusstseinsstörungen anderer Genese:
- Herzrhythmusstörung,
- Stoffwechselentgleisung,
- Koma,
- apoplektischer Insult,
- Subarachnoidalblutung,
- Krampfanfall bei Alkoholabhängigkeit mit nachfolgendem Trauma,
- Intoxikation.

Lagerung

Lagerung mit um 15–30° erhöhtem Oberkörper nach Sicherung der Atemwege, bei Patienten mit Schock Flachlagerung (keine Schocklage!). Kopf in Mittelposition (fixiert).

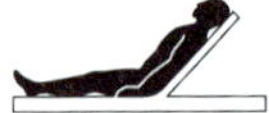

Therapie

- Atemwege freimachen und freihalten (Absaugen, Bronchialtoilette, frühzeitige Intubation nach Narkoseeinleitung mit Barbituraten [Aspirationsgefahr!]) oder Etomidate;
- ggf. Beatmung mit hohem FiO_2 (1,0);
- bei Hypotonie Stabilisierung des Kreislaufs durch Volumenersatz (auf RR > 100–130 mmHg systolisch), keine Glukose-Lösung;
- Blutstillung, Wundverband;
- Stabilisierung der HWS, Vermeidung extremer Kopfbewegungen und -lagerungen (Abknicken, Überstrecken, ruckartige Bewegungen), Immobilisation mit HWS-Schiene;
- bei motorischer Unruhe Diazepam (z. B. Valium® 5–10 mg i.v.), Midazolam (z. B. Dormicum® 5–15 mg i.v.);
- bei Schmerzen Tramadol (z. B. Tramal®, Tramadolor® 50–100 mg i.v.), Morphin (5–10 mg i.v.), Fentanyl (0,1–0,2 mg);

- bei Krämpfen Diazepam (z.B. Valium® 5 – 10 mg i.v.), evtl. Thiopental (z.B. Trapanal® 125 – 250 mg i.v., Dosierung nach Wirkung); primäres Ziel der Medikation: schnelle Durchbrechung des Krampfes mit nachfolgender Intubation;
- bei Strecksynergismen Diazepam (z.B. Valium® 5 – 10 mg i.v.), evtl. Thiopental (z.B. Trapanal® 125 mg i.v.);
- bei Herzrhythmusstörungen spezielle antiarrhythmische Therapie (s.d.);
- bei Verdacht auf sekundäre Schädigung symptomatische Therapie.

CAVE

- Bei Oberkörperhochlagerung Beachtung des Blutdrucks,
- bei Wundverband bei offenem Schädel-Hirn-Trauma Vermeidung von Druck auf prolabiertes Cerebrum.

Transport

- Nach Stabilisierung der Vitalfunktionen langsam und schonend mit Arztbegleitung,
- liegender Transport mit RTW oder RTH unabdingbar wegen maschineller Beatmungsmöglichkeit,
- Zielklinik mit CT-Möglichkeit; nicht unbedingt primär neurochirurgische Klinik, wenn dadurch längerer und risikoreicherer Abtransport vom Unfallort erforderlich.

Pathophysiologie

Insbesondere bei Verkehrsunfällen kommt es infolge von Beschleunigung und Bremsung zu einer Bewegung der Halswirbelsäule (HWS) über das physiologische Maß hinaus (Hyperflektions-Extensions-Trauma). Die Folge können Zeichen von leichten Distorsionen der HWS bis zur Luxationsfraktur sein. Bei leichteren Fällen kann es nach einem beschwerdefreien Intervall zum Auftreten von Symptomen kommen. Verantwortlich hierfür sind wahrscheinlich das Auftreten von Hämatomen oder Ödemen, wie sie nach Distorsionen auftreten können, sowie eine Überdehnung der HWS und der den Kopf stabilisierenden Weichteilstrukturen. Bei schweren Verletzungen kann es zu Gelenkkapselzerreißungen, Bänderrissen ohne Bandscheibenruptur, Muskelzerrungen und retropharyngealen Hämatomen kommen. Weitere Schädigungsmöglichkeiten sind isolierte Bandscheibenausrisse, Rupturen im dorsalen Bandapparat sowie Frakturen und Luxationen. Bei vorbestehenden degenerativen Veränderungen im Bereich der HWS kann es zu einer unfallbedingten Einengung der Strombahn der Arteria vertebralis kommen, mit einer zerebralen Minderversorgung. Schwerste Formen der Schädigung gehen mit einem Schädel-Hirn-Trauma einher. Darüber hinaus kann es zur Reizung der Nervenwurzeln und der Nervengeflechte kommen.

Symptome

In 90 % der Fälle handelt es sich um leichte bis mittelschwere Schädigungen mit einer Beschwerdeentwicklung nach einem symptomfreien Intervall. Nur in 10 % liegt eine schwere Schädigung zugrunde.

Die Symptomenvielfalt ist groß:

- Nacken- und Hinterkopfschmerzen,
- schmerzhafte Bewegungseinschränkung der HWS,
- druckschmerzhaft verspannte Zervikalmuskulatur mit in die Schulter-Arm-Region ausstrahlenden Schmerzen,
- Schwindelanfälle, Hörstörungen, Gleichgewichtsstörungen, Übelkeit,
- Sensibilitätsstörungen, Parästhesien sowie motorische Defizite in Arm, Hals und Schulter.

Diagnostik

- Anamnese: z.B. Auffahrunfall, Sturz,
- Störungen der Motorik und Sensibilität, Kraftminderung,
- Stellung der HWS hinsichtlich Seitabweichungen und Rotationsfehlstellung,
- Einschränkung der aktiven Beweglichkeit,
- Spannung der nuchalen Paravertebralmuskulatur,
- Druckschmerzhaftigkeit der spinalen und okzipitalen Muskelansätze.

Lagerung

Lagerung mit leicht erhöhtem Oberkörper und Immobilisation der HWS; evtl. zusätzlich Lagerung auf Vakuummatratze.

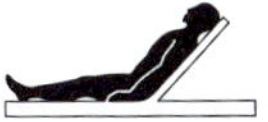

Therapie

- Vermeidung jeder aktiven und passiven Bewegung der HWS;
- bei bewusstlosen Patienten mit Verdacht auf HWS-Schädigung Sicherung der Vitalfunktionen durch Intubation, evtl. nach HWS-Immobilisation; sofern Intubation damit nicht möglich, Immobilisation der HWS nach Intubation;
- Schmerzbekämpfung z.B. Novalgin® ½–1 Amp. i.v.

Transport

Entsprechend der Schwere der Symptome zur röntgenologischen Abklärung und weitergehenden fachärztlichen Diagnostik unter Aufrechterhaltung der Immobilisation.

Cave

Das Fehlen einer Symptomatik nach entsprechender Anamnese mit typischer Mechanik widerlegt nicht den Verletzungsverdacht!

Schussverletzungen

Pathophysiologie

Eine abgefeuerte Kugel, die den menschlichen Körper trifft, gibt ihre Energie an das umgebende Gewebe ab. Bleibt die Kugel stecken, hat sie ihre gesamte Energie an den Körper übertragen und damit eine entsprechende intensive Verletzung verursacht. Je größer der Durchmesser des Projektils mit folglich größerem Gewebekontakt, desto schneller ist der Energieaustausch. Beim Weg der Kugel durch den Körper ist von Bedeutung, welche Gebilde getroffen werden und ob das Geschoss auf einen halbflüssigen Körper trifft. Die Kugel bildet vor und neben sich eine Druckwelle, die das Gewebe und die Organe drastisch zusammendrückt, wobei Quetschungen, Rupturen und Brüche entstehen. Bei Auftreffen auf flüssigkeitsgefüllte Hohlräume (Blase, Herz) kann es wegen der fehlenden Komprimierbarkeit der Flüssigkeit zur Zerreißung der Organe kommen. Lungendurchschüsse (ohne größere Gefäßverletzungen) sind in ihrer Auswirkung begrenzt.

Bei der Gewebezerstörung spielen Kaliber (Geschossgröße, Durchmesser), Munitionsart, Waffentyp und Schussdistanz eine wesentliche Rolle.

Symptome

- **Einschuss:** Substanzverlust der Haut (Loch) mit Abschürfung am Lochrand.
- **Ausschuss:** stern- oder schlitzförmige Aufreißung der Haut.
- **Nahschuss:** Die Waffenmündung ist direkt auf den Körper aufgesetzt oder hochgradig angenähert (ohne Hautkontakt). Im Unterhautfettgewebe zeigt sich eine sog. Schmauchhöhle mit Pulverniederschlägen, Stanzmarke im Gewebe, evtl. Pulverschmauch und Einsprengungen in und auf der Haut.
- **Fernschuss:** Einschuss ohne Zeichen eines Nahschusses mit rundlichem Hautdefekt mit Schürfsaum.

Diagnostik

Nach der Anamnese bezüglich des Vorgangs Suche nach Eintritts- und Austrittswunde bzw. weiteren Einschüssen. Aus der Position und der Lage der Wunde sind Rückschlüsse auf innere Verletzungen möglich, jedoch nicht mit Sicherheit festzulegen.

CAVE

- Rücksichtnahme auf Ermittlungen der Polizei, evtl. Schutz der Beschmauchung und Kleidung für Tatrekonstruktion,
- Waffe nicht berühren, auf Richtung des Laufs achten.

Therapie

- Grundsätzlich primär vitale Störungen behandeln. Infusionen (2-mal), großlumige Zugänge evtl. Druckinfusion. Schussverletzungen sind immer als kontaminiert anzusehen.
- Gesichtsverletzungen (Bedrohung der Atemwege durch starke Blutung): frühzeitige Intubation, evtl. Koniotomie bei fehlender Intubationsmöglichkeit in Erwägung ziehen.
- Schädelverletzungen (Steigerung des intrazerebralen Drucks): Sicherung der Oxygenierung, Beatmung mit Sauerstoff, Intubation.
- Halsverletzungen (schwere Blutung und Wirbelsäulenverletzungen möglich): Blutstillung, Intubation.
- Brustverletzung (Mediastinalverletzungen mit Ausblutung möglich, Pneumothorax): Drainage, Wundverschluss, Beatmung.
- Abdominalverletzung (s. Abdominaltrauma).

Transport

Klinikeinweisung wie bei Polytrauma.

Thoraxtrauma

Pathophysiologie

Ein Thoraxtrauma ist die Folge einer spitzen oder stumpfen Gewalteinwirkung auf den Thorax mit der Folge einer penetrierenden oder stumpfen Verletzung sowie einer Verletzung des knöchernen Thorax oder der Thoraxorgane.

Letztendliche Folge eines Thoraxtraumas ist eine alveoläre Hypoventilation, die zur Hypoxämie führt. Bei längerem Fortbestehen des Traumas auch Störung des Kreislaufs. Als Komplikationen resultieren Pneumothorax, Spannungspneumothorax, Hämatothorax, Lungenkontusion und instabiler Thorax. Bei Rippenserien- und -stückfrakturen folgt die instabile Thoraxwand den Druck- und Zugkräften der darunterliegenden Lunge, sodass paradoxe Bewegungen der Thoraxwand entstehen. Wird eines der beiden Pleurablätter verletzt, entsteht durch Eindringen von Luft oder Flüssigkeit und durch den Kollaps des Lungengewebes eine pathologische Höhle. Bei größeren Gas- und Flüssigkeitsansammlungen resultiert eine Kompression, die zu einem Teilausfall der Lunge mit nachfolgender Hypoxie führt mit gleichzeitiger Kompression des Mediastinums und seiner Gefäße.

Symptome

- Schmerzen im Thoraxbereich, Seitendifferenz;
- Prellmarken bzw. erkennbare Thoraxverletzungen;
- Tachypnoe, Dyspnoe, evtl. Zyanose;
- eingeschränkte oder fehlende Atemexkursion;
- evtl. Hautemphysem;
- evtl. Herzrhythmusstörungen;
- bei Spannungspneumothorax: oberere Einflussstauung, Hypotonie, Tachykardie, Schock bis hin zum Kreislaufstillstand; Schmerzen, evtl. Hautemphysem;
- bei instabilem Thorax (Rippenserienstückfrakturen): paradoxe Atmung, Ateminsuffizienz, Schock;
- bei Hämatothorax: Blässe, Schock, abgeschwächtes Atemgeräusch;
- bei Mediastinalemphysem: kissenartige Luftansammlung am Hals und im Gesicht, zunehmende Dyspnoe, Schock;

- bei Blutung in das Perikard: Schock;
- bei offener Thoraxverletzung: sichtbare Eröffnung der Pleurahöhle, Luftblasen im Bereich der Wunde, sichtbare Fremdkörper in der Wunde.

Diagnostik

- Hypersonorer bzw. abgeschwächter Klopfschall;
- bei Blutung in das Perikard: gestaute Halsvenen; sehr leise, zunehmend schlechter hörbare Herztöne;
- Auskultation – Seitendifferenz. Atemgeräusch.

Lagerung

Lagerung auf dem Rücken bzw. auf der verletzten Seite mit um 30° erhöhtem Oberkörper.

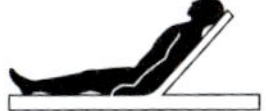

Therapie

- Mindestens ein sicherer großlumiger, venöser Zugang,
- Schocktherapie mit Volumenersatzmitteln,
- Analgesie mit Tramadol (z.B. Tramal®, Tramadolor® 50 – 100 mg i.v.), Metamizol (z.B. Novalgin® i.v.), Ketamin (z.B. Ketanest® 0,25 mg/kg KG), Fentanyl 0,1 – 0,3 mg i.v.,
- großzügige Indikation zur Intubation und Beatmung mit hohem FiO_2, ggf. nach Narkoseeinleitung,
- bei Spannungspneumothorax vorübergehende Entlastung durch Einstechen einer Venenverweilkanüle (G 12) im 2. ICR in der Medioklavikularlinie als Erstmaßnahme, dann Legen einer Thoraxdrainage (empfohlen: Thorakozentese),
- bei Hämatothorax Schocktherapie, Thoraxdrainage,
- bei Mediastinalemphysem Pleurapunktion und evtl. Legen einer Thoraxdrainage,

- bei Blutung in das Perikard (selten) Herzbeutelpunktion,
- bei offener Thoraxverletzung Fremdkörper nicht entfernen, luftdurchlässiger Wundverband,
- laufendes Atem- und Kreislaufmonitoring (EKG, Pulsoxymetrie),
- Wärmeerhalt (Rettungsdecke).

Transport

- In Abhängigkeit vom Gesamtzustand mit erhöhtem Oberkörper,
- unbedingt Arztbegleitung,
- Voranmeldung, evtl. thoraxchirurgisches Konsil.

Pathophysiologie

Es wird zwischen offenen und geschlossenen Weichteilverletzungen unterschieden. Bei geschlossenen Weichteilverletzungen Gefahr der Entwicklung eines Kompartmentsyndroms.

Symptome

- **Offene Weichteilverletzung:** Wunde, Blutung;
- **geschlossene Weichteilverletzung:** Hämatombildung, Quetschung, Schwellung.

CAVE

Bei geschlossenen Weichteilverletzungen durch Hämatombildung bzw. Plasmaverluste in das gequetschte Gewebe ist die Entwicklung eines Schockzustands möglich.

Therapie

- Ruhigstellung der betroffenen Extremität,
- Blutstillung (Kompressionsverband),
- steriler Wundverband,
- sicherer venöser Zugang,
- Schockprophylaxe bzw. -therapie,
- evtl. Sedierung mit Midazolam (z. B. Dormicum® 1 – 3 mg i.v.),
- ggf. Schmerzbekämpfung mit Ketamin (z. B. Ketanest S® 0,10 – 0,25 mg/kg KG i.v.) oder Metamizol (z. B. Novalgin® 1 Amp. i.v.).

Transport

Liegender Transport zur unfallchirurgischen Abteilung zur Erstversorgung und bez. Abklärung von Sekundärverletzungen.

Wirbelsäulenverletzungen

Pathophysiologie

Wirbelsäulenverletzungen können Folge einer direkten oder indirekten Gewalteinwirkung sein. Häufigste Ursache von Verletzungen des Achsenskeletts sind nach wie vor Verkehrsunfälle. Die Mehrzahl entwickelt sich nach indirekter Gewalteinwirkung (Stauchung, Flexion bzw. Hyperflexion, seltener Extension bzw. Hyperextension), bei 15–20 % Mitbeteiligung des Rückenmarks. Die Schädigung des Rückenmarks hat eine Querschnittslähmung zur Folge. Durch traumatische Schädigung Ischämie, Ödem, Hämatom, Markkompression; Hypotension als Folge des spinalen Schocks. Durch Vasospasmen und Thrombosierung der spinalen Gefäße als Resultat der Freisetzung verschiedener Mediatoren wird die Ausprägung des spinalen Schadens bestimmt.

Symptome

- Äußere Verletzungen der Wirbelsäule,
- gürtelförmiger Schmerz oder Zwangshaltung (bei Schädigung der Halswirbelsäule),
- Hämatom, Schürf- oder/und Prellmarken,
- Druckschmerz über den Dornfortsätzen, Klopfschmerz über der Wirbelsäule,
- Abstandsänderung zwischen den Dornfortsätzen, Stufen und Gibbusbildung,
- Paresen (Para- bis Tetraparese),
- Sensibilitätsstörungen,
- ggf. Bewusstseinsstörung,
- ggf. Ateminsuffizienz (Ausfall der Interkostal- und/oder Zwerchfellmuskulatur), Aspiration,
- Kreislaufinsuffizienz (spinaler Schock),
- Thermoregulationsstörungen,
- Blasen- und Mastdarmstörungen, unwillkürlicher Harn- und Stuhlabgang.

Diagnostik

- Anamnese (Unfallhergang),
- klinische Symptomatik,

- Höhendiagnostik der Schädigung mit Hilfe der Beweglichkeit der Beine, des Zwerchfells, der Arme und Finger, der Interkostalmuskulatur, Grenze der Sensibilitätsstörungen.

Therapie

- Primärversorgung der vitalen Funktionsstörungen (Atmung, Kreislauf);
- großzügige Indikation zur Intubation und Beatmung (bei Intubation Anteflexion des Kopfes vermeiden);
- stabiler venöser Zugang;
- Schockprophylaxe bzw. -therapie (alleiniger Volumenersatz oft nicht ausreichend, deswegen zusätzlich Tonisierung der Gefäße mit Katecholaminen);
- Lagerung: Immobilisation in Vakuummatratze, Stabilisierung der Halswirbelsäule mittels entsprechender Immobilisation (z. B. Stiff-Neck);
- Schutz vor Auskühlung,
- evtl. Sedierung mit Diazepam (z. B. 2,5 – 5 mg Valium® i.v.);
- evtl. Analgesie mit Morphium 5 – 10 mg i.v.;
- bei Bradykardie und Asystolie Atropin (z. B. Itrop® 0,25 – 2,0 mg i.v.);
- laufendes Atem- und Kreislaufmonitoring,
- Kortikosteroide (z. B. Urbason® 1 g als Bolus langsam injizieren, ggf. über Perfusor [Cave: Emesis]) – meist erst nach Klinikaufnahme.

CAVE

- Vermeidung jeder aktiven und passiven Bewegung des Patienten bei Verlagerung auf Vakuummatratze unter axialem Zug (z. B. mit Schaufeltrage).
- Bei Bauchlage am Unfallort, sofern Vitalparameter es zulassen, vorsichtiges Umheben mit Vakuummatratze und Schaufeltrage mittels „Sandwichtechnik".
- Beim Absaugen der Vakuummatratze beachten, dass die Taschen des Verletzten entleert sind, um Druckstellen zu vermeiden.
- Bei Abweichungen der Wirbelsäule, insbesondere bei Knickbildung oder im Halswirbelsäulenbereich, keine Repositionsversuche vor Ort.

Transport

- Erschütterungsfreier Transport in kompletter Immobilisation, evtl. zusätzlich HWS-Immobilisation.
- Zielkrankenhaus: nächste chirurgische bzw. neurochirurgische Klinik – Spezialklinik nur bei räumlicher Nähe.
- Notarztbegleitung.
- Zuweisung zur operativen Immobilisation erst nach Stabilisierung, evtl. als Sekundärtransport.
- Bei Kombination mit thorakaler oder abdomineller Verletzung in nächstgelegene chirurgische Klinik.

Pathophysiologie

EPH-Gestose: ätiologisch unklare hypertensive Schwangerschaftserkrankung definitionsgemäß ab der 20. SSW mit allgemeiner Vasokonstriktion, vermutlich durch vermehrte Bildung pressorischer Substanzen (z.B. Thromboxan A2); infolge von Proteinurie und Druckerhöhung interstitielles Ödem.

Eklampsie: plötzlich auftretende tonisch-klonische Krampfanfälle mit Bewusstseinsverlust im Rahmen einer EPH-Gestose vor, während oder erst nach der Geburt.

Symptome

- **EPH-Gestose:** Ödeme (E), Proteinurie (P), Hypertonie (H);
- **Präeklampsie:** Augenflimmern, Ohrensausen, Schwindel, Kopfschmerzen, Gesichtsfeldausfälle, abdominelle Schmerzen, Übelkeit, Erbrechen, motorische Unruhe, Unterschenkel-, Gesichtsödeme, Hypertonie > 160/110 mmHg;
- **eklamptischer Anfall:** plötzlicher, generalisierter, tonisch-klonischer Krampfanfall mit Bewusstlosigkeit, ggf. Apnoe, meist einer Präeklampsie folgend.

Diagnostik

- Anamnese: Hinweis auf EPH-Gestose im „Mutterpass";
- klinische Symptomatik mit meist erhöhten Blutdruckwerten.

DD

- Epileptischer Anfall,
- intrakranielle Blutung.

Therapie

Im Anfall:

- Schutz vor zusätzlichen Verletzungen, ggf. Lagerung auf linker Seite,
- Zufuhr von Sauerstoff (4 – 6 l/min),
- sicherer venöser Zugang,
- Infusion mit Elektrolytlösung (z. B. Ringer-Laktat®, Ionosteril® 500 ml) zur Verbesserung der Fließeigenschaften des Blutes,
- Anfallskupierung mit Midazolam (z. B. Dormicum® 5 – 10 mg i.v.) fraktioniert i.v. bis zum Sistieren des Krampfanfalls (Präeklampsie: Anfallsprophylaxe mit z. B. Midazolam [z. B. Dormicum® 1 – 5 mg] i.v.),
- in schweren Fällen u. U. Narkoseeinleitung (z. B. Trapanal® ab 350 mg i.v., fraktioniert als Bolus, steigern nach Wirkung) und kontrollierte Beatmung,
- ggf. Blutdrucksenkung bei massivem Blutdruckanstieg mit Dihydralazin (z. B. Nepresol® 6,25 – 12,5 mg i.v.) alternativ Nitrendipin (z. B. Bayotensin® 5 mg Phiole oral), Nifedipin (z. B. Adalat®, Nifehexal®-Lsg. 10 – 20 mg sublingual) oder Urapidil (z. B. Ebrantil® fraktioniert bis 75 mg i.v.).

Cave

Zu starke diastolische Blutdrucksenkung (unter 90 mmHg) bewirkt eine akute vitale Gefährdung.

Transport

- Grundsätzlich schonender, liegender Transport nach Abklingen des Anfalls ohne optische und akustische Sondersignale bei möglichst abgedunkeltem Innenraum (Rezidivgefahr),
- Vorverständigung der gynäkologischen Abteilung,
- Arztbegleitung zur therapeutischen Intervention bei neuerlichem eklamptischem Anfall.

Pathophysiologie

Implantation des befruchteten Eis außerhalb des Cavum uteri, am häufigsten in der Tube bei Passagehindernissen (z. B. nach Adnexitis), seltener Abdominal- und Ovarialgravidität. Durch Fruchtwachstum Gewebe- und Gefäßzerreißungen mit akuter Blutung oder nach Absterben der Frucht Einblutungen in das Eibett. Man unterscheidet ein symptomarmes und symptomreiches Stadium, wobei letzteres ein akuter Notfall ist. Bei Tubarruptur (bei Größenzunahme der Frucht) kann es in kurzer Zeit zu einer größeren abdominellen Blutung (1 – 2 l) kommen. Seltenes Ereignis bei 1 – 2 % aller Schwangerschaften.

Symptome

- **Symptomarmes Stadium:** weitgehende Beschwerdefreiheit, allgemeine Schwangerschaftssymptome wie Übelkeit, Spannung in der Brust, Schmerzempfindungen im Unterbauch;
- **symptomreiches Stadium:** zunehmender einseitiger Unterbauchschmerz, plötzlicher, zeitlich genau bestimmbarer vernichtender Rupturschmerz, zunehmende Druckempfindlichkeit im Unterbauch, Ausbildung eines akuten Abdomens mit Abwehrspannung, Schocksymptomatik;
- bei **Tubarruptur** plötzlich stechender Schmerz im Unterbauch, akutes Abdomen, Schock.

Diagnostik

- Anamnese (Adnexitiden, Operationen an den Adnexen [z. B. Sterilisierung], Intrauterinpessar, Zyklusunregelmäßigkeiten, letzte Periode),
- hochgradiger Uterusbewegungsschmerz,
- Tachykardie, Blutdruckabfall, Schocksymptomatik.

Extrauterine Gravidität

DD

- Akutes Abdomen anderer Genese,
- Verdacht auf atypische Appendizitis,
- Perforation einer Ovarialzyste,
- tiefer Harnleiterverschluss mit Harnstau.

Lagerung

- Bei Schocksymptomatik Schocklagerung mit Knierolle,
- ohne Schocksymptomatik Flachlagerung mit Knierolle.

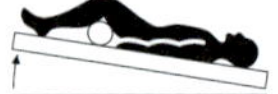

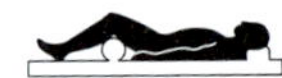

Therapie

- Sicherer venöser Zugang (1 – 2 großlumige Zugänge),
- Volumensubstitution (z. B. 500 – 1000 ml HAES 6 % 200/0,5),
- ggf. Analgesie (z. B. mit Tramadol [z. B. Tramal®, Tramadolor® 50 – 100 mg] i.v.),
- ggf. Sedierung (z. B. mit Midazolam [z. B. Dormicum® 1 – 3 mg] i.v.),
- Sauerstoff 2 – 4 l/min.

Transport

- Grundsätzlich liegend, wenn möglich, unter ärztlicher Begleitung nach Kreislaufstabilisierung;
- Transportziel: gynäkologische Abteilung mit entsprechender Voranmeldung, u.U. Vorbestellung eines chirurgischen Konsiliars.

Pathophysiologie

Schnelle überraschende Geburt bei sonst normalem Schwangerschaftsverlauf. Überstürzte Geburt: Geburtsdauer < 2 Stunden, meist Mehrgebärende. Sturzgeburt: unmittelbarer Geburtsbeginn mit „Herausstürzen" des Kindes. Grundsätzlich sollte eine Entbindung in der Klinik angestrebt werden.

Die 3 Phasen des normalen Geburtsverlaufs sind:

- **Eröffnungsperiode:** erste Wehen bis zur vollständigen Eröffnung des Muttermundes, u.U. Blasensprung mit Fruchtwasserabgang;
- **Austreibungsperiode:** vollständige Eröffnung des Muttermundes bis zur vollständigen Geburt des Kindes;
- **Nachgeburtsperiode:** vollständiges oder unvollständiges Lösen der Plazenta ca. 20 Minuten nach der Geburt, u.U. Blutung < 500 ml ex utero.

Symptome

- **Eröffnungsperiode:** Beginn der Wehen, meist regelmäßig alle 5–10 Minuten, Dauer 30–60 Sekunden, Abgang von Schleim, Blut und Fruchtwasser, kein Pressdrang;
- **Austreibungsperiode:** Durchschneiden des kindlichen Kopfes, u.U. Vorfall der Nabelschnur oder von kindlichen Teilen (als Geburtskomplikation), Presswehen alle 2 Minuten, Dauer 60–90 Sekunden;
- **Nachgeburtsperiode:** Abgang der Plazenta, Blutung aus der Scheide, normal bis 500 ml.

Diagnostik

- Anamnese: Anzahl der Entbindungen, voraussichtlicher Geburtstermin, bisheriger Schwangerschaftsverlauf (Mutterpass); Zeitpunkt der Wehen, Zeitabstände; ggf. Schwangerschaftskomplikationen,
- Inspektion des weiblichen Genitale (unter Zeugen),
- Kreislaufmonitoring bei der Mutter.

Geburt, plötzliche

Therapie

Eröffnungsperiode:

- Beruhigung der Patientin, verbindliches und sicheres Auftreten,
- zum Wasserlassen animieren,
- sterile Vorlage (z.B. Brandwundenverbandtuch),
- Blutdruckmessung nach Blasensprung,
- Flachlagerung, evtl. Beckenhochlagerung mit überkreuzten Beinen oder Linksseitenlage,
- sicherer venöser Zugang,
- Vorbereitung des Geburtshilfebestecks des Rettungswagens (Abnabelung und Material zur Neugeborenenreanimation),
- in der Regel kaum geburtshilfliche Komplikationen vor Blasensprung,
- ggf. rechtzeitige Anforderung des Transportinkubators über die Rettungsleitstelle.

Austreibungsperiode:

- Patientin hat das Bedürfnis, bei Druck nach unten mitzupressen, heftiges Atmen.
- Bei Durchschneiden des Kopfes Transport unterbrechen, Geburt nicht aufhalten, Geburt beenden.
- Sterile Unterlage (Brandwundenverbandtuch unter die Kreißende).
- Hilfe bei den Presswehen: Beine auseinander, Kopf auf die Brust, Mitpressen („wie beim Stuhlgang"); zwischen den Wehen hecheln.
- Dammschutz: mit steriler Mullkompresse und Handschuhen, Druck einer Hand mit abgespreiztem Daumen von unten gegen den Damm, andere Hand liegt auf dem vorangehenden Kindsteil, Druck mit flacher Hand, um Kind langsam austreten zu lassen, zur Verhinderung eines Dammrisses.
- Indikation zur medialen Episiotomie (= 3 – 4 cm langer, wehensynchroner Schnitt bei angespanntem Damm): drohender Dammriss (Blasswerden des Dammes); Scherenhaltung rechtwinklig zum Gewebe. Auf Dammschnitt kann meist verzichtet werden.
- Nach Geburt des kindlichen Kopfes mit der nächsten Wehe und gleichzeitigem Pressen mit beiden Händen kindlichen Kopf an den

Schläfen fassen und in Richtung Unterlagen absenken, bis die vordere Schulter entwickelt ist; danach Heben des Kopfes in Richtung Symphyse zur Entwicklung der hinteren Schulter und des Rumpfes.

- Ist der Kopf geboren, muss die Geburt unbedingt zu Ende geführt werden. Niemals den geborenen Kopf belassen (Gefahr der Nabelschnurkompression und der kindlichen Hypoxie)!
- Nach Herausgleiten des Kopfes Absaugen von Mund, Rachen und Nase mit dem Orosauger.
- Nach ca. 45 Sekunden bei pulsloser Nabelschnur Abnabeln durch Setzen von 2 sterilen Klemmen, die erste ca. 20 cm vom Nabel entfernt, die zweite ca. 5 cm in Richtung Plazenta daneben; Nabelschnur durchschneiden und Nabelschnurrest steril bedecken.
- Kind abtrocknen und mit Tüchern warmhalten, evtl. Wärmeschutzfolie.
- Vitalitätsbeurteilung des Neugeborenen nach Apgar nach 1, 5 und 10 Minuten (Apgar-Schema s. S. 277 „Vitalitätsbeurteilung des Neugeborenen nach Apgar").

Versorgung des Neugeborenen:

- Kind auf den Bauch der Mutter legen und zudecken.
- Bei Asphyxie des Kindes (Zyanose): Reanimation des Neugeborenen.
- Bei unzureichender Atmung: Atemwege freimachen, assistierte Beatmung über Maske, ggf. Intubation.
- Bei Atemstillstand: Atemwege freimachen, Intubation, Beatmung.
- Bei Kreislaufstillstand: Herzdruckmassage 120/min mit Zeigefinger, kombiniert mit Beatmung 40-mal/min.

Nachgeburtsperiode:

- Fritz-Lagerung mit überkreuzten Beinen,
- sterile Vorlage,
- ggf. nach Geburt der Plazenta Oxytocin (z.B. Orasthin® 1 ml = 3 V.E., Oxytocin 3 Hexa® i.v.), Sicherstellung und Asservierung der Plazenta (Beurteilung der Vollständigkeit),
- bei Weichwerden des Uterus nach Plazentalösung und Einsetzen stärkerer Blutung (> 500 ml/min): Schocktherapie, Halten des Uterus mit dem Credé'schen Handgriff, Methergin® 1 Amp i.v.,

- bei massiver Blutung manuelle Aortenkompression durch die Bauchdecke,
- ständiges Monitoring von Mutter und Kind,
- Versorgung der Episiotomie, Wunde steril abdecken (adäquate Wundversorgung in der Klinik).

CAVE

Genauen Zeitpunkt der Geburt und Abnabelung sowie evtl. Geburtsort vermerken (Straße, evtl. Hausnummer merken) – Dokumentationspflicht.

Transport

- **Eröffnungsperiode:** schonender liegender Transport in Fritz-Lagerung oder Linksseitenlage, Vorverständigung der geburtshilflichen Klinik, falls möglich, Transport in Fahrtrichtung im RTW wegen Zugänglichkeit zur Patientin;
- **Austreibungsperiode:** Transport unterbrechen, Geburt beenden;
- **Nachgeburtsperiode:** schonender liegender Transport der Mutter in Fritz-Lagerung, möglichst in Arztbegleitung; u.U. Transport des Kindes im Transportinkubator;
- Standardeinstellung des Transportinkubators: Temperatur 35 °C, Sauerstoff-Anreicherung auf ca. 30 Vol.-%;
- zum Transport Mutterpass mitnehmen.

Pathophysiologie

Zu unterscheiden sind intraabdominelle Blutungen (z.B. Corpus-luteum-Zysten-Blutungen, Follikelzystenblutungen, ektope Gravidität), die in der Regel mit dem Bild eines akuten Abdomens (s. S. 58 „Akutes Abdomen") einhergehen, von genitalen Blutungen unterschiedlicher Stärke nach außen. Diese können aus Uterus, Portio und Vagina stammen und haben unterschiedlichste Genese.

Aus therapeutischen Gesichtspunkten empfiehlt sich eine Einteilung in:

- Schmierblutungen (z.B. bei Endometriose, ektoper Schwangerschaft, leichteren Schleimhautverletzungen),
- schwache Blutung (z.B. bei Zyklusstörungen, Uterusperforation nach Intrauterinpessar, Genitalpolypen, Neoplasmen geringerer Ausdehnung),
- starke Blutung (z.B. Abort, Placenta praevia [s. S. 107 „Placenta praevia"], vorzeitige Plazentalösung [s. S. 109 „Plazentalösung, vorzeitige"], Uterus myomatosus, Uterusatonie u.a., postpartale und postoperative Nachblutungen, Kohabitationsverletzungen nach sexuellen Exzessen, Pfählungsverletzungen und Neoplasmen).

Folge der Blutung ist ein hämorrhagischer Volumenmangelschock. Bei Verletzungen oder durch Fremdkörper Beteiligung benachbarter Organe u.U. mit der Eröffnung des Peritonealraums.

Symptome

- Blutungen unterschiedlicher Stärke aus der Vagina,
- Abgang von Blutkoageln mit unterschiedlich starken Schmerzsensationen,
- ggf. wehenartiger Charakter,
- klinische Zeichen des Volumenmangelschocks (Tachykardie, Blutdruckabfall),
- ggf. sichtbare Fremdkörper.

Genitale Blutungen

Diagnostik

Anamnese (Zyklusunregelmäßigkeiten, Sexualpraktiken, Kontrazeptiva, Schwangerschaft, operative Eingriffe, Verletzungsmuster).

CAVE

- Aufgrund des Fehlens von Hilfsmitteln für eine genauere Untersuchung Verzicht auf Abklärung bez. Schwere, Ursprung und Ausdehnung,
- bei Blutungsquellen im Uterus Verschleierung der Blutungsstärke.

Lagerung

Schocklagerung mit überkreuzten Beinen (Fritz-Lagerung).

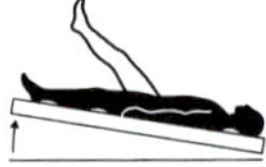

Therapie

- Ggf. Mulltamponade bei Blutungen im Scheidenbereich,
- Belassen eingedrungener Fremdkörper (Pfählungsverletzung) in situ,
- sicherer venöser Zugang,
- Volumensubstitution (z. B. HAES 6 % 500 – 1000 ml),
- ggf. Methergin® bei Abort, Uterus myomatosus,
- ggf. Analgesie mit Tramadol (z. B. Tramal®, Tramadolor® 50 – 100 mg i.v.),
- ggf. Sedierung mit Midazolam (z. B. Dormicum® 1 – 2 mg i.v.).

Transport

- Bei Blutungen, stärker als eine Schmierblutung, klinische Abklärung erforderlich, ausgestoßene Teile in die Klinik mitgeben,
- kontinuierliches Monitoring, ggf. Arztbegleitung,
- Vorverständigung der gynäkologischen Abteilung.

Pathophysiologie

Besonders schwere Form der Gestose, gekennzeichnet durch gleichzeitiges Auftreten von Thrombozytopenie, Anstieg der Transaminasen und Hämolyse bei präeklamptischen Patientinnen (hemolysis, elevated liver enzymes, low platelets). Überwiegend betroffen sind Erstgebärende (75–90 %).

Als Ursache kommt eine Mikrozirkulationsstörung als Folge einer Imbalance zwischen Prostazyklin und Thromboxan in Frage. Durch immunologische Faktoren bleibt die zur Schwangerschaft erforderliche Vergrößerung des intravasalen Volumens aus, kombiniert mit einer unzureichenden Prostazyklin(PGI)-Synthese. Daraus resultiert eine fehlerhafte morphologische und funktionelle Adaptation des mütterlichen und plazentaren Gefäßsystems, was zu einem Volumenhochdruck und zu einer Hyperperfusion der Endorgane führt. Aus dem PGI-Mangel resultiert ein elektronenmikroskopisch und laborchemisch nachweisbarer Endothelschaden in der Plazenta und in den Endorganen, der zu erhöhter Gefäßpermeabilität, Proteinurie und Ödembildung führt. Endothelläsionen sind aber auch durch Mikroangiopathien mit Bildung von Mikrothromben und Fibrinablagerungen in den Organen mit Endstrombahnen begründet. Dies führt in der Leber zu einer Obstruktion im hepatischen Strombett mit Leberzellzerstörung. Die Folge der ungenügenden Durchblutung der Plazenta ist eine Mangelentwicklung.

Symptome

- Auftreten im letzten Drittel der Schwangerschaft;
- typische Symptome der Gestose (Hypertonie, Proteinurie, Ödem);
- gastrointestinale Beschwerden (Leitsymptom: Schmerzen im rechten Oberbauch, Leberschwellung), Übelkeit, Erbrechen,
- Komplikationen: Präeklampsie, Abruptio placentae, akutes Nierenversagen, Lungenödem, intrauterine Asphyxie, Hirnblutung, subkapsuläre Leberblutung, Leberrupturen.

Diagnostik

- Anamnese,
- Lebertastbefund (fest, prall mit abgerundeter Kante),
- erhöhte Transaminasen (Leberzelluntergang),
- mechanische Hämolyse, niedriges Hämoglobin, erhöhtes indirektes Bilirubin,
- erhöhtes LDH, spezifisch Haptoglobin,
- Thrombozytopenie.

DD

- Gastroenteritis,
- Lebererkrankung,
- idiopathische Thrombozytopenien,
- mikroangiopathische hämolytische Anämie (z.B. hämolytisch-urämisches Syndrom),
- thrombozytopenische Purpura,
- Evans-Syndrom (= autoimmunhämolytische Anämie mit Thrombozytopenie).

Therapie

- Rein symptomatisch,
- sicherer venöser Zugang,
- langsame Infusion von Elektrolytlösungen (z.B. Ringer-Laktat).

Transport

- Einlieferung in gynäkologische Klinik zur sofortigen Entbindung,
- Auswahl der gynäkologischen Klinik möglichst mit Intensivstation,
- liegend in Linksseitenlage, Oberkörper hoch,
- Vorverständigung der Klinik.

Pathophysiologie

Bei Störungen des normalen Geburtsverlaufs durch Lageanomalien (z.B. Steißlage), nach Blasensprung und Fruchtwasserabgang kann es zum Vorfall der Nabelschnur in die Scheide oder vor die Vulva (sehr selten, ca. 3 % aller Komplikationen) mit der Gefahr der Kompression durch den kindlichen Kopf und nachfolgender Hypoxie (Alteration der kindlichen Herztöne) kommen.

Symptome

- Sichtbarwerden der Nabelschnur,
- Bremsung des Geburtsablaufs.

Diagnostik

- Anamnese (ggf. bekannte Lageanomalien [Mutterpass]),
- Abgang von Blut, Schleim, Fruchtwasser,
- Wehentätigkeit.

Lagerung

Beckenhochlagerung.

Therapie

- Beruhigung der Patientin,
- manuelles vaginales Hochdrücken des vorangehenden Kindesteils (bei noch pulsierender Nabelschnur) mit möglichst sterilem Handschuh,
- nach außen sichtbare Nabelschnurteile steril abdecken,
- sicherer venöser Zugang,
- evtl. Sedierung mit Midazolam (z.B. Dormicum® 1 – 5 mg i.v.),
- Tokolysetropf mit Fenoterol (Herstellung: 2 Amp. Partusisten® [1000 µg in 500 ml 0,9 % NaCl oder Glukose 5 %], davon 10 – 30 Tr./min [= 1 – 3 µg/min]),

- Akuttokolyse i.v. (1 Amp. Partusisten® = 10 ml = 500 µg, davon 1 ml Partusisten® + 4 ml NaCl [= 50 µg/5 ml], davon 1–3 ml über 30 Sekunden),
- Alternativ: Berotec®-Spray 2–4 Hübe, evtl. alle 5 Minuten wiederholen.

CAVE

Repositionsversuche bei nach außen sichtbaren Nabelschnurteilen.

Transport

- Liegend in Beckenhoch- und evtl. Linksseitenlage unter Arztbegleitung, Transport in Fahrtrichtung wegen Zugänglichkeit zur Patientin,
- Vorverständigung der geburtshilflichen Klinik zur Vorbereitung einer Sectio caesarea.

CAVE

Nach erfolgtem Blasensprung stets Liegendtransport als Prophylaxe gegen einen Nabelschnurvorfall.

Pathophysiologie

Lebensgefährliche Blutung im letzten Drittel der Schwangerschaft, evtl. unmittelbar vor dem Blasensprung. Ursache: tiefsitzende Plazenta mit teilweiser oder vollständiger Überdeckung des inneren Muttermundes. Durch Dehnung des unteren Uterinsegments werden durch das Abscheren der Plazenta von der Uteruswand die Dezidualgefäße eröffnet. Es kommt meist zur Blutung aus dem mütterlichen Kreislauf; jedoch nach Einreißen von Zottengefäßen ist auch ein Blutverlust des Kindes möglich.

Symptome

- Nach vorausgehenden Schmierblutungen schmerzlose, stärkere bis massive Blutungen ex utero, die als kontinuierliche oder rezidivierende vaginale Blutung erscheinen,
- keine peritoneale Reizsymptomatik,
- Bauch weich, keine Abwehrspannung,
- keine Wehen,
- keine Dauerkontraktion.

Diagnostik

- Anamnese (letztes Schwangerschaftstrimenon, vorausgegangene Schmierblutung),
- klinische Symptomatik mit Ausbildung eines Schocks.

CAVE

- Keine vaginale oder rektale Untersuchung wegen möglicher Einrissgefahr der Plazenta,
- kindliche Lageanomalien häufig in Kombination mit Placenta praevia.

DD

Vorzeitige Plazentalösung.

Placenta praevia

Lagerung

Schocklagerung kombiniert mit Fritz-Lagerung.

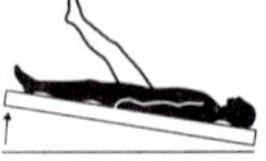

Therapie

- Sicherer venöser Zugang (evtl. mehrere),
- Volumensubstitution in Abhängigkeit vom Ausmaß der Blutung und der Schocksymptomatik mit kristallinen oder kolloidalen Lösungen,
- Tokolysetropf mit Fenoterol (z.B. 10–30 Tr./min, 2 Amp. Partusisten® in 500 ml Elektrolytlösung) alternativ: Berotec®-Spray 2–4 Hübe,
- ggf. Sedierung mit Midazolam (z.B. Dormicum® 1–5 mg i.v.).

Transport

- In Schocklage, evtl. zusätzlich Linksseitenlage, zügig und möglichst erschütterungsfrei in ärztlicher Begleitung in gynäkologische Abteilung,
- Vorverständigung notwendig, da u.U. Entbindung per sectionem nötig,
- bei nur leichteren Blutungen zur ambulanten Untersuchung in Poliklinik oder in gynäkologische Praxis.

Pathophysiologie

Partielle oder komplette vorzeitige Ablösung der Plazenta bei Mehrlingsschwangerschaft, Multipara, auch nach Überdehnungszuständen nach Unfall im Rahmen eines stumpfen Bauchtraumas oder bei EPH-Gestose. Akute Gefährdung des Kindes in Abhängigkeit vom Ausmaß der Plazentalösung und der damit verbundenen Verringerung der uteroplazentaren Austauschfläche durch Hypoxie. Gefährdung der Mutter durch Blutverlust und mögliche Gerinnungsstörung.

Symptome

- Meist plötzlich einsetzende stichartige Unterbauchschmerzen,
- hartes gespanntes Abdomen, sehr druckdolent,
- Dauerwehen mit „bretthartem Uterus“ (Holzuterus),
- leichte Vaginalblutung bis zu massivem hämorrhagischem Schock,
- ggf. Diskrepanz zwischen Schocksymptomatik und Intensität der Vaginalblutung wegen Blutung nach innen.

Diagnostik

- Anamnese (Gravidität),
- klinische Symptomatik.

CAVE

- Erkennbare Blutung ist kein Maß für tatsächlichen Blutverlust.
- Keine vaginale oder rektale Untersuchung.

DD

- Placenta praevia,
- Uterusruptur (meist akutes Schmerzereignis mit Nachlassen oder Sistieren der Wehen und sich entwickelnder Schocksymptomatik).

Lagerung

Fritz-Lagerung.

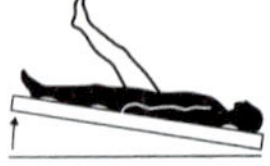

Therapie

- Behandlungsziele: dringliche Entleerung des Uterus und Behandlung des Schocks;
- sicherer venöser Zugang, Volumensubstitution in Abhängigkeit von der Schocksymptomatik mit kristalloiden oder kolloidalen Lösungen;
- ggf. akute Tokolyse (z.B. mit Partusisten® 10–30 µg langsam i.v. [Herstellung: 1 ml der Ampulle zu 500 µg = 0,05 mg + 4 ml NaCl: 1 ml der Lösung entspricht 10 µg], 1 Amp. [1 ml] Partusisten® intrapartal = 0,025 mg = 25 µg);
- alternativ: Fenoterol per inhalationem (z.B. Berotec®-Spray 2–4 Hübe), evtl. alle 5 Minuten wiederholen;
- Sauerstoffgabe 3–4 l/min.

Transport

- Einlieferung mit Sondersignal zur schnellstmöglichen Entbindung,
- grundsätzlich liegend in gynäkologische Abteilung unter ärztlicher Begleitung,
- Vorverständigung notwendig.

Pathophysiologie

Schockzustand, ausgelöst durch den Druck des sich im Rahmen der Schwangerschaft vergrößernden Uterus auf die Vena cava inferior in Rückenlage. Die Verminderung des venösen Rückstroms führt zum relativen Volumenmangel.

Symptome

- Blässe bis Zyanose,
- Schwindelgefühle, Kollapsneigung,
- Bewusstseinsstörung bis zur plötzlichen Bewusstlosigkeit,
- Schocksymptome: Kaltschweißigkeit, Blutdruckabfall, Tachykardie.

Diagnostik

- Anamnese (Gravidität 2.–3. Trimenon),
- klinische Symptomatik,
- Ausschluss einer vaginalen Blutung,
- Ausschluss einer Schockursache anderer Genese.

DD

Extrauteringravidität.

Lagerung

Linksseitenlagerung (evtl. zusätzlich Schocklage; in der Regel spontane Zustandsverbesserung nach Linksseitenlagerung).

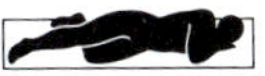

Therapie

- Sauerstoffgabe per inhalationem 2 – 4 l/min,
- evtl. venöser Zugang, sofern auf Lagerung hin keine deutliche Besserung eintritt, meist jedoch nicht erforderlich,
- bei Bedarf Volumenersatz (z. B. Ringer-Laktat 500 – 1000 ml).

Transport

- Liegender Transport in Linksseitenlage,
- gynäkologische Abklärung erforderlich.

Pathophysiologie

Häufigste Entzündungsmanifestation im Gesichts-Hals-Bereich bei verschiedenen Entzündungen, wie z. B. Mandelentzündungen u. a.

Symptome

- Rötung und Schwellung des Gaumens,
- Schwellung der Wange,
- schmerzhafte Schluckstörungen,
- evtl. Kieferklemme,
- allgemeines Krankheitsgefühl mit Fieber.

Diagnostik

- Anamnese,
- Inspektion.

DD

- Epiglottitis,
- Halsabszess,
- Zahnerkrankung.

Lagerung

Lagerung mit erhöhtem Oberkörper.

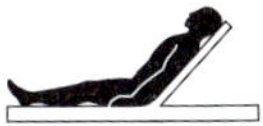

Therapie

- Venöser Zugang,
- Infusion, 500 ml Ringer-Laktat-Lösung,
- evtl. Analgetika.

Abszess – retromaxillär, peritonsillär

Transport

Unverzüglich in HNO-Abteilung zur evtl. operativen Versorgung.

Akustisches Trauma (Knalltrauma), Explosionstrauma

Pathophysiologie

Zerstörung oder Degeneration von Haarzellen im Corti-Organ durch Knall, Explosion, stumpfes Schädeltrauma oder chronische Lärmeinwirkung. Bei höherem Schallwellendruck (> 3 m/s) häufig verbunden mit Trommelfellzerreißung, gelegentlich Luxation der Gehörknöchelchenkette.

Symptome

- Schmerzen im Ohr,
- Ohrgeräusche,
- Hörverlust im Hochtonbereich, aber auch über den gesamten Tonbereich,
- leichte Blutung aus dem Ohr (z. B. nach Schädelbasisfraktur).

Diagnostik

- Anamnese,
- klinische Symptomatik,
- bei stumpfen Schädeltraumen weitere zerebrale Schädigungen beachten.

Lagerung

Lagerung mit erhöhtem Oberkörper.

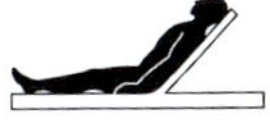

Therapie

- Beruhigung des Patienten,
- bei Blutungen keine Tamponade,
- ggf. Sedierung und Analgesie.

Transport

In der Regel ambulante HNO-ärztliche Abklärung ausreichend.

Fremdkörperaspiration

Pathophysiologie

Aspirationsgefährdet sind Kinder (1.–3. Lebensjahr) und Erwachsene jenseits des 50. Lebensjahrs, besonders mit neurologischen (Zustand nach Schlaganfall) und muskulären Erkrankungen, z. B. Myasthenia gravis, amyotrophe Lateralsklerose, Bulbärparalyse mit zerebralem Insult. In Frage kommen auch Patienten mit vorübergehender oder chronischer Einnahme von Sedativa bei verminderter Koordination und Vigilanz sowie Alkoholkranke. Ferner muss bei Traumata mit Bewusstseinsverlust an die Möglichkeit einer Aspiration gedacht werden.

Fremdkörper werden am häufigsten im rechten Hauptbronchus nachgewiesen, selten im linken Hauptbronchus, im Larynx oder in der Trachea. Ursachen sind oft nicht schattengebende Fremdkörper; bei Kindern vor allem Nahrungsmittel (z. B. Erdnüsse, Kerne der Wassermelone u. a.), aber auch Knopfbatterien, Schrauben, Münzen, Nägel, Knochenteile und prothetisches Zahnmaterial. Aspirierte pflanzliche Substanzen sind besonders durch Aufquellen im Bronchiallumen gefährlich.

Es gibt vier Mechanismen der Bronchialobstruktion durch Fremdkörper:

- **Ventilstenose:** inspiratorisch; die Luft kann zwar ein-, aber nicht ausströmen – Überblähung der Lunge.
- **Kugelventilstenose:** exspiratorisch; ein runder Fremdkörper setzt sich bei der Inspiration fest und löst sich bei Exspiration – Atelektase.
- **Totalverschluss:** poststenotische Atelektase.
- **Stenose:** das poststenotische Areal ist unterbelüftet, durch reduzierte bronchiale Clearance kommt es zu entzündlichen Veränderungen.

Symptome

Abhängig von Größe, Form, Konsistenz und Lokalisation des Fremdkörpers:

- Bei „Bolusaspiration“ starkes Druckgefühl unter dem Kehlkopf und Sternum,
- plötzlich einsetzender, heftiger, rezidivierender Husten,

- Dyspnoe mit und ohne Zyanose,
- Erstickungsanfälle,
- exspiratorischer Stridor,
- seitendifferente Atembewegungen,
- bei Kindern Husten, Zyanose, abgeschwächtes Atemgeräusch, Tachypnoe,
- Spätsymptome: Husten, Fieber und Leukozytose.

Diagnostik

Eigen- und Fremdanamnese (Grundkrankheit, Verschlucken beim Essen).

DD

- Asthma bronchiale,
- Stenokardie,
- Pneumonie,
- Lungenabszess,
- Bronchitis,
- Bronchusstenose,
- bei Kindern: Pseudokrupp, Epiglottitis.

Therapie

- Versuch der digitalen Fremdkörperentfernung;
- bei effektivem Hustenstoß zum Husten auffordern;
- bei ansprechbaren Kleinkindern Schlag zwischen die beiden Schulterblätter in Kopftieflage;
- bei fehlendem Erfolg bei Säuglingen Kompression des Thorax mit beiden Händen, bei Kindern und Erwachsenen Kompression im Abdomen (epigastrischer Winkel);
- evtl. Extraktionsversuch mit Laryngoskop und Magill-Zange;
- Ultima Ratio: Koniotomie bei Atemwegsverlegungen im Kehlkopfbereich mit vollständigem Atemwegsverschluss;

- bei Verschwellung Kortikosteroide (z. B. 100 – 250 mg Solu-Decortin H® i.v.);
- Erbrechen ist kontraindiziert;
- das Vorgehen bei Kindern zeigt Abbildung 17.

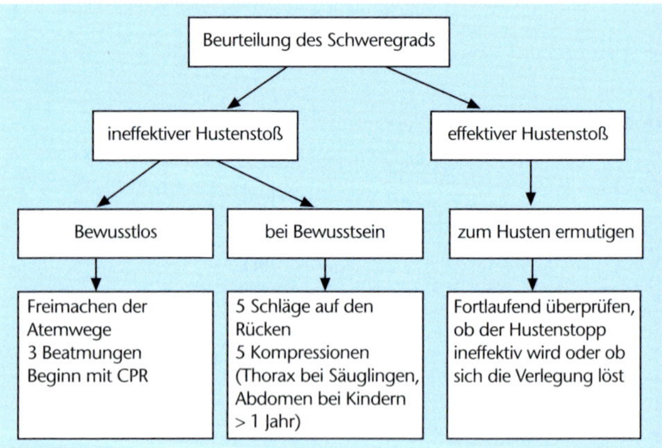

Abb. 17 Vorgehen bei Atemwegsverlegung durch Fremdkörper bei Kindern.

Transport

Nach primärem komplikationslosem Entfernen des Fremdkörpers Klinikeinweisung nicht erforderlich; nach längerer Liegedauer Kontrolle durch HNO-Arzt, ansonsten Einweisung zur Endoskopie (z. B. in HNO-Klinik); im Zweifelsfall immer Abklärung des Verdachts.

Pathophysiologie

Innerhalb kürzester Zeit (Sekunden oder Minuten) einseitig nachlassendes Hörvermögen bei Innenohrdurchblutungsstörungen, gute Prognose bei schnellem Therapiebeginn.

Symptome

- Ggf. vorausgehender Tinnitus,
- einseitiger Hörverlust,
- Gefühl von „Watte im Ohr",
- subjektives Wohlbefinden ohne Schwindel und Erbrechen.

Diagnostik

- Anamnese: typische Symptomatik, Inspektion des äußeren Gehörgangs (Cerumen obturans?);
- ggf. Weber-Stimmgabelversuch: Aufsetzen der Stimmgabel auf Scheitelmitte, Lateralisation in das gesunde Ohr = Innenohrschaden des betroffenen Ohrs.

DD

- Virusinfekte,
- Akustikusneurinom,
- Allergie,
- Lärmtrauma.

Therapie

- Beruhigung des Patienten,
- sicherer venöser Zugang,
- Infusion mit expandierendem Volumenersatzmittel (z.B. HAES 6% 500 ml) zur Herabsetzung der Blutviskosität sowie der Erythrozyten- bzw. Thrombozytenaggregation und -adhäsivität,
- ggf. Sauerstoff per inhalationem 2–4 l/min.

Hörverlust, akuter (Hörsturz)

Transport

Umgehende Einweisung in nächstgelegene HNO-Abteilung.

Pathophysiologie

Hydrops des häutigen Labyrinths infolge quantitativ fehlerhafter Endolymphproduktion und vor allem infolge gestörter Endolymphresorption; besonders bei vegetativ labilen Personen nach psychischer Belastung, Alkohol- und Nikotinabusus. Schwindelanfälle können nach Ruptur des Endolymphschlauchs und durch Mischung von Peri- und Endolymphe auftreten.

Symptome

- Trias: schlagartig auftretende Drehschwindelanfälle mit Übelkeit und/oder Erbrechen, Schwankschwindelanfälle;
- vegetative Zeichen mit Schweißausbruch und kollapsähnlichen Erscheinungen (ohne Bewusstlosigkeit) für Minuten bis Stunden rezidivierend;
- einseitige Hörstörungen: Ohrgeräusche (Tinnitus) mit tiefem brummendem, maschinenartigem Sausen, Druckgefühl im Ohr, einseitige Schwerhörigkeit.

Diagnose

- Schwindelanamnese,
- Spontannystagmus meist zur kranken Seite hin (kann allerdings später zur Gegenseite umschlagen),
- typische Symptomentrias,
- EKG, Blutzuckerbestimmung.

DD

- Akuter Hörsturz,
- transitorische ischämische Attacke (TIA),
- Intoxikationen,
- Traumen mit Labyrinthbeteiligungen,
- entzündlicher Labyrinthausfall,
- Hypoglykämie,
- Multiple Sklerose.

Menière-Anfall

Lagerung

Lagerung mit erhöhtem Oberkörper.

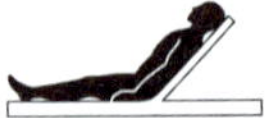

Therapie

- Beruhigung des Patienten,
- venöser Zugang,
- durchblutungsfördernde Infusion (z.B. HAES 6%),
- ggf. Sedierung, z.B. mit Midazolam (z.B. Dormicum® 1–3 mg langsam i.v.),
- ggf. Dämpfung des Brechreizes mit Metoclopramid (z.B. Paspertin®, MCP Hexal®, 1 Amp. langsam i.v.

Transport

- Bei erstmaligem Auftreten eines Anfalls HNO-ärztliche Abklärung auch ambulant möglich;
- bei schwerer Symptomatik stationäre Einweisung;
- Dämpfung des Schwindelgefühls durch optische Fixation während des Transports.

Pathophysiologie

Ein Aneurysma ist eine pathologische Aufweitung des normalen Gefäßdurchmessers. Beim Aneurysma dissecans kommt es durch einen Einriss der Gefäßintima zur Ausbildung eines falschen Gefäßlumens im Bereich der Media.

- Beim **Typ-A-Aneurysma** (Stanford-Klassifikation) ist die Aorta ascendens betroffen; die Therapie ist akut chirurgisch.
- Das **Typ-B-Aneurysma** sitzt ohne Beteiligung der Aorta ascendens distal des Abgangs der Arteria subclavia und wird primär medikamentös therapiert.

Meist liegt dem Aneurysma dissecans eine arterielle Hypertonie zugrunde, häufig mit einem akuten Trauma oder einem krisenhaften Blutdruckanstieg verbunden. Weitere prädisponierende Faktoren sind u.a. Alter, allgemeine Arteriosklerose, bakterielle Entzündungen (z.B. im Rahmen einer Endocarditis lenta), Schwangerschaft und Marfan-Syndrom.

Symptome

- Akuter, scharfer, plötzlicher Schmerz.
- beim thorakalen Aortenaneurysma kann er einen Infarkt imitieren.
- Je nach Lokalisation Herzbeuteltamponade, kardiogener Schock, Blutdruckdifferenz zwischen linkem und rechtem Arm und Neuauftreten eines Herzgeräusches (akute Aorteninsuffizienz).
- Beim Bauchaortenaneurysma häufig dumpfer abdomineller Schmerz.
- Nach Ruptur des Aneurysmas rascher Blutdruckabfall, Tachykardie und Schock.
- Durch die Dissektion können verschiedene abgehende Arterienäste verschlossen werden mit der Folge einer bunten Symptomatik, verursacht durch die Ischämie der verschiedenen Organe:
  - zerebrovaskuläre Insuffizienz, Ischämie des Rückenmarks mit Querschnittslähmung sowie Ischämie der peripheren Nerven mit Sensibilitätsstörungen, Parästhesien, Paresen oder Reflexausfällen,

- psychomotorische Unruhe,
- Durst (Hypovolämie),
- Hämaturie, Anurie, Erbrechen und Übelkeit durch gastrointestinale Reize,
- Dysphagie, Hämatemesis, Heiserkeit,
- ggf. Schwellung der Halsweichteile.

Diagnostik

- Erhebung eines kompletten Pulsstatus,
- beidseitige Blutdruckmessung,
- Auskultation und Inspektion,
- bei Verdacht auf ein dissezierendes Aortenaneurysma engmaschige Blutdruck- und EKG-Kontrolle,
- kontinuierliche Messung der Sauerstoffsättigung.

DD

- Akuter Myokardinfarkt,
- akute Perikarditis und Myokarditis,
- Pneumothorax, Lungenembolie,
- Harnsteinkolik,
- akutes Abdomen.

Lagerung

- Lagerung mit leicht erhöhtem Oberkörper,

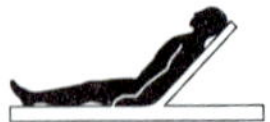

Therapie

- Immobilisation,
- Sauerstoffgabe per inhalationem (6–8 l/min),
- peripher-venöser Zugang,

- bei Hypovolämie Schockbehandlung,
- Morphin 1 : 10 verdünnt, fraktioniert bis zur deutlichen Schmerzreduzierung (5 – 10 mg i.v.),
- ggf. Blutdrucksenkung, z. B. mit Urapidil (z. B. Ebrantil®), auf (sub)-normale Werte,
- ggf. Intubation und Beatmung,
- ggf. Perikardpunktion bei V.a. Perikardtamponade und nicht beherrschbarem kardiogenem Schock.

Komplikationen

- Ruptur mit Herzbeuteltamponade. Hämatothorax,
- kardiogener Schock,
- hypovolämischer Schock.

Transport

- Sofortige Einweisung auf eine kardiologische Intensivstation mit kardiochirurgischer Abteilung (mit Echokardiographie- und Angio-CT-Möglichkeit) in Arztbegleitung,
- liegender und schonender, erschütterungsfreier Transport,
- engmaschige Blutdruck- und EKG-Kontrolle sowie kontinuierliche Messung der Sauerstoffsättigung während des Transports,
- Vorverständigung.

Arterieller Gefäßverschluss, akuter

Pathophysiologie

Akuter endovasaler Verschluss, der durch Kollateralen nicht oder nur ungenügend kompensiert werid. Die Ischämietoleranz der Extremitäten beträgt etwa 5–6 Stunden, danach kommt es zu irreversiblen Schäden und sekundären Kreislaufreaktionen. Die Mortalität steigt dann rasch an. Die unteren Extremitäten sind 20-mal häufiger betroffen als die oberen.

Embolien sind in ca. 80 % der Fälle, akute arterielle Thrombosen in ca. 20 % der Fälle für den Verschluss verantwortlich. Vorhofflimmern, Zustand nach Myokardinfarkt und Herzwandaneurysma sind prädisponierende Faktoren für das Auftreten eines akuten arteriellen Verschlusses. Seltene Ursachen können arterio-arterielle Embolien, akute Dissektion, Vasospasmus und Trauma sein.

Symptome

Typische klinische Symptomkonstellation mit den sog. 6 P nach Pratt:

- **Pain:** Ein akut auftretender, „peitschenschlagartiger" Schmerz, der im weiteren Verlauf in einen dumpfen, brennenden Schmerz übergeht.
- **Pulselessness:** An der betroffenen Extremität lässt sich distal des Verschlusses kein Puls tasten.
- **Paraesthesia:** Es kommt zu Sensibilitätsstörungen, Taubheitsgefühl, Verminderung oder Aufhebung der Oberflächen- und Tiefensensibilität.
- **Paresis (Paralysis):** Schwäche bis hin zur Lähmung der betroffenen Extremität.
- **Pallor:** Blässe der verschlossenen, nicht mehr durchbluteten Seite.
- **Prostration:** Schock (fakultativ, v.a. bei proximal gelegenen Verschlüssen).

Diagnostik

- Anamnese: bekannte AVK, Claudicatio intermittens, Herzvitien, Z.n. Myokardinfarkt, Klappenersatz,

- klinische Befundkonstellation,
- seitenvergleichende Palpation der peripheren Pulse,
- seitendifferente Hauttemperatur.

Lagerung

Flach- bzw. Tieflagerung der betroffenen Extremität.

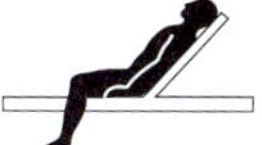

Therapie

- Immobilisation des Patienten,
- lockere Umpolsterung zur Vermeidung von zusätzlichen Druckläsionen,
- Sauerstoffgabe 6 l/min,
- peripher-venöser Zugang und Infusion von 500 ml Elektrolytlösung – nicht an der betroffenen Extremität,
- ggf. Schocktherapie (z. B. HAES 6 % 500 ml),
- Morphin 1 : 10 verdünnt fraktioniert, 5 – 10 mg,
- ggf. Katecholamine zur Schockbekämpfung,
- Antikoagulation mit Heparin 5 000 – 10 000 IE i.v.,
- Kreislaufmonitoring.

Transport

- Sofortige Klinikeinweisung, falls vom zeitlichen Management vertretbar, in Gefäßchirurgie,
- liegender Transport.

Asthma bronchiale, akuter Asthmaanfall

Pathophysiologie

In allen Lebensaltern auftretende, generalisierte, hochgradige Obstruktion der Bronchiolen, meist ausgelöst durch Psyche, Infekte, chemisch-physikalische Reize, Analgetika, Anstrengung (intrinsic asthma) und Allergene (extrinsic asthma).

Das oftmals schwere Krankheitsbild beruht auf einer ödematösen Schwellung der Bronchialschleimhaut mit Sekretion eines zähen Schleims, Spasmen der Bronchialmuskulatur, Überblähung der Alveolen, exspiratorischer Kompression der intrathorakalen Luftwege (air trapping) mit resultierender schwerer Dyspnoe.

Sonderform: Status asthmaticus – über mehrere Stunden bis Tage anhaltender Bronchospasmus oder Serie von schweren Asthmaanfällen in kurzen Zeitintervallen.

Symptome

- Schwerste exspiratorische Dyspnoe, Orthopnoe,
- Unruhe, Angst,
- Haltung mit aufrechtem Oberkörper, Einsatz der Atemhilfsmuskulatur,
- trockener, unproduktiver quälender Husten,
- Tachypnoe mit deutlich verlängertem Exspirium, evtl. exspiratorischer Stridor,
- Giemen, Pfeifen, Brummen,
- bei Inspiration Einziehung der Interkostalräume und der Schlüsselbeingruben,
- Zyanose,
- Tachykardie, teilweise über 160/min,
- ggf. obere Einflussstauung.

Diagnostik

- Anamnese: bekanntes Asthma, frühere Asthmaanfälle, allergische Disposition, vorausgegangener Infekt, Medikamenteneinnahme, iatrogene Ursache (Aminophyllinüberdosierung, Gabe von β-Blockern, Analgetika);

- typisches klinisches Bild: auskultatorisch trockene Rasselgeräusche, Giemen, Brummen und Pfeifen;
- EKG: gelegentlich P pulmonale, Tachykardie;
- Pulsoxymetrie: SaO_2 meist deutlich unter 90%;
- chemische oder physikalische Irritation (Staub, kalte Luft);
- emotionale Irritation, Erregung.

DD

- Pneumothorax,
- Lungenembolie,
- obere Atemwegsstenose (Laryngospasmus, Fremdkörperaspiration),
- Asthma cardiale,
- spastische Bronchitis.

Lagerung

Lagerung mit erhöhtem Oberkörper.

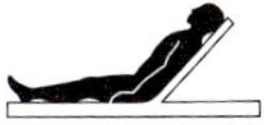

Therapie

- Beruhigung, verbale Sedierung;
- Inhalation mit β_2-Mimetika, z.B. Salbutamol (z.B. Salbuhexal®) über Verneblermaske; mindestens 8 l/min Sauerstoff;
- evtl. Fenoterol-Spray (z.B. Berotec®-Spray) mit Inhalationshilfe;
- sicherer venöser Zugang;
- Infusion (z.B. Ringer-Laktat 500 ml);
- Theophyllin (z.B. Euphyllin®) 5 mg/kg KG bei nicht vorbehandelten Patienten, 2 mg/kg KG bei Patienten, die mit Theophyllin vorbehandelt sind;
- Kortikosteroide (z.B. Solu-Decortin® H 250 mg i.v.);
- β_2-Mimetika wie Terbutalin (z.B. Bricanyl® 0,5 mg s.c.) oder Reproterol (Bronchospasmin® 1–2 Amp. i.v.);

- bei Status asthmaticus u.U. zusätzlich Adrenalin (z.B. Suprarenin® 1 : 10 000 verdünnt, 0,01 – 0,04 mg i.v.), Ketamin (z.B. Ketanest S® 2 – 5 mg/kg KG i.v.);
- bei lebensbedrohlicher Atemnot nach Narkoseeinleitung (z.B. mit Ketanest S® 2 – 5 mg/kg KG) Intubation und Beatmung.

CAVE

- Bei Asthmatikern mit sekundären Emphysemveränderungen und Hyperkapnie kann die Atmung über den Sauerstoffgehalt des Blutes geregelt sein. Durch Sauerstoffgabe könnte deshalb eine Atemdepression auftreten. Bei Zyanose ist allerdings eine aus diesem Grund zurückhaltende Einstellung zur Gabe von Sauerstoff nicht gerechtfertigt. Im Notarztdienst ist eine eher aggressivere Sauerstoffgabe indiziert. Bei ängstlichen und erregten Asthmatikern sollte auch vor einer Sedierung (mit nachfolgender notwendiger Intubation und Beatmung) nicht zurückgeschreckt werden.
- Die Infusionsmenge muss von der kardialen Situation abhängig gemacht werden.

Transport

- Transport in halbsitzender Position unter laufendem Monitoring, ggf. in Arztbegleitung.
- Bei chronisch obstruktiver Bronchitis oder leichten Asthmaanfällen ohne vitale Bedrohung kann sich nach ambulanter Behandlung der Zustand so weit bessern, dass von einer klinischen Einweisung abgesehen werden kann. Ansonsten stets klinische Weiterbehandlung.
- Falls vorhanden, ggf. Verifizierung des Therapieerfolges mittels Peak-flow-Messung.

Pathophysiologie

Extrem der diabetischen Stoffwechselentgleisung. Es entwickelt sich im Gegensatz zum hypoglykämischen Schock langsam und betrifft nur in Ausnahmefällen Jugendliche. Eigentliche Komaentwicklung innerhalb von 1–2 Stunden. Entstehung durch Erhöhung des Insulinbedarfs, z. B. bei Infekten, Diätfehlern, Diarrhö bei bekanntem Diabetes mellitus.

Man unterscheidet zwei Arten von diabetischem Koma:

- **Ketoazidotisches Koma,** mit im Vordergrund stehendem Insulinmangel, führt zu gesteigerter Lipolyse und Entwicklung einer Ketoazidose, häufig als Erstmanifestation des Diabetes mellitus Typ 1.
- **Hyperosmolares Koma:** Flüssigkeits- und Elektrolytverlust bei Hyperglykämie mit Exsikkose ohne Ketonkörperproduktion und ohne Azidose bei noch vorhandener, aber ungenügender Insulinproduktion. Auftreten einer Laktatazidose bei jedem Blutzuckerwert möglich.

Symptome

- Entwicklung über Stunden bis Tage über die Phase eines Präkomas mit zunehmendem Durstgefühl, Polyurie, Polydipsie, Brechreiz, Erbrechen, Bauchschmerzen,
- trockene gerötete Haut und Schleimhäute, verminderter Hautturgor,
- Müdigkeit, Bewusstseinstrübung bis Bewusstlosigkeit,
- Tachykardie, Blutdruck normal bis erniedrigt,
- Azidoseatmung (Kussmaul'sche Atmung) bei Ketoazidose, evtl. Azetongeruch in der Ausatemluft,
- schlaffer Muskeltonus, Hypo- bis Areflexie.

Diagnostik

- Eigen- und Fremdanamnese (bekannter Diabetes, Insulinspritze),
- klinisches Bild,
- Blutzuckerbestimmung (BZ > 300 mg/dl), bei ketoazidotischem Koma evtl. auch weniger,

- im Zweifelsfall (sofern Testung nicht möglich) 20–50 ml Glukose 40 % i.v. zum Ausschluss einer Hypoglykämie.

DD

- Andere Komaursachen,
- Laktatazidose (Biguanide),
- Apoplex, Subarachnoidalblutung,
- Intoxikation.

Lagerung

- Schocklagerung,
- bei Bewusstlosigkeit bzw. Bewusstseinstrübung Seitenlagerung.

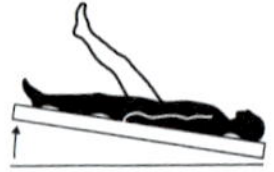

Therapie

- Sauerstoffgabe, ggf. Intubation und Beatmung,
- sicherer venöser Zugang zur raschen Infusion von Elektrolytlösung (z. B. 500–1000 ml NaCl 0,9 %),
- evtl. Volumenersatz (z. B. mit 500 ml HAES 6 %),
- ggf. Magensonde,
- laufendes Atem- und Kreislaufmonitoring.

CAVE

- Gefahr des Hirnödems bei Zufuhr elektrolytfreier Lösungen,
- wegen der Gefahr der Hypokaliämie keine blinde Azidosekorrektur, keine Insulingabe in der Präklinik.

Transport

- Liegender Transport unter Fortsetzung des Atem- und Kreislaufmonitorings,
- Aufnahme auf einer Intensivstation wegen möglicher Dekompensation erforderlich.

Coma uraemicum

Pathophysiologie

Im Endstadium eines akuten (Schock) und chronischen Nierenversagens (Glomerulonephritis, Intoxikation) auftretende, ungenügende oder fehlende Ausscheidung von harnpflichtigen Substanzen. Diese führt in Kombination mit Elektrolytstörungen zu Hypervolämie, renaler metabolischer Azidose, Lungenödem, Koma und terminalem Herz-Kreislauf-Versagen.

Symptome

- Beginnend mit Müdigkeit, Abgeschlagenheit, Bewusstseinstrübung bis Bewusstlosigkeit,
- Übelkeit, Erbrechen, Durchfälle,
- Oligurie, Anurie, Urämie,
- neurologische Symptome (Sehstörungen, Muskelzuckungen, Verwirrtheit, Kopfschmerzen, Krämpfe),
- blasse bis fahlgraue, ggf. pigmentierte (Café-au-lait-Flecken), aufgedunsene, evtl. kaltschweißige Haut, u.U. mit Ablagerung von Harnstoffkristallen,
- metabolische Azidose mit Kussmaul'scher Atmung,
- Dyspnoe durch Lungenödem.

Diagnostik

- Anamnese (durchgemachte Nierenerkrankungen, Hochdruckleiden, Medikamenteneinnahme, Dauer des Krankheitsbildes, letzte Blasenentleerung, Dialysebehandlung, Dialyserhythmus),
- klinische Symptomatik, typischer Uringeruch der Atemluft und der Haut.

CAVE

Uringeruch auch durch Einnässen bei anderen Komaformen oder nach zerebralen Krampfanfällen möglich.

Lagerung

Lagerung nach Zustandsbild:

- Seitenlage bei Bewusstlosigkeit,
- bei stabilem Kreislauf Lagerung mit erhöhtem Oberkörper bei Dyspnoe,

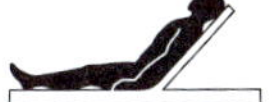

Therapie

- Sauerstoff per inhalationem 4–6 l/min,
- ggf. Intubation und Beatmung,
- sicherer venöser Zugang, keine Infusion am Shunt-Arm,
- Infusionstherapie mit äußerster Zurückhaltung (z. B. Ringer-Laktat),
- weitere Behandlung des Lungenödems (s.d.).

Transport

- Jeder Patient mit beginnender urämischer Intoxikation bedarf der sofortigen Einweisung.
- Liegender Transport zur weiteren stationären Behandlung.

Gichtanfall

Pathophysiologie

Die Gicht ist eine Stoffwechselerkrankung, die sich an den Gelenken als Gichtarthritis, an den Knochen und Weichteilen durch Ablagerungen von Harnsäuretophi und an der Niere durch die Bildung von Harnsäuresteinen sowie als Uratnephropathie manifestiert. Ursache ist eine Störung im Purinstoffwechsel mit positiver Harnsäurebilanz und Hyperurikämie. Erstmanifestation ist die akute Gichtarthritis, vor allem am Großzehengrundgelenk. Typische Manifestation der sekundären Gicht ist die akute Gichtniere mit Ausfällen von Harnsäurekristallen in den Nierentubuli und akutem Nierenversagen.

Der arthritische Gichtanfall wird ausgelöst durch die plötzliche Neubildung oder Freisetzung von Natriumuratkristallen in der Synovialflüssigkeit mit resultierender Phagozytose durch polymorphkernige Granulozyten. Ursachen sind vor allem exogen alimentäre Faktoren wie fettreiches Essen, hoher Alkoholkonsum, körperliche Anstrengung sowie (Mikro-)Traumen, Blutverlust, Bluttransfusion, allergische Reaktionen und Medikamente. Medikamente, die den Harnsäurespiegel erhöhen können, sind Diuretika (z. B. Furosemid), Salicylate, Laxanzien, L-Dopa, Zytostatika.

Betroffen sind in erster Linie Männer im 4.–6. Lebensjahrzehnt. In über 90 % der Fälle ist der Befall monoartikulär, in mehr als 50 % ist das Großzehengrundgelenk betroffen.

Symptome

- Hochakute, schmerzhafte arthritische Attacke, typischerweise nachts mit einer plötzlichen Explosivität aus voller Gesundheit heraus,
- stark gerötetes, geschwollenes, hoch bewegungsschmerzhaftes und heftig berührungsempfindliches Gelenk.

Diagnostik

- Typische Anamnese,
- typische Symptomatologie,
- Harnsäurespiegel im akuten Anfall nicht verlässlich.

DD

- Bakterielle Arthritis, Kristallarthropathien (Pseudo-Gicht; besonders Kniegelenk betroffen),
- Psoriasisarthritis,
- Reiter-Syndrom,
- andere seronegative Spondylarthritiden,
- Hyperlipoproteinämien.

Therapie

- Colchicin (z.B. Colchicum Dispert®) 1 mg/h über 4 Stunden, später 0,5 mg/h oder 1,0 mg alle 2 Stunden bis Wirkungseintritt (halbieren bei Patienten mit Nierenfunktionseinschränkungen und manifesten Lebererkrankungen);
- nichtsteroidale Antiphlogistika: Diclofenac (z.B. Voltaren®, Diclac®) 50–100 mg oder Indometacin (z.B. Amuno®) 25 mg, bei Bedarf Dosiserhöhung, nach 4–6 Stunden um je 1 Kps. (25 mg), bis zu 6 Kps./d;
- wenn diese Medikamente nicht verfügbar sind: Metamizol (z.B. Novalgin®) 1 Amp. i.v.;
- Allgemeinmaßnahmen: Ruhigstellung und Kühlung des betroffenen Gelenks, Entlastung des Auflagedrucks der Bettdecke durch Tunnel; diätetisch leichte Kost, viel Flüssigkeit zur Steigerung der Diurese.

Transport

Keine Klinikeinweisung erforderlich, ambulante Therapie ausreichend.

Herzinsuffizienz, akute

Pathophysiologie

Aufgabe des Herzens ist es, Blut in ausreichender Menge zu fördern und damit die Sauerstoffversorgung des Körpers sowohl in Ruhe als auch unter Belastung sicherzustellen. Ein Herz ist suffizient, wenn es diese Aufgabe erfüllt, insuffizient, wenn es sie nicht erfüllt. Eine Herzinsuffizienz kann akut z. B. im Rahmen einer Rhythmusstörung, eines großen Myokardinfarkts, eines Klappenausrisses, einer Lungenarterienembolie auftreten oder sich chronisch, z. B. im Verlauf einer jahrelang bestehenden arteriellen Hypertonie, einer koronaren Herzerkrankung, einer Kardiomyopathie oder nach einem Myokardinfarkt entwickeln.

Vorwärtsversagen: Unzureichende Förderleistung, die sich messtechnisch in einer erniedrigten Auswurfleistung bzw. einer arteriellen Hypotonie ausdrückt. Eine venöse Druckerhöhung besteht zunächst nicht. Initial stehen die Folgen der Organminderperfusion im Vordergrund. Die körperliche Leistungsfähigkeit nimmt ab, Konzentrationsschwäche und Schwindel treten auf.

Rückwärtsversagen: Zustand, bei dem eine definierte Förderleistung nur unter erhöhtem enddiastolischem Druck erbracht werden kann. Rückwärtsversagen führt zu einer Druckerhöhung in den vorgeschalteten Gefäßsystemen (linker Ventrikel: Lunge; rechter Ventrikel: Leber, Vena cava) mit den entsprechenden Symptomen.

In fortgeschrittenen Stadien der Herzinsuffizienz sind meist beide Ventrikel von den Folgezuständen verminderte Organperfusion und Rückstau betroffen. In der Anfangsphase können bei langjähriger arterieller Hypertonie (chronisch) bzw. hypertensivem Notfall (akut) primär der linke Ventrikel, bei langjähriger pulmonaler Hypertonie (chronisch) oder Lungenembolie (akut) der rechte Ventrikel betroffen sein (**Rechts- bzw. Linksherzinsuffizienz**).

Häufigste Ursachen der akut dekompensierten chronischen Herzinsuffizienz ist die arterielle Hypertonie (akute Erhöhung der linksventrikulären Nachlast), die der akuten Herzinsuffizienz der akute Myokardinfarkt. Weitere Ursachen können u. a. eine Myokarditis, eine akute Lungenarterienembolie, Vergiftungen mit kardiotoxischen Substanzen oder kreislaufwirksame Rhythmusstörungen sein.

Die **akute Rechtsherzinsuffizienz**, die nicht Folge einer akuten linkskardialen Dekompensation ist, ist meist identisch mit einer akuten Lungenarterienembolie.

Ursachen:

- Folge einer akuten linkskardialen Dekompensation,
- Hinterwandinfarkt mit Rechtsherzbeteiligung,
- akute Druckerhöhung im pulmonalarteriellen Kreislauf:
  - akute Lungenarterienembolie,
  - Status asthmatikus,
  - Pneumothorax.

Symptome

- **Rechtsherzinsuffizienz:** Dyspnoe, Zyanose, Halsvenenstauung, Leberstauung (Schmerz), Aszites, Nykturie, periphere Ödeme;
- **Linksherzinsuffizienz:** Ruhedyspnoe, Orthopnoe, akute Atemnot, evtl. blutiger Auswurf, Galopprhythmus, blasse Zyanose, kalter Schweiß, Stauungsbronchitis, Asthma cardiale, trockener Husten, verlängertes Exspirium bis hin zum Lungenödem;
- **Stadieneinteilung der Herzinsuffizienz** (nach New York Heart Association – NYHA):
  - NYHA I: Beschwerdefreiheit, normale körperliche Belastung,
  - NYHA II: Beschwerden bei stärkerer körperlicher Belastung,
  - NYHA III: Beschwerden bei leichter Alltagsbelastung,
  - NYHA IV: Beschwerden in Ruhe.

Diagnostik

- Anamnese (Atemnot),
- SaO_2 erniedrigt (Linksherzinsuffizienz),
- evtl. Tachykardie,
- fein-, mittel- oder grobblasige Rasselgeräusche, verstärkt oder allein über den Lungenunterfeldern,
- Distanzrasseln mit schaumigem, meist reichlichem Sputum, das blutig tingiert sein kann.

DD

Linksherzinsuffizienz:

- koronare Herzkrankheit,
- hypertone Entgleisung,
- seltener: Kardiomyopathie, Herzklappenfehler, Myokarditis, Herzrhythmusstörungen.

Rechtsherzinsuffizienz:

- Rechtsherzinsuffizienz infolge einer Linksherzinsuffizienz,
- seltener: Lungenarterienembolie, Herzbeuteltamponade, Herzinfarkt, Spannungspneumothorax.

Lagerung

Lagerung mit erhöhtem Oberkörper, Absenken der Beine.

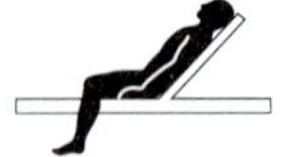

Therapie

- Immobilisation,
- Nitroglycerin (z. B. Nitrolingual®-Spray 1 – 2 Hübe) bei hypertonem Blutdruck,
- Sauerstoff über Maske mit Reservoir bis 15 l/min,
- sicherer intravenöser Zugang,
- Furosemid (z. B. Lasix®, Furorese® 20 – 40 mg i.v.),
- bei Hypertonie > 200 mmHg systolisch Nifedipin (z. B. Nifehexal®) 10 mg sublingual oder Nitrendipin (z. B. Bayotensin®, 1 Phiole) oder Urapidil (z. B. Ebrantil® 5 – 50 mg langsam i.v.),
- Sedierung und Analgesie mit Midazolam (z. B. Dormicum® 2 – 5 mg i.v.), Morphin 5 – 10 mg i.v. (verdünnt 1 : 10) fraktioniert,
- bei kardiogenem Schock flache Lagerung,
- Körperwärme erhalten,

- Rhythmisierung bei Herzrhythmusstörungen (s.d.),
- bei Hypotonie Infusion mit Dopamin, evtl. in Kombination mit Dobutamin, je nach arteriellem Blutdruck, evtl. Noradrenalin titriert,
- laufendes Atem- und Kreislaufmonitoring (EKG, Pulsoxymetrie),
- ggf. Intubation und kontrollierte Beatmung mit FiO_2 1,0 und PEEP 5 cmH_2O,
- Reanimationsbereitschaft.

Transport

- Zügiger Transport mit Arztbegleitung,
- Voranmeldung auf Intensivstation.

Herzrhythmusstörungen, akute

Definition

Jede Abweichung von der normalen Herzschlagfolge (Sinusrhythmus) bezeichnet man als „Rhythmusstörung".

Pathophysiologie

Rhythmusstörungen sind meist Symptome einer kardialen oder extrakardialen Erkrankung, selten Ausdruck einer primären „Rhythmuserkrankung" wie z. B. eines Präexzitationssyndroms. Die häufigste Ursache von Rhythmusstörungen ist die koronare Herzerkrankung, auch Elektrolytstörungen spielen eine – häufig unterschätzte – Rolle.

Bradykarde Rhythmusstörungen:
- Störungen der Erregungsbildung.
- Störungen der Erregungsleitung.
- Kombination aus Störungen der Erregungsbildung und -leitung.

Tachykarde Rhythmusstörungen:
- Gesteigerte Automatie,
- abnorme Automatie,
- getriggerte Aktivität,
- kreisende Erregungen mit präformiertem Leitungsweg,
- kreisende Erregungen ohne präformierten Leitungsweg.

Symptome

Viele Rhythmusstörungen machen nur uncharakteristische oder gar keine Symptome:
- „Herzstolpern",
- Unruhe in der Brust,
- Kloßgefühl im Hals,
- Kopfdruck,
- Hustenattacken,
- Schwächeanfälle, Müdigkeit, Leistungsminderung oder Panikattacken.

Im Gefolge von Rhythmusstörungen kann es aber auch zu hämodynamischen Auswirkungen kommen:
- Blutdruckabfall,
- koronare und kardiale Insuffizienz,
- zentrale Ausfälle (Schwindel, Synkopen, Bewusstseinsverlust),
- pötzlicher Herztod.

Diagnostik

- Herzfrequenz: schnell – normal – langsam;
- Rhythmus: rhythmisch – arrhythmisch:
  - völlig regelmäßig,
  - regelmäßiger Grundrhythmus,
  - vereinzelt früh einfallende Schläge,
  - Pausen,
  - wechselnde Frequenzen,
  - völlig arrhythmisch;
- Differenzierung des Ursprungsortes:
  - Kammerkomplexe schmal → meist supraventrikulärer Rhythmus,
  - Kammerkomplexe breit → häufig ventrikulärer Rhythmus;
- Vorhandensein von Vorhofaktionen
- Vorhof-Kammer-Relation:
  - Verhältnis 1 : 1, Überleitung normal,
  - Verhältnis 1 : 1, Überleitung verlängert,
  - mehr P-Wellen als QRS-Komplexe,
  - Kammerkomplex schmal,
  - Kammerkomplex breit,
  - mehr QRS-Komplexe als P-Wellen.

Therapie

Grundsätzlich werden nur symptomatische Patienten behandelt. Therapiepflichtige Symptome können sein:
- Koronare oder kardiale Insuffizienz,
- pektanginöse Beschwerden,
- Atemnot,

- klinische Zeichen eines akuten Koronarsyndroms,
- Schwindel,
- Bewusstseinsstörungen,
- zirkulatorische Probleme.

Ist der Patient stabil und weitgehend beschwerdefrei, sollte er unbedingt so schnell wie möglich in die nächste geeignete Klinik gebracht werden, in der eine kardiologische Diagnostik eingeleitet werden kann. Falls der klinische Zustand des Patienten eine sofortige therapeutische Intervention nötig macht, muss unbedingt vor Einleiten der antiarrhythmischen Therapie zumindest ein 1-Kanal-EKG registriert werden. Im Notfall dürfen maximal 2 Antiarrhythmika kombiniert werden, um eine Potenzierung der Nebenwirkungen, insbesondere der proarrhythmischen Wirkungen, zu minimieren. Bei Versagen des zweiten Antiarrhythmikums muss bei bradykarden Rhythmusstörungen ein externer Schrittmacher eingesetzt, bei tachykarden Rhythmusstörungen synchronisiert kardiovertiert werden.

Therapie bradykarder Rhythmusstörungen (Abb. 18)

Tachykarde Rhythmusstörungen (Abb. 19)

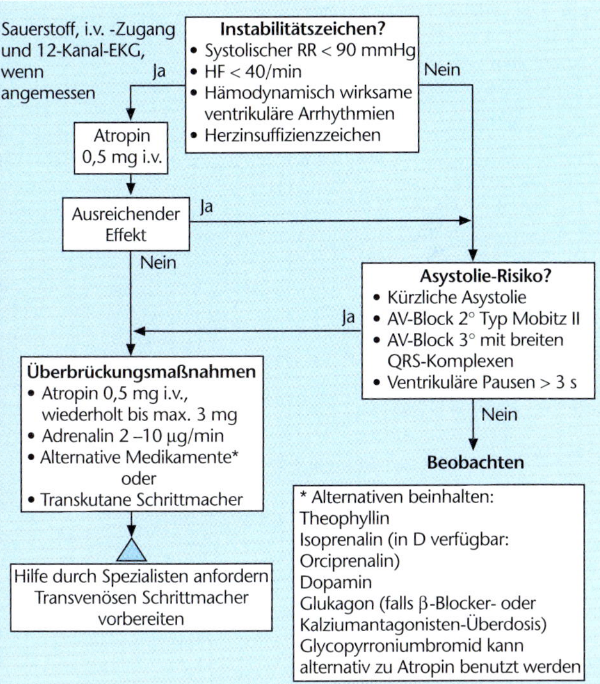

Abb. 18 Bradykardie-Algorithmus (nach den ERC-Leitlinien 2005, beinhaltet auch Herzfrequenzen, die zu langsam für die Hämodynamik sind.

* Alternativen beinhalten: Theophyllin, Isoprenalin (in Deutschland verfügbar: Orciprenalin), Dopamin, Glukagon (falls β-Blocker oder Kalziumantagonisten-Überdosis). Glycopyrroniumbromid kann alternativ zu Atropin benutzt werden.

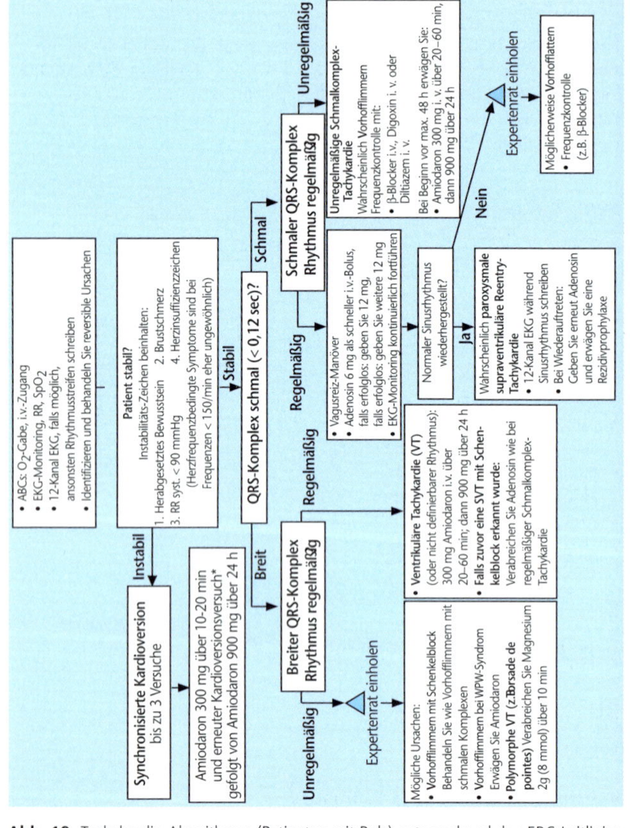

Abb. 19 Tachykardie-Algorithmus (Patienten mit Puls) entsprechend den ERC-Leitlinien 2005.

* Kardioversionsversuche immer unter Analgosedierung oder Narkose.

Pathophysiologie

Hyperkalzämie (> 5,2 mval/l) führt in fast allen Organsystemen zu vielfältigen Störungen. Ursache sind Tumoren (60 %) (z. B. Bronchialkarzinom, Mammakarzinom, Kopf-/Halstumoren), primärer Hyperparathyreoidismus (30 %), selten Immobilisation, Vitamin-D-Intoxikation oder Niereninsuffizienz/Dialyse.

Symptome

- **ZNS/Psyche:** Adynamie, Antriebsarmut, Apathie, Müdigkeit, Muskelhypotonie, Pseudoparalyse, endokrines Psychosyndrom (Angst, Hypokaliämie, Agitation);
- **Niere:** Polyurie, Polydipsie, Hyperphosphaturie, Hypokaliämie, Exsikkose, Niereninsuffizienz;
- **Herz/Kreislauf:** Rhythmusstörungen, Tachykardie, EKG-Veränderungen, arterielle Hypertonie;
- **Magen-Darm-Trakt:** Übelkeit, Erbrechen, Obstipation, Cholelithiasis, Magenulzera, Pankreatitis;
- **Skelett:** Gelenkbeschwerden, Schmerzen, Osteoporose, Chondrokalzinose;
- **Augen:** Bandkeratopathie;
- „Stein-Bein-Magenpein".

Diagnostik

Hyperkalzämie als Labordiagnose meist zufällig.

DD

- Koma anderer Genese,
- akute Psychose,
- Hirndrucksteigerung (z. B. Tumor).

Hyperkalzämische Krise

CAVE

- Die hyperkalzämische Krise ist die Steigerung des hyperkalzämischen Syndroms plus Niereninsuffizienz und Koma. Leitsymptome: Koma, Hyperkalzämie, Niereninsuffizienz (Erbrechen, Exsikkose).
- Evtl. vor Beginn der Therapie Entnahme einer Blutprobe zur späteren Bestimmung des Kalziumgehalts.

Therapie

- Flüssigkeitssubstitution mit 0,9 %iger NaCl-Lösung 500 ml/h,
- Senkung des erhöhten Kalziumspiegels – sofern präklinisch möglich, Gabe von Clodronsäure (Ostac® 300 mg/d in 500 ml 0,9 % NaCl über 4 Stunden), Hämodialyse gegen kalziumfreies Wasser, Prednisolon 100 mg i.v., Calcitonin (z. B. Calci®) 2 Amp. per infusionem.

Transport

Einweisung in Krankenhaus mit der Möglichkeit einer intensivmedizinischen Überwachung.

Pathophysiologie

Die früher übliche Bezeichnung „hypertensive Krise“ wird heute nicht mehr verwendet. Eine hypertensive Dinglichkeit („hypertensive urgency“) liegt vor, wenn der Blutdruck ohne Organdysfunktionen massiv ansteigt, ein hypertensiver Notfall („hypertensive emergency“), wenn neben einem krisenhaften Blutdruckanstieg akute Endorganschäden auftreten (z. B. akutes Linksherzversagen mit Lungenödem).

Ursache hypertensiver Notfälle ist meist eine vorbestehende (essentielle) arterielle Hypertonie, möglicherweise verbunden mit dem plötzlichen Absetzen der blutdrucksenkenden Medikamente. Seltener kann auch ein Phäochromozytom, eine Nierenarterienstenose, ein Alkoholentzug oder Drogenmissbrauch (Kokain, Amphetamine) zu einer Blutdruckkrise führen.

Für die Symptomatik und Einteilung ist nicht die absolute Höhe des Blutdrucks entscheidend, sondern die Geschwindigkeit des Anstiegs und das Ausmaß der Organschäden. Blutdruckhöhe, Anstiegsgeschwindigkeit und Grad der Vorschädigung des Gefäßsystems und der blutdrucksensiblen Organe bestimmen die Dringlichkeit und die Gefährdung. Hypertensive Notfälle sind selten. Sie treten bei weniger als 1 % der Hypertoniker auf und können selten auch Zeichen der Erstmanifestation einer arteriellen Hypertonie sein.

Symptome

- Zerebrale Symptomatik: Kopfschmerzen, epileptiforme Erscheinungen mit Krampfäquivalenten, apoplektiforme Erscheinungen wie Halbseitenlähmung, Sprach und Sehstörungen;
- kardiale Symptomatik: akute Linksherzinsuffizienz oder Angina-pectoris-Anfall;
- Übelkeit;
- Erbrechen.

Hypertensive Notfallsituation

Diagnostik

- Anamnese: bekannte Hypertonie, Hochdruckmedikation, Schwangerschaft;
- ausgeprägte Erhöhung des systolischen Drucks (meist > 200 mmHg) und des diastolischen Blutdrucks (> 100 mmHg);
- in Abhängigkeit von der Symptomatik entsprechende EKG-Veränderungen;
- bei Vorliegen zerebraler Symptome orientierende neurologische Untersuchung, da nur so der aufnehmende Klinikarzt das Fortschreiten der Symptome beurteilen kann.

DD

- Angina pectoris,
- Myokardinfarkt,
- Apoplex,
- epileptischer Krampfanfall,
- Eklampsie,
- Glaukomanfall.

Lagerung

Lagerung mit erhöhtem Oberkörper.

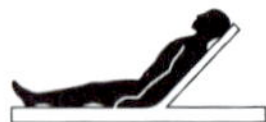

Therapie

Therapieziel ist das Absenken der Blutdruckwerte, um Endorganschäden zu vermeiden. Intensität und Geschwindigkeit der Blutdrucksenkung hängen von Ausmaß und Art der Endorganschädigung ab. Eine zu rasche und zu starke Blutdrucksenkung kann zu irreversiblen ischämischen Komplikationen führen. Beim Vorliegen schlaganfallähnlicher Symptome darf der Blutdruck, wenn überhaupt, nur bis auf Werte zwischen 160 und 180 mmHg systolisch gesenkt werden. Bei kardialen und vaskulären Endorganschäden muss der Blutdruck rasch um ca. 15–20% vom Ausgangswert, systolisch initial keinesfalls unter 160 mmHg und diastolisch nicht unter 100 mmHg gesenkt werden, in der ersten Stunde um nicht mehr als 40/20 mmHg. Bei einer hypertensiven Dringlichkeit genügt die langsame Blutdrucksenkung.

- Bei Angina pectoris/akutem Koronarsyndrom:
  - Glyceroltrinitrat sublingual (z. B. Nitrolingual N® Spray), 0,8–1,2 mg),
  - β-Blocker, z. B. Metoprolol (z. B. Beloc®) 5–15 mg,
  - ACE-Hemmer, z. B. Captopril (Lopirin®) 12,5–50 mg,
  - Urapidil (z. B. Ebrantil® fraktioniert bis 75 mg i.v.;
- bei Linksherzinsuffizienz:
  - Glyceroltrinitrat sublingual (z. B. Nitrolingual N® Spray)
  - ACE-Hemmer, z. B. Captopril (z. B. Lopirin®) 12,5–50 mg,
  - Urapidil (z. B. Ebrantil®) fraktioniert bis 75 mg i.v.;
- bei Aortendissektion:
  - β-Blocker, z. B. Metoprolol (z. B. Beloc®) 5–15 mg,
  - Urapidil (z. B. Ebrantil®) fraktioniert bis 75 mg i.v.;
- bei zerebraler Organschädigung:
  - Urapidil (z. B. Ebrantil® fraktioniert bis 75 mg i.v.,
  - β-Blocker,
  - ACE-Hemmer, z. B. Captopril (z. B. Lopirin®) 12,5–50 mg,
  - Vorsicht vor zu starker Blutdrucksenkung bei zerebralen Symptomen;
- Präeklampsie: Urapidil (z. B. Ebrantil®) fraktioniert bis 75 mg i.v.;
- Phäochromozytom: Urapidil (z. B. Ebrantil®) fraktioniert bis 75 mg i.v.;
- Bei Angstzuständen vorsichtige Sedierung mit Midazolam (z. B. Dormicum®) 1–3 mg.

Transport

Liegend mit Oberkörperhochlagerung unter laufendem Monitoring (Blutdruck, EKG).

Hyperventilation, Hyperventilationstetanie

Pathophysiologie

Unwillkürlich oder willkürlich erhöhte Atemfrequenz, ausgelöst meist durch angstvolle, konfliktbeladene Situationen oder nach Genuss von Alkohol, Tabletten oder Drogen.

Die Verminderung des $PaCO_2$ führt zu konsekutiver, respiratorischer Alkalose und erhöhter Eiweißbindung des freien Kalziums (relative Hypokalzämie). Letztlich resultiert eine erhöhte Kontraktionsbereitschaft der Muskulatur.

Symptome

- Akute Atemnot,
- Kribbeln, Parästhesien in Händen, Armen, Füßen, perioral,
- Unruhe, Angst, Herzrasen, „pektanginöse" Sensationen, Tachykardie,
- Schmerzen hinter dem Brustbein und über dem Thorax,
- Schwindel, röhrenförmiges und verschwommenes Sehen,
- tonische Kontraktionen bestimmter Muskelgruppen, vornehmlich an Armen und Händen (Pfötchenstellung), Karpopedalspasmen, Beine gestreckt und Equinovarus-Stellung, perioral (Karpfenmaul).

Diagnostik

- Anamnese (psychosomatische Ursachen, Drogengenuss),
- EKG,
- Blutzuckerbestimmung.

CAVE

Selten hypokalzämische Tetanie (s.d.)

DD

- Epileptischer Anfall,
- Eklampsie,
- Tetanus,
- Fieberkrampf (Kleinkind),

- Tollwut,
- Angina pectoris,
- Hysterie.

Lagerung

Lagerung mit erhöhtem Oberkörper.

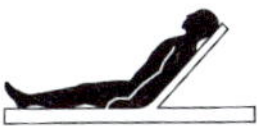

Therapie

- Beruhigung des Patienten, auffordern, langsam zu atmen, evtl. die Luft anzuhalten,
- CO_2-Rückatmung aus dichtem Plastikbeutel zur Kompensation der respiratorischen Alkalose,
- evtl. Sedierung mit Midazolam (z. B. Dormicum® 2–5 mg i.v.).

Transport

Im Normalfall nicht notwendig.

Hypoglykämie, hypoglykämischer Schock

Pathophysiologie

Exogen induzierter Abfall des Blutglukosespiegels unter 50 mg/dl bei Diabetikern bei absoluter oder relativer Überdosierung von Insulin oder Sulfonylharnstoffen, bei abnormer körperlicher Leistung (Sport) und/oder ungenügender, fehlender oder verzögerter Nahrungsaufnahme sowie bei Medikamenteninteraktionen mit Salicylaten, Doxycyclin, Sulfonamiden, β-Blockern, weiterhin bei Alkoholabusus oder, selten, Insulinomen. Bewusste Insulinüberdosierung (Suizid) ist selten.

Bei der hormonellen Gegenregulation der Hypoglykämie können zwei Phasen unterschieden werden. In der (vasomotorischen) Frühphase kommt es zu einer reaktiven Ausschüttung von Adrenalin, Noradrenalin und Glukagon. Die zweite Phase ist durch die Sekretion der katabolen Hormone wie ACTH, Cortisol und Wachstumshormon charakterisiert.

Symptome

- Heißhunger, Unruhe,
- psychische Veränderungen (Verhaltensauffälligkeiten) bis zu aggressiven oder deliranten Zustandsbildern,
- Seh-/Sprachstörungen,
- Tremor, Kaltschweißigkeit, Blässe,
- Tachykardie, normaler Blutdruck,
- zunehmende Bewusstseinsstörung bis zur Bewusstlosigkeit,
- u.U. zerebrale Krampfanfälle und Hemiparesen.

Diagnostik

- Anamnese (bekannter Diabetes, Diabetesmedikation, Alkoholabusus),
- klinisches Bild,
- Blutzuckerbestimmung mittels Teststreifen oder automatischen Geräten,
- EKG-Monitoring.

CAVE

- Fehlbestimmung bei der Blutzuckerbestimmung mittels Teststreifen oder automatischen Geräten möglich.
- Falls keine Blutzuckerbestimmungen möglich, zur Unterscheidung eines Coma diabeticum probatorisch 20–50 ml Glukose 40 % i.v. (bei Hypoglykämie erwacht der Patient in der Regel).

DD

- Apoplektischer Insult, intrazerebrale Blutungen,
- Alkoholentzugsdelir,
- Schock und Koma anderer Genese,
- Intoxikationen,
- Epilepsie.

Therapie

- Beruhigung;
- laufendes Monitoring;
- bei Bewusstseinsstörung bzw. Bewusstlosigkeit Atemwege freimachen und freihalten, bei persistierender Bewusstlosigkeit Intubation und Beatmung (bei adäquater Therapie selten erforderlich);
- Sauerstoffgabe 4–6 l/min;
- sicherer venöser Zugang, 20–60 ml Glukose 40 % (z.B. 2–6 Amp. Glukose 40 % i.v. bei oder in die laufende Infusion), als Infusion Ringer-Laktat oder Glukose 5 %;
- Asservierung von Blut vor i.v. Gabe von Glukose,
- alternativ bei schlechten Venenverhältnissen Glukagon 1 mg s.c. oder i.m., bei Kindern unter 6–8 Jahren 0,5 mg (Latenzzeit: 10–20 Minuten).

CAVE

- Zu schnelle Injektion der hochprozentigen Glukoselösung kann zu Venenwandreizungen führen.
- Patienten mit Hypoglykämie können gelegentlich enorme Kräfte mobilisieren, deshalb Eigenschutz beachten.
- Erlangt der Patient nach Glukoseinjektion nicht das Bewusstsein, an andere Ursachen der Bewusstseinsstörung denken (z. B. Vergiftung, Schädel-Hirn-Trauma u. a.).
- Erwachende Patienten können verwirrt, oft heftig aggressiv reagieren, daher auf Sedierung vorbereiten.

Transport

Liegend unter laufendem Monitoring zur anschließenden klinischen Abklärung (durch Gegenregulation Dekompensation des Glukosestoffwechsels zu erwarten).

Pathophysiologie

Die individuelle Toleranz gegenüber niedrigen Blutdruckwerten ist extrem unterschiedlich. Jugendliche oder asthenische Personen können durchaus systolische Blutdruckwerte um 90 mmHg aufweisen, während ältere, an einen erhöhten Blutdruck adaptierte Patienten bereits bei systolischen Blutdruckwerten unter 140 mmHg oder höher symptomatisch werden können. Die orthostatische Hypotonie ist definiert als Abfall des systolischen Blutdrucks um mindestens 20 mmHg oder des diastolischen um mindestens 10 mmHg im Stehen innerhalb von 3 Minuten nach dem Aufstehen. Die orthostatische Hypotonie ist im Wesentlichen das einzige Krankheitsbild, das als Notfall Relevanz erlangen kann.

Erhöhter Vagotonus und eine hohe Elastizität der Gefäße sind die häufigsten Ursachen der konstitutionellen Hypotonie, unerwünschte Medikamentenwirkung die häufigste Ursache der orthostatischen Hypotonie.

Symptome

- Müdigkeit,
- Antriebs- und Leistungsschwäche.
- Schwindel,
- kurzzeitiger Bewusstseinsverlust.

Diagnostik

- Anamnese,
- Blutdruckmessung an beiden Armen im Liegen und Stehen,
- orientierende neurologische Untersuchung (obwohl Bewusstseinsstörungen in der Regel nur von kurzer Dauer sind).

DD

- Hypovolämie,
- kardiales Pumpversagen.

Hypotone Notfallsituation

Lagerung

Lagerung flach mit angehobenen Beinen.

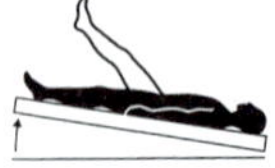

Therapie

- Sauerstoffgabe,
- ggf. peripher-venöser Zugang,
- ggf. Katecholamine (α-adrenerg),
- ggf. Atropin 0,5 mg i.v.

Pathophysiologie

Akutes Kreislaufversagen infolge verminderter Pumpleistung des Herzens, ausgelöst z.B. durch Myokardinfarkt, Rhythmusstörungen, destruktive Klappenprozesse, Herzbeuteltamponade oder Lungenembolie.

Der kardiogene Schock zeichnet sich durch eine anhaltende arterielle Hypotension bei normalem oder erhöhtem intravasalem Volumen und periphere Minderperfusion aus. Die häufigste Ursache ist der akute Myokardinfarkt mit Beteiligung von mehr als 40% der Muskelmasse.

Symptome

- Blasse, kaltschweißige Haut, evtl. Zyanose,
- Angstgefühl,
- Trübung des Sensoriums,
- Atemnot, evtl. Thoraxschmerz,
- gestaute Halsvenen,
- Rhythmusstörungen, meist Tachykardie,
- nicht messbarer oder erniedrigter Blutdruck mit kleiner Amplitude.

Diagnostik

- Anamnese (vorbestehende Infarkte, Rhythmusstörungen, Medikamenteneinnahme),
- Blutdruckmessung.

CAVE

Die Höhe des Blutdrucks ist für die Diagnose kardiogener Schock nicht entscheidend, bestimmend ist das klinische Bild.

Lagerung

Flachlagerung, Lagerung mit erhöhtem Oberkörper in Abhängigkeit vom Blutdruck.

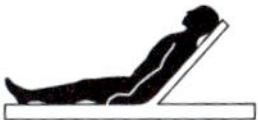

Therapie

- Sicherstellung eines ausreichenden Sauerstoffangebots: Sauerstoffinhalation per Maske und Reservoir bis 15 l/min, ggf. assistierte Beatmung;
- sicherer venöser Zugang, vorsichtige Volumengabe (z. B. 100 ml HAES);
- Schmerzbekämpfung mit Tramadol (z. B. Tramal®, Tramadolor® 50 – 100 mg i.v.) oder Morphin 10 mg i.v., ggf. Sedierung mit Midazolam (z. B. Dormicum® 2 – 5 mg i.v.);
- vasoaktive Amine wie Dopamin, zur Anhebung des Blutdrucks;
- Dobutamin oder letztlich Noradrenalin (z. B. Arterenol®) als Infusionstherapie oder über Perfusor, primäre Einstellung: mittlere Dosierung;
- Dosierung nach Wirkung;
- antiarrhythmische Therapie je nach hämodynamischer Situation und Rhythmusstörungen;
- laufendes Atem- und Kreislaufmonitoring.

Transport

- Liegender Transport mit leicht erhöhtem Oberkörper,
- strikte Vermeidung jeder körperlichen Anstrengung,
- Arztbegleitung wegen Gefahr akuter Dekompensation und bei Katecholamintherapie unbedingt erforderlich,
- Voranmeldung in aufnehmender Klinik, Intensivstation.

Definition

Das klinische Bild der Koronarinsuffizienz wird als koronare Herzerkrankung bezeichnet. Koronarinsuffizienz ist jede Beeinträchtigung des myokardialen Stoffwechsels, die auf einer Durchblutungsstörung beruht.

Es gibt drei Manifestationsformen der koronaren Herzerkrankung,
- die **stabile Angina pectoris** (AP),
- die **akuten Koronarsyndrome (AKS)** inklusive Myokardinfarkt
- den **plötzlichen Herztod**.

Pathophysiologie

Angina pectoris:

Angina pectoris ist ein Syndrom mit ischämisch bedingtem, anfallsweise auftretendem kardialem Schmerz.

Pektanginöse Beschwerden treten auf, wenn der myokardiale Sauerstoffverbrauch das Angebot übersteigt. Der typische retrosternale Schmerz tritt unter Belastung auf, nimmt unter fortwährender Belastung zu und klingt nach Belastungsabbruch wieder ab. Der Schmerzcharakter ist „viszeral", d.h. beklemmend, drückend, brennend, schnürend oder würgend. Wenn der Schmerz ausstrahlt, was gar nicht so typisch ist, geschieht dies meist bilateral, teils bis in den Unterkiefer oder das Epigastrium, seltener unilateral. Der Schmerz dauert meist nur Minuten. Man kann anhand der beschriebenen Charakteristika die Angina pectoris in typisch (alle drei Kriterien erfüllt), nicht typisch (ein oder zwei Kriterien nicht erfüllt) oder fraglich einteilen.

Charakteristika einer typischen Angina pectoris:
- Schmerzlokalisation retrosternal,
- Auftreten und Zunahme unter Belastung, in Ruhe abklingend,
- Schmerzcharakter viszeral.

Akute Koronarsyndrome:

Die Ursache eines akuten Koronarsyndroms ist meist die Ruptur der Deckplatte einer lipidreichen atheromatösen Plaque, seltener eine Erosion der Intima. Entzündliche Prozesse erhöhen die Gefahr der Plaqueruptur. Die Unversehrtheit der gerinnungshemmenden Endothelschicht wird unterbrochen, die intrinsische und extrinsische Gerinnungskaskade aktiviert. Je nach Ausprägung und Dauer der Ischämie kommt es zu einem Ungleichgewicht zwischen myokardialen Sauerstoffbedarf und -angebot mit entsprechender klinischer Symptomatik und ggf. Myokardnekrosen. Der Übergang der einzelnen Krankheitsbilder ist fließend. Wird ein komplett okkludierender Plättchenthrombus durch Fibrin stabilisiert, kommt es zum Vollbild des Myokardinfarkts.

Jeder akute Thoraxschmerz, der durch eine koronare Insuffizienz verursacht wird, ist ein akutes Koronarsyndrom.

Der Begriff „Akutes Koronarsyndrom“ umfasst die drei akuten Manifestationen der koronaren Herzkrankheit

- **„ST-Hebungsinfarkt“ (STEMI):**),
  - ST-Hebung positiv,
  - Plaqueruptur,
  - okklusiver Thrombus;
- **„Nicht-ST-Hebungsinfarkt“ (NSTEMI):**)
  - ST-Hebung negativ,
  - Troponin positiv,
  - Plaqueruptur,
  - non-okklusiver Thrombus;
- **„instabile Angina pectoris“** (UAP):
  - ST-Hebung negativ,
  - Troponin negativ,
  - Plaqueruptur oder hochgradige Stenose.

Der STEMI zeichnet sich durch die charakteristische ST-Hebung in mindestens 2 benachbarten Ableitungen im 12-Kanal-EKG aus, der NSTEMI ist definiert als infarkttypischer Anstieg der kardialen Troponine ohne ST-Hebung, bei der UAP fehlen sowohl infarkttypische EKG-Veränderungen als auch der Troponinanstieg. Sowohl NSTEMI als auch UAP können im 12-Kanal-EKG ST-Strecken-Senkungen (prognostisch ungünstig) oder unspezifische ST-Strecken-Veränderungen aufweisen.

Komplikationen

Akute Koronarsyndrome sind die häufigste Ursache maligner Arrhythmien und des plötzlichen Herztods. Die therapeutischen Ziele sind einerseits die Behandlung akut lebensbedrohlicher Komplikationen (meist Rhythmusstörungen), andererseits der Erhalt der linksventrikulären Pumpfunktion und die Minimierung der Infarktausdehnung, um die Entwicklung einer Herzinsuffizienz und eines Lungenödems zu vermeiden.

Symptome

Akute Koronarsyndrome:
- Akute retrosternaler Thoraxschmerz (70 %) über 20 Minuten,
- Dyspnoe (50 %),
- Vernichtungsgefühl, Unruhe, Todesangst,
- kalter Schweiß,
- fahlgraue Gesichtsfarbe,
- Übelkeit, Erbrechen (20 – 30 %),
- Schwächegefühl,
- Bewusstseinstrübung, Bewusstseinsverlust,
- ggf. niedriger Blutdruck.

Atypische Symptome sind
- Atemnot,
- atypische Schmerzen (Art + Ort),
- Übelkeit, Erbrechen, Schweißausbruch,
- Schwäche,
- Verwirrtheit,
- Lungenödem,
- Synkope.

Risikogruppen für atypische Syndrome:
- Junge Patienten (Alter unter 40 Jahren),
- Alte Patienten (Alter über 75 Jahren),
- Frauen,
- Diabetiker.

Koronare Herzerkrankung/akutes Koronarsyndrom

Diagnostik

- Anamnese,
- typische klinische Symptomatik,
- Infarktkriterien im EKG:
  - ST-Strecken-Hebungen in 2 oder mehr benachbarten Extremitätenableitungen von > 0,1 mV oder 2 oder mehr benachbarten Brustwandableitungen von > 0,2 mV oder
  - Linksschenkelblock und typische Klinik oder
  - Gegensinnige ST-Strecken-Senkungen,
- ggf. Troponin-Test.

DD

- Koronarinsuffizienz bei Aortenklappenfehlern oder Kardiomyopathie,
- Lungeninfarkt,
- Spannungspneumothorax,
- Pneumonie,
- Lungenembolie,
- Interkostalneuralgie.

Lagerung

Lagerung mit erhöhtem Oberkörper.

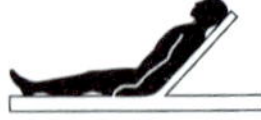

Therapie

- Immobilisation des Patienten,
- Sauerstoff 4–6 l/min,
- peripher-venöser Zugang.

Nicht-ST-Hebungsinfarkt (NSTEMI) und instabile Angina pectoris (UAP):

- Nitrate (z. B. Nitrolingual® Kps. 0,8 mg, Nitrolingual® Spray 1–2 Hübe),
- Acetylsalicylsäure (z. B. Aspirin®) 500 mg i.v.,
- Morphin fraktioniert in 3-mg-Schritten (1 : 10 verdünnt),
- β-Blocker (z. B. Metoprolol [z. B. Beloc®]) fraktioniert,
- Diltiazem oder Verapamil, wenn β-Blocker kontraindiziert sind
- cave: Entwicklung eines STEMI,
- Glykoprotein-Iib/IIIa-Antagonisten,
- bei Therapieresistenz PTCA anstreben.

ST-Hebungsinfarkt STEMI, akuter Myokardinfarkt

- ggf. Glyceroltrinitrat (wenn Blutdruck > 90 mmHg, nicht bei Hinweisen auf eine Rechtsherzbeteiligung und wenn die Einnahme von 5-Phosphodiesterasehemmern Sildenalfil [Viagra®], Tadalafil [Cialis®], Vardenafil [Levitra®] ausgeschlossen): 2 Hübe sublingual oder 1–5 mg/h i.v.;
- Morphin 1 : 10 verdünnt (fraktioniert in 3-mg-Schritten bis zur deutlichen Schmerzlinderung);
- β-Blocker i.v. (z. B. Metoprolol [z. B. Beloc®] fraktioniert, Ziel: Herzfrequenz zwischen 50 und 60/min;
  Kontraindikationen für β-Blocker:
  - ausgeprägter AV-Block I (> 240 ms),
  - AV-Block II oder III,
  - Asthmaanamnese,
  - deutlich eingeschränkte linksventrikuläre Funktion mit Herzinsuffizienz,
  - vorbestehende Bradykardie,
  - Puls < 50/min,
  - anhaltende Hypotension mit systolischem Blutdruck < 90 mmHg);
- Acetylsalicylsäure (z. B. Aspirin®) 500 mg i.v.;
- Heparin 5 000 IE i.v.;
- ggf. Midazolam (z. B. Dormicum®) fraktioniert in kleinen Dosen, wenn Patient trotz ausreichender Analgesie mit Morphin immer noch ängstlich ist;

- bei Übelkeit Metoclopramid (z.B. Paspertin®) 10–20 mg;
- ggf. präklinische Lyse, wenn indiziert.

Leitlinie zur präklinischen Lyse bei STEMI:
- Frühzeitige Reperfusion entscheidend.
- Reperfusion grundsätzlich, wenn Symptome weniger als 12 Stunden bestehen.
- PTCA besser, wenn
  - erfahrenes Team,
  - angemessene Zeit.
- Lyse, wenn PTCA > 90 Minuten später als Lyse erfolgen würde.
- Innerhalb der ersten 3 Stunden ist Lyse gleichwertig.
- Wenn Lyse, dann möglichst präklinisch.
- Regionale Besonderheiten müssen berücksichtigt werden.

Kontraindikationen einer Fibrinolyse:
- Absolut:
  - Hämorrhagischer Schlaganfall oder unklarer Schlaganfall in der Vorgeschichte,
  - ischämischer Schlaganfall in den letzten 6 Monaten,
  - Erkrankung des ZNS,
  - bösartige Neubildungen,
  - größeres Trauma, Operation oder Kopfverletzung in den letzten 3 Wochen,
  - Gastrointestinalblutung im letzten Monat,
  - bekanntes Bluterleiden,
  - Aortendissektion.
- Relativ
  - TIA in den letzten 6 Monaten,
  - Therapie mit oralen Antikoagulanzien,
  - Schwangerschaft bis 1 Woche nach Geburt,
  - Punktion von nicht komprimierbaren Gefäßen (z.B. Vena subclavia),
  - traumatische Wiederbelebung,
  - nicht behandelbare Hypertonie mit Werten > 180 mmHg systolisch,

- fortgeschrittenes Leberleiden,
- aktives Magengeschwür.

Transport

- Arztbegleitet, auf internistische Intensivstation, möglichst in ein Zentrum mit Akut-PTCA;
- bei instabiler Angina pectoris, sofern vorhanden, Transportziel „Chest Pain Unit";
- schonender Transport mit kompletter Immobilisation;
- grundsätzlich Voranmeldung;
- die jeweiligen Strategien zur Revaskularisation mittels präklinischer Lyse (im Rettungsdienst), stationäre Lyse und frühe PTCA oder primäre PTCA richten sich nach den lokalen Gegebenheiten und bestimmen damit letztendlich das Transportziel.

CAVE

- Keine i.m. Injektionen,
- Bei Oberkörperhochlagerung Blutdruckverlauf beobachten.

Lungenarterienembolie

Pathophysiologie

Bei der Lungenarterienembolie führt die massive Druckerhöhung im kleinen Kreislauf durch die Verlegung der Lungenstrombahn und die reaktive Vasokonstriktion zu einem steilen Druckanstieg im Lungenkreislauf und dadurch zum Pumpversagen des rechten Ventrikels. Beim Gesunden liegt der pulmonalarterielle Mitteldruck um 20 mmHg. Der rechte Ventrikel kann aufgrund seiner geringen Muskelmasse unter akuten Bedingungen keinen Druck über 40 mmHg aufbringen, der erforderlich wäre, um eine noch ausreichende Förderleistung zu erreichen. Daraus resultiert zum einen ein relativer Volumenmangel des linken Herzens, zum anderen eine mechanische Füllungsbehinderung des linken Herzens durch den sich exzessiv ausdehnenden rechten Ventrikel. Vom Thrombus freigesetzte vasoaktive Substanzen führen zu schweren Verteilungsstörungen des pulmonalen Blutflusses und einer arteriellen Hypoxämie.

Risikofaktoren: am häufigsten tiefe Beinvenenthrombose, Immobilisation nach Trauma, Gips oder Operation, Herzinfarkt, Herzinsuffizienz, Zustand nach Apoplex, Adipositas, Varikosis, thrombembolische Vorerkrankungen, hyperkoagulatorische Zustände, Ovulationshemmer (und Rauchen), Langstreckenflüge.

CAVE

- Häufige Fehldiagnosen.
- Jede größere Lungenembolie (ab Verschluss einer Segmentarterie) bedarf einer spezifischen Therapie.
- Klinische Symptomatik und körperliche Untersuchungsbefunde sind diagnostisch wegweisend
- Weltweit eine der häufigsten Todesursachen und eine der am häufigsten verkannten Diagnosen.

Symptome

- Unspezifisches und außerordentlich vielgestaltiges klinisches Bild;
- bei kleiner Embolie bisweilen Synkope, Husten oder Hämoptysen;
- bei submassiver und massiver Lungenembolie häufig Tachykardie

(bis 97%), Tachypnoe (bis 87%), Dyspnoe (bis 86%), Zyanose (bis 74%) und Thoraxschmerz (bis 85%);
- bei fulminantem Verlauf Zyanose (bis 74%), akute Rechtsherzinsuffizienz und Entwicklung eines Schocks;
- **Schweregradeinteilung** in 4 Schweregrade (SG) als Basis für eine differenzierte Therapie sinnvoll:

Leichte Lungenembolie (SG I)	80% klinisch stumm; uncharakteristische Zeichen: Schwindel, plötzliche kurzfristige Atemnot, kurzfristige Tachypnoe; weiterer Verlauf: Fieber, Husten, evtl. blutiger Auswurf, pathologische Atemgeräusche, Pleuraschmerz.
Schwere Lungenembolie (SG II + III)	in 80% Dyspnoe und Tachypnoe, präkordiale Schmerzen; uncharakteristische Zeichen: Übelkeit, Brechreiz, Schweißausbruch, blass-zyanotisches Hautkolorit, Tachykardie, Atemnot mit Hämoptysen, Halsvenenstauung, Angst.
Große fulminante Lungenembolie (SG IV)	akutes Rechtsherzversagen mit schwerem kardiogenem Schock, Todesangst.

Diagnostik

- Anamnese,
- Auskultation von Herz und Lunge,
- Puls- und Blutdruckmessung,
- Rhythmusüberwachung (EKG-Monitor),
- evtl. EKG mit 12 Ableitungen,
- Pulsoxymetrie,
- Blutzuckermessung.
- bei ausgeprägter Zyanose, die sich trotz sicherer Beatmung (mit 100% O_2) nicht bessert, immer Verdacht auf Lungenembolie in Erwägung ziehen.

DD

- Myokardinfarkt,
- Perikardtamponade,
- Myo- bzw. Perikarditis,
- akute Herzinsuffizienz,
- Lungenödem,
- Aortenaneurysma,
- Pneumonie,
- Pleuritis,
- Spannungspneumothorax.

Lagerung

Schocklagerung („Volumentest").

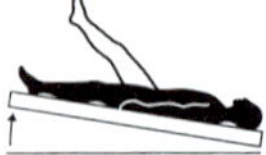

Therapie

- Immobilisation,
- Sauerstoffgabe, hochdosiert (10–15 l/min über Maske mit Reservoir);
- sicherer venöser Zugang;
- ggf. 1000 ml Vollelektrolytlösung oder kolloidale Vollelektrolytlösung;
- ggf. Morphin fraktioniert nach Wirkung;
- ggf. Sedierung z. B. mit Midazolam (z. B. Dormicum®, nach Wirkung titriert);
- ggf. Noradrenalin (z. B. Arterenol®, keine β-mimetischen Katecholamine) titriert; Ziel: systemarterieller Blutdruck um 100 mmHg systolisch;
- Heparinisierung mit 5 000 IE i.v.;
- ggf. Intubation und kontrollierte Beatmung;

- ggf. Reanimation;
- ggf. sofortige Lysetherapie:
  - Reteplase (Rapilysin®) Doppelbolus, 2 × 10 I.E. im Abstand von 30 Minuten oder
  - Tenecteplase (Metalyse®), gewichtsadaptierter Single Shot.

CAVE

- Auch bei länger dauernden Reanimationen sind bei einer Lyse-Therapie noch Erfolge beschrieben (Fragmentierung des Thrombus).
- Kontraindikationen der Lyse beachten: Ulcus ventriculi oder duodeni, Kolitis, Ösophagusvarizen, Aortenaneurysma, Trauma oder Operation (in den letzten 2 Wochen), apoplektischer Insult, Schwangerschaft bzw. weniger als 14 Tage zurückliegende Geburt.

Transport

- Erschütterungsfreier, zügiger Abtransport,
- Voranmeldung auch im Hinblick auf Lyse,
- Abklärung der Lysemöglichkeit und der Lysekontraindikationen.

Lungenödem

Pathophysiologie

Ein Lungenödem ist eine vermehrte extravaskuläre Flüssigkeitsansammlung in der Lunge. Pathophysiologisch steht der massive Anstieg des systemischen Gefäßwiderstands im Vordergrund. Neben dem kardial bedingten Lungenödem können toxische Einflüsse, Beinahe-Ertrinken, Aufenthalt in großen Höhen oder stark erhöhter Hirndruck, Urämie sowie Sepsis, Schock und akute Pankreatitis zu einem Lungenödem führen. Ein vorgeschädigter linker Ventrikel kann den massiven Anstieg der Nachlast möglicherweise nicht mehr kompensieren, sodass es zum Abfall des Herzminutenvolumens kommt.

Symptome

Gemeinsame Symptome aller Formen des Lungenödems sind Atemnot, Tachypnoe und Zyanose. Initial steht möglicherweise eine Spastik im Vordergrund (Asthma cardiale). Beim schweren alveolären Lungenödem sind Rasselgeräusche, Distanzrasseln und ggf. rötlich schaumiger Auswurf zu beobachten.

Leitsymptome:
- Schwere Dyspnoe, Orthopnoe,
- „Spastik“,
- feuchte Rasselgeräusche, Distanzrasseln,
- Zyanose,
- erniedrigte Sauerstoffsättigung.

Diagnostik

- Anamnese,
- Auskultation von Herz und Lunge,
- Puls- und Blutdruckmessung,
- Rhythmusüberwachung (EKG-Monitor),
- EKG mit 12 Ableitungen,
- Pulsoxymetrie,
- Blutzuckermessung.

Lagerung

- Lagerung mit erhöhtem Oberkörper, Beine nach unten hängend.

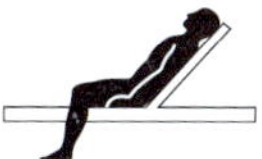

Therapie

- Immobilisation;
- Anlage eines peripher-venösen Zugangs;
- bei hypertoner Ausgangslage: Glyceroltrinitrat (z. B. Nitrolingual®) 0,4 – 1,2 mg, Repetition alle 3 Minuten;
- bei persistierender Hypertonie: Urapidil i.v., 5 – 50 mg, Zielgröße systolischer Blutdruck um 160 mmHg;
- bei hypotoner Ausgangslage: Dobutamin i.v. 2 – 12 µg/kg KG/min, Zielgröße systolischer Blutdruck um 100 mmHg;
- Morphin i.v. (1 : 10 verdünnt), fraktionierte Gabe;
- Furosemid i.v. 20 – 40 mg;
- bei Tachyarrhythmia absoluta Digoxin i.v. 0,4 – 0,6 mg;
- ggf. Verapamil bis 10 mg i.v.
- bei anderen Rhythmusstörungen antiarrhythmische Therapie;
- bei persistierender respiratorischer Insuffizienz Intubation und (PEEP-)Beatmung;
- ggf. nicht-invasive Beatmungsformen (CPAP).

Transport

Transport unter Begleitung eines Arztes.

AICD-Notfälle

Pathophysiologie

Die wachsende Zahl von Patienten mit malignen Rhythmusstörungen einerseits und die zunehmend kritische Betrachtung der medikamentösen Therapie chronischer Rhythmusstörungen andererseits haben zur Entwicklung automatischer implantierbarer Kardioverter-Defibrillator-Systeme (AICD) geführt. Das Gerät wird heute subpektoral wie normale Schrittmacheraggregate implantiert.

Notfälle mit diesen Geräten sind selten. Notfallsituationen können sich zum einen aus dem Nichterkennen einer lebensbedrohlichen Rhythmusstörung durch das Gerät ergeben, die dann in üblicher Weise versorgt wird, zum anderen aus einer unkontrollierten, nicht indizierten, wiederholten Schockabgabe bei Rhythmusstörungen, die dieser Therapie eigentlich nicht bedürften (z. B. bei Vorhofflimmern).

Therapie

- Ggf. Sedierung mit Midazolam (z. B. Dormicum®),
- ggf. Analgesie mit Morphin fraktioniert nach Wirkung,
- bei wiederholten inadäquaten Schockabgaben Inhibition durch Magneten.

Transport

Schonender Transport ins nächste geeignete Krankenhaus.

Pathophysiologie

Akute oder chronische Schädigung der Bauchspeicheldrüse unterschiedlichen Ausmaßes, woraus am häufigsten ein interstitielles Ödem mit peripankreatischen Fettgewebsnekrosen resultiert. Die ödematöse Pankreatitis ist in ihrem Verlauf milder als die seltenere nekrotisierende Pankreatitis mit Parenchymnekrosen und Hämorrhagien sowie peri- und intrapankreatischen Fettgewebsnekrosen. Die Läsionen können entweder lokalisiert oder diffus auftreten. Eine retroperitoneale Volumensequestration kann zum Volumenmangelschock führen.

Häufigste Formen sind
- alkoholinduzierte Pankreatitis (40 – 50 %),
- biliäre Pankreatitis (35 – 45 %),
- akute Pankreatitis: nur diese stellt einen Notfall dar.

Symptome

- **Leitsymptome** der akuten Pankreatitis sind plötzlich auftretende massive Abdominalschmerzen, mitunter gürtelförmig und zirkulär in den Rücken ausstrahlend;
- Begleitend: Übelkeit und Erbrechen, evtl. in Verbindung mit reflektorischem paralytischem Subileus bzw. Ileus;
- mäßig ausgeprägte lokale Abwehrspannung („Gummibauch");
- Volumenmangelschocksymptomatik.

Diagnostik

- Anamnese: häufig im Anschluss an reichlich Nahrungsaufnahme und/oder Alkoholexzesse, evtl. bekanntes Gallensteinleiden;
- plötzlich auftretender heftiger abdomineller Schmerz mit z. T. Ausstrahlung in den Rücken.

DD

- Septisches Ulkus (mit Perforation),
- akute Cholezystitis,

- linksseitige Pleuritis,
- Hinterwandinfarkt,
- Divertikulitis,
- Strangulationsileus,
- Aortenaneurysma,
- Mesenterialinfarkt,
- Mesenterialvenenthrombose,
- EU-Schwangerschaft,
- Heroinabusus.

Lagerung

Lagerung mit angewinkelten Beinen zur Reduzierung der abdominellen Spannung.

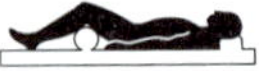

Therapie

- Sicherer großlumiger intravenöser Zugang und Infusion kristalliner Lösungen (z. B. Ringer-Laktat 500 ml);
- Analgesie mit Metamizol (z. B. Novalgin® 2,5 mg), Tramadol (z. B. Tramal® 50 – 100 mg i.v.); Pethidin bis zur Schmerzfreiheit.
- bei unklarer Ätiologie kann auch N-Butylscopolamin 20 mg i.v. versucht werden (bei Mitbeteiligung der Gallenwege);
- ggf. Sauerstoff 10 l/min per inhalationem.

Cave

- Bei unzureichender Schmerztherapie kann über reflektorische Spasmen der Bauchmuskulatur eine Hypoventilation ausgelöst werden.
- Wegen der DD Hinterwandinfarkt darf keine i.m. Applikation erfolgen.

Transport

Lagerung während des Transports: Flachlagerung mit angewinkelten Beinen (Knierolle).

Pathophysiologie

Durch verschiedene Ursachen (s. u.) kommt es zu einer Flüssigkeitsansammlung im Perikardraum. Die Menge der Flüssigkeit und die Schnelligkeit der Entwicklung des Ergusses bestimmen die hämodynamischen Auswirkungen. Bei langsamer Entwicklung eines Ergusses kann durch Dehnung des Perikards eine Erhöhung des perikardialen Drucks vermieden werden. Bei rascher Entwicklung des Ergusses oder fehlender Dehnung des Perikards können bereits Mengen zwischen 150 und 200 ml zu einer Tamponade führen. Über Erhöhung des intraperikardialen Drucks Reduktion des Schlagvolumens beider Ventrikel durch Behinderung der Blutfüllung in der Diastole und durch kompensatorische Steigerung der Herzfrequenz zur Aufrechterhaltung des Herzminutenvolumens kommt es letztendlich zu einem Abfall des Minutenvolumens und des Blutdrucks mit daraus resultierendem Schockzustand.

Ursachen einer Herzbeuteltamponade können sein:

- Perikarditis,
- Trauma (stumpfes Thoraxtrauma, Stich- und Schussverletzungen),
- Ruptur des Herzens bei Myokardinfarkt oder der Aorta bei Aortendissektion,
- Zustand nach Herzoperation,
- Antikoagulation,
- iatrogen, z. B. Schrittmachereinlage, Herzkatheter, Myokardbiopsie.

Symptome

- Bei fehlender intraperikardialer Drucksteigerung asymptomatisch; gelegentlich konstanter dumpfer Druck oder Schmerz thorakal;
- bei großen Ergüssen Symptome durch mechanische Kompression angrenzender Strukturen (Husten, Dyspnoe, Dysphagie, Singultus, Nausea, Heiserkeit);
- bei manifester Tamponade retrosternale Schmerzen, Atemnot, allgemeine Schwäche, Schwindel, Blutdruckabfall, belastungsabhängige Synkopen.

Perikarderguss, Herzbeuteltamponade

Diagnostik

- Anamnese: Grundkrankheit, Trauma, Myokardinfarkt, Aortendissektion, Herzoperation;
- erhöhter Venendruck mit Halsvenenstauung;
- Tachypnoe;
- Pulsus paradoxus, palpatorisch an Arteria femoralis oder Arteria carotis feststellbar (= inspiratorischer Abfall des systolischen Blutdrucks);
- Tachykardie, arterielle Hypotonie;
- evtl. abgeschwächte Herztöne;
- Perikardreiben;
- EKG: ggf. Niedervoltage.

CAVE

Bei schwerer Hypovolämie fehlen die Zeichen der venösen Stauung.

DD

- Perikarditis,
- Pleuritis,
- Myokardinfarkt,
- Aortendissektion,
- Lungenembolie,
- Pneumothorax,
- obere Einflussstauung.

Lagerung

Lagerung mit erhöhtem Oberkörper in Abhängigkeit vom Kreislaufzustand.

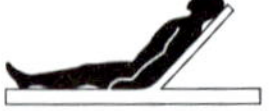

Therapie

- O_2-Gabe 10 l/min,
- bei Hypovolämie Volumenersatz mit kolloidaler Ersatzlösung,
- Perikardpunktion aufgrund möglicher Komplikationen aus der Technik resultierend und fehlender diagnostischer Sicherheit in der Präklinik meist nicht durchführbar,
- ggf. Sedierung und Analgesie mit Benzodiazepinen und Opiaten.

Transport

- Zügiger Transport nach Vorankündigung mit entsprechender Verdachtsdiagnose zur stationären Aufnahme,
- Lagerung in Abhängigkeit vom Zustand des Patienten, Oberkörper hoch oder Flachlagerung.

Notfälle bei Schrittmacherpatienten

Kodierung von Schrittmachern

Zur Behandlung von Patienten mit Herzschrittmachern ist die Kenntnis des speziellen Fachvokabulars wichtig.

Schrittmacher-Code: (NBG-Code)	Drei- bis fünfstellige Codierung der Funktionen des Schrittmacheraggregats
1. Buchstabe	Ort der Stimulation V – Ventrikel, A – Atrium, D – doppelt (A + V), 0 – keine Stimulation
2. Buchstabe	Ort der Detektion (= Erkennungsfunktion elektrischer Potentiale des Herzmuskelgewebes: V – Ventrikel, A – Atrium, D – doppelt (A + V), 0 – keine Wahrnehmung
3. Buchstabe	Modus (= Arbeitsweise des Schrittmachers) I – Inhibition, T – Trigger, D – doppelt (I + T), 0 – keine Steuerung, starre Frequenz
4. Buchstabe	Zusatzfunktionen, Programmierbarkeit, Frequenzadaptation R – Frequenzadaptation, M – multiprogrammierbar, P – einfach programmierbar, C – Telemetrie, 0 – keine
5. Buchstabe	Antitachykarde Funktionen P – Stimulation antiarrhythmisch, S – Schock, D – doppelt (D + S), 0 – keine
VVI-Schrittmacher	Ventrikuläre Stimulation, ventrikuläre Detektion, Inhibitionsfunktion
VDD-Schrittmacher	Ventrikuläre Stimulation, doppelte Detektion (artrial und ventrikulär), doppelte Betriebsart (Inhibition und Triggerung)
VVO-Schrittmacher	Ventrikuläre Stimulation, ventrikuläre Detektion, keine Steuerung
DDD-Schrittmacher	Doppelte Stimulation (artrial und ventrikulär), doppelte Detektion (artrial und ventrikulär), doppelte Betriebsart (Inhibition und Triggerung)
DDI-Schrittmacher	Doppelte Stimulation (artrial und ventrikulär), doppelte Detektion (artrial und ventrikulär), Inhibitionsfunktion

Pathophysiologie

In Deutschland gibt es etwa 300 000 Patienten mit einem antibradykarden Schrittmacher. Neueren Untersuchungen zufolge könnte jeder 200. Schrittmacher einen Defekt aufweisen. Elektrische Haushaltsgeräte (z.B. Rasierapparate, Bohrmaschinen), Modeschmuck mit Magneten oder große Lautsprecherboxen können u.a. eine Schrittmacherfehlfunktion hervorrufen.

Damit das Myokard durch den Schrittmacherimpuls erregt wird, muss ein bestimmter Schwellenwert überschritten werden. Auch die Detektion hat einen Schwellenwert, Impulse mit geringerer Energie werden nicht detektiert. Die Programmierung des Aggregats blendet elektrische Signale unterhalb einer gewissen Spannung aus, um eine Überempfindlichkeit (Oversensing) des Schrittmachersystems und Störungen durch externe Signale zu verhindern. Bei der Implantation des Schrittmachers werden diese Grenzwerte durch die Programmierung des Aggregates festgelegt.

Symptome

- Bradykardie mit klinischen Zeichen wie Schwindelattacken, Herzinsuffizienz,
- Adams-Stokes-Anfall,
- Ausfall des Schrittmachers bei Lagewechsel und Muskelkontraktionsschrittmacher
- synchrone Pektoralis- oder Zwerchfellkontraktionen bei Isolationsdefekten,
- Halsvenenstauung.

Diagnostik

- Anamnese (Klappenprothesen, Bypass-Operation, Schrittmacher);
- Orientierung über Implantationsgrund, Schrittmachertyp, Detektions- und Stimulationsfrequenz im Schrittmacherausweis;
- EKG:
  - bei Elektrodendislokation ineffektive Schrittmacherspikes, die bei vorliegender Eigenfrequenz des Patienten mit der dem Schrittma-

cher eingegebenen Frequenz auf dem EKG-Streifen erscheinen; einwandfrei beantwortete Kammerkomplexe abgelöst von ineffektiven Spikes;
- bei Exit-Block ineffektive Schrittmacherspikes, wobei das Sensing des Schrittmachers durch die Eigenaktion des Patientenherzens erhalten geblieben ist;
- bei Entrance-Block Schrittmacherparasystolie (Schrittmacher arbeitet starrfrequent und wird nicht durch die Eigenaktion des Patienten inhibiert);
- bei Elektrodenbruch je nach Ausdehnung des Bruchs und Retraktion der Elektrodenspirale entweder nur noch Eigenfrequenz des Patienten ohne Schrittmacherspikes oder kleine durch die Eigenfrequenz hindurchlaufende festfrequente Spikes ohne Effektivität.

Therapie

Grundsätzlich stehen folgende therapeutische Optionen in der Präklinik zur Verfügung:

- **Magnetauflage:** Die Magnetauflage ist im Notfall die einzige Möglichkeit, Einfluss auf das Schrittmachersystem selbst zu nehmen. Durch die große Zahl von Schrittmachersystemen und -programmierungen kann die Reaktion auf die Magnetauflage sehr unterschiedlich ausfallen. So kann entweder die Stimulationsenergie oder -frequenz (meist auf ca. 100/min) erhöht werden oder der Schrittmacher in eine starrfrequente Stimulation umschalten (V00- oder D00-Mode).
- **Medikamentöse Therapie:** Sicherer venöser Zugang. Abhängig von der zugrunde liegenden Fehlfunktion und der daraus resultierenden Rhythmusstörung kann man versuchen, den Herzeigenrhythmus zu beschleunigen (Atropin, Katecholamine) oder zu bremsen (β-Blocker, Verapamil).

  Bei Bradykardie mit entsprechender Symptomatik Atropin 0,5–1,0 mg (= 1–2 Amp. i.v.) oder Orciprenalin (z.B. Alupent® 0,5–1 mg i.v.).

- **Externe Schrittmacher-Stimulation:** Hat der Patient eine therapiebedürftige Bradykardie oder Asystolie, die auf medikamentöse Therapieversuche nicht ausreichend reagiert, kann ein externer Schrittmacher (im starrfrequenten Modus, V00) therapeutisch eingesetzt werden.
- **Externe Kardioversion:** Bei tachykarden Schrittmacherfehlfunktionen kann als Ultima Ratio extern synchronisiert kardiovertiert werden. Auf einen Sicherheitsabstand zum Schrittmacheraggregat ist zu achten, zum einen, um das Gerät nicht zu beschädigen, zum anderen, um hohe Ströme entlang der Elektroden zu vermeiden. Optimal wäre also eine anterior-posteriore Kardioversion mit Klebeelektroden oder in Seitenlage, aushilfsweise eine Kardioversion mit um 90° gedrehtem elektrischem Vektor. Es ist mit der niedrigsten Energie (50 J) zu beginnen.

CAVE

Bei Defibrillation Abweichen der Defibrillatorpaddelachse vom vermuteten Elektrodenverlauf (Schädigung des Endokards).

Transport

- Unverzügliche Einweisung möglichst in die implantierende Klinik (s. Schrittmacherpass),
- kontinuierliches Monitoring während des Transports und ärztliche Begleitung zur Sofortintervention notwendig.

Synkope

Pathophysiologie

Bei einer Synkope handelt es sich um einen plötzlichen, ohne Vorzeichen oder rasch auftretenden reversiblen Bewusstseins- und Tonusverlust ohne neurologisches Defizit. Es kommen zirkulatorische Störungen in Frage: vasovagal durch plötzliche Abnahme des Herzminutenvolumens, Vasodilatation und Bradykardie sowie Hypovolämie, Verminderung des venösen Rückflusses und Verminderung des Schlagvolumens. Auch Arrhythmien können ebenso wie Hypoxie, Anämie, verminderte CO_2-Spannung bei Hyperventilation, Hypoglykämie sowie zerebrale Ursachen (TIA, extrakranielle vaskuläre Insuffizienz [Karotisstenose], Spasmen der zerebralen Arteriolen, epileptische Anfälle) zu einer Synkope führen. Besonders bei Jugendlichen (in der Pubertät) ist der Organismus nur unzureichend in der Lage, bei Lageänderungen durch Änderung des peripheren Gefäßwiderstands einen Abfall des Blutdrucks zu vermeiden (orthostatische Synkope).

Symptome

- Schwindel, Schwarzwerden vor den Augen;
- kurzdauernde Bewusstlosigkeit;
- Blässe, Schweißausbruch;
- Blutdruckabfall, Bradykardie;
- Tonusverlust der Muskulatur, „Zusammenbruch";
- bei Positionsabhängigkeit ist eine neurokardiogene Ursache, bei plötzlich einsetzendem positionsunabhängigem Tonusverlust eine rhythmogene Ursache wahrscheinlich.

Diagnostik

- Umstände vor der Synkope:
  - Körperposition – liegend, sitzend, stehend;
  - Aktivität – Ruhe, Wechsel der Körperhaltung, Belastung, Miktion, Defäkation, Husten;
  - Prädisposition – überfüllter stickiger Aufenthaltsort, Furcht, Schmerz;

- Fremdanamnese:
  - Sturzart – Zusammensacken;
  - Bewegungen/motorische Entäußerungen – Myoklonien, Zungenbiss;
  - vorbestehende Erkrankungen – kardiale, neurologische, Stoffwechselerkrankungen.

Lagerung

Schocklagerung.

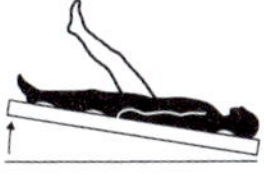

Therapie

- Beruhigung,
- mechanisches Manöver zur Sympathikusaktivierung (Arme, Beine),
- ggf. Sauerstoffgabe 4–6 l/min,
- Infusionstherapie mit Elektrolytlösung (z.B. Ringer-Laktat 500 ml),
- ggf. α-Mimetika: Etilefrin (z.B. Effortil® 1–10 mg fraktioniert), Theodrenalin oder Cafedrin (z.B. Akrinor® 0,2–2 ml i.v.).

DD

- Adams-Stokes-Anfall,
- Orthostase,
- Hypoglykämie,
- Epilepsie,
- TIA.

Transport

Bei Unmöglichkeit der Ursachenklärung vor Ort Abklärung in jedem Fall in einer klinischen Ambulanz oder durch den Hausarzt zur Rezidivprophylaxe mittels gezielter Therapie.

Tetanie

Pathophysiologie

Syndrom neuromuskulärer Übererregbarkeit mit schmerzhaften tonischen Muskelkontraktionen, begleitet von Parästhesien. Bei der zugrundeliegenden Dysionämie nimmt das Kalzium eine zentrale Stelle ein.

- **Normokalzämische Tetanie:** Am häufigsten bedingt durch eine akute respiratorische Alkalose (Hyperventilationstetanie), seltener durch metabolische Alkalose (Erbrechen), Hyperkaliämie, Hyperphosphatämie oder Hypomagnesiämie.
- **Hyperkalzämische Tetanie:** Bei Hypoparathyreoidismus (z.B. nach Strumektomie), Vitamin-D-Mangel, Rachitis, Osteomalazie, selten bei Zitratintoxikation.

Symptome

- Angst, Unruhe, Herzklopfen;
- Parästhesien, perioral und an den Akren;
- in der Krise: symmetrische schmerzhafte tonische Kontrakturen im Bereich der Hände, Finger gegeneinandergepresst; in den Metakarpophalangealgelenken gebeugt und in den distalen Gelenken gestreckt (Geburtshelferhand); Arme im Ellenbogen gebeugt, am Körper anliegend, Beine gestreckt, Füße und Zehen plantar flektiert; im Gesicht periorale Spasmen (Karpfenmaul); Spasmen der glatten Muskulatur;
- nur beim Kind Laryngospasmus, zerebrale Anfälle.

Diagnostik

Trousseau-Zeichen (beim Anlegen einer Blutdruckmanschette kommt es nach wenigen Minuten zum Karpopedalspasmus [Geburtshelferstellung]).

CAVE

Vor Beginn einer Kalziumsubstitutionsbehandlung Entnahme einer Blutprobe zur nachträglichen Bestimmung des Kalziumgehalts im Serum.

Therapie

- Beruhigung, ggf. Midazolam (z. B. Dormicum® 1–3 mg) i.v.,
- sicherer venöser Zugang,
- in schweren Fällen Kalziumglukonat 10(–20)% 20–40 ml i.v. (z. B. Calcium Sandoz®),
- bei persistierenden Krämpfen Infusion mit Kalzium (2 Amp. Kalzium 10 % in 500 ml Ringer-Laktat).

Transport

- Stationäre Einweisung zur klinischen Abklärung und Weiterbehandlung,
- bei Hyperventilationstetanie (s.d.) keine Einweisung erforderlich.

Venöser Verschluss, akuter

Pathophysiologie

Die akute Venenthrombose führt bei komplettem Verschluss zur venösen Abflussbehinderung. Partielle Thrombosen verursachen nur eine spärliche klinische Symptomatik. Ursachen liegen sowohl im Bereich der Störung der Hämodynamik (Strömungsverlangsamung bzw. -stase durch Immobilisation, Reisethrombose), in einer Strömungsbehinderung (Kompression durch Tumoren, Lymphknoten u.a.), Störungen der Gefäßwand (als Folge von Trauma, iatrogen durch Venenpunktion, Operation) und einer Störung der Blutzusammensetzung (z.B. Polyglobulie, Hyperkoagulation, Ovulationshemmer, maligne Tumoren, besonders Prostata-, Ovarial- und Pankreaskarzinom).

Symptome

- **Allgemeinsymptome:** Anstieg der Herzfrequenz, subfebrile Temperatur und Schüttelfrost, unbestimmtes Krankheitsgefühl;
- **Lokalsymptome:** Schmerzen, Spannungs- und Schweregefühl, Schwellung, Ödeme, Zyanose
- gespannte glänzende Haut;
- deutliche Überwärmung
- bei akutem Beginn Entwicklung der Lokalsymptome innerhalb weniger Stunden;
- bei subakutem Beginn bei immobilisierten Patienten nur geringe Ausbildung der Lokalsymptome, Auftreten erst nach Mobilisation.

DD

- Muskelriss,
- akuter arterieller Verschluss,
- oberflächliche Thrombophlebitis, Erysipel,
- Phlegmasia caerulea dolens, Aneurysma, Lymphödem, Rechtsherzinsuffizienz,
- Thrombose der Vena cava inferior.

CAVE

Wegen der Gefahr der Thrombenverschleppung sind aktive Bewegungen, vor allem Laufen, kontraindiziert.

Lagerung

Hochlagerung des Beins.

Therapie

- Immobilisation,
- ggf. Kompressionsverband,
- Sauerstoffgabe,
- sicherer venöser Zugang,
- Antikoagulation mit Heparin (z. B. Liquemin® 5 000 I.E. i.v.),
- ggf. Analgesie z. B. mit Morphin 1 : 10 fraktioniert bis zur Schmerzfreiheit.

Transport

Klinikeinweisung bei jeder gesicherten tiefen Thrombose sowie in Zweifelsfällen mit beschriebener Lagerung.

Informationszentren für Vergiftungsfälle in Deutschland

Berlin K

Beratungsstelle für Vergiftungserscheinungen im Diagnostikum
Oranienburger Str. 285, 13437 Berlin
Tel.: (030) 19240
Fax: (030) 306-86-721

Berlin I

Virchow-Klinikum: Medizinische Fakultät der Humboldt-Universität zu Berlin, Abt. Innere Medizin mit Schwerpunkt Nephrologie und Intensivmedizin
Augustenburger Platz 1, 13353 Berlin
Tel.: (030) 450-53555
Fax: (030) 450-53915

Bonn K

Informationszentrale gegen Vergiftungen, Zentrum für Kinderheilkunde der Rheinischen Friedrich-Wilhelms-Universität Bonn
Adenauerallee 119, 53113 Bonn
Tel.: (0228) 19240
Fax: (0228) 2873314

Erfurt

Gemeinsames Giftinformationszentrum der Länder Mecklenburg-Vorpommern, Sachsen, Sachsen-Anhalt u. Thüringen
Nordhäuser Straße 74, 99089 Erfurt
Tel.: (0361) 730730
Fax: (0361) 7307317

Freiburg K

Universitätsklinik Freiburg, Informationszentrale für Vergiftungen
Mathildenstraße 1, 79106 Freiburg
Tel.: (0761) 19240
Fax: (0761) 270-4457

Informationszentren für Vergiftungsfälle in Deutschland

Göttingen P

Giftinformationszentrum (GIZ)-Nord, Zentrum für Pharmakologie und Toxikologie
Robert-Koch-Str. 40, 37075 Göttingen
Tel.: (0551) 19240, 383180
Fax: (0551) 3831881

Homburg I

Universitätskliniken, Kliniken für Kinder- und Jugendmedizin, Informations- und Beratungszentrum für Vergiftungen
Kirrberger Straße, 66421 Homburg/Saar
Tel.: (06841) 19240
Fax: (06841) 168314

Mainz I

Beratungsstelle bei Vergiftungen
II. Medizinische Klinik und Poliklinik der Universität
Langenbeckstraße 1, 55131 Mainz
Tel.: (06131) 19240, 232466
Fax: (06131) 232468

München I

Giftnotruf München, Toxikologische Abteilung der II. Medizinischen Klinik rechts der Isar der Technischen Universität München
Ismaninger Straße 22, 81675 München
Tel.: (089) 19240
Fax: (089) 4140-2467

Nürnberg I

Giftinformationszentrale, II. Medizinische Klinik des Städtischen Krankenhauses, Nürnberg Nord
Prof.-Ernst-Nathan-Str. 1, 90340 Nürnberg
Tel.: (0911) 398-3478
Fax: (0911) 398-2192

K = Kinderklinik, **I** = Medizinische Klinik, **P** = Pharmakologisches Institut

Intoxikationen, allgemein

Pathophysiologie

Der Anteil der Vergiftungen in Deutschland wird auf ca. 200 000 pro Jahr geschätzt, nachdem keine Meldepflicht besteht. Inhalative, orale, perkutane oder kombinierte Aufnahme von chemischen, pflanzlichen, tierischen, bakteriellen oder anderen Giften (Noxen) führt zu einer akuten, vitalen Bedrohung durch direkten Wirkmechanismus des Toxins oder seiner Metaboliten, durch vergiftungsbedingte Komplikationen (z.B. Aspiration), und/oder es resultiert eine Organschädigung infolge der ebenfalls akut vital gefährdenden Zustandsbilder (z.B. Leberausfall). Die Wirkung ist abhängig von Art der Substanz (Noxe), Dosis, ggf. Konzentration, Aufnahmeweg, Resorptionsgeschwindigkeit, Einwirkungsdauer, spezifischer Sensitivität des Patienten und möglichen Vorerkrankungen.

Es überwiegen suizidale Intoxikationen gegenüber akzidentellen oder iatrogenen; Kombinationsvergiftungen nehmen zu. In den meisten Fällen sind Art und Menge des aufgenommenen Giftes sowie die Eintrittspforte bekannt. Seltener muss bei einem bewusstlos vorgefundenen Patienten eine Intoxikation ohne fassbaren Hinweis vermutet werden.

Das klinische Bild bei intoxikierten Patienten wird weniger durch die neurologische Symptomatik als vielmehr durch hämodynamische und metabolische Entgleisungen geprägt.

Symptome

Es gibt Symptome, die besonders häufig bei bestimmten akuten Vergiftungen vorkommen und daher be- bzw. hinweisend für das Vorliegen einer spezifischen Intoxikation sein können.

Plötzliche, unerwartete, aus voller Gesundheit heraus auftretende Krankheitsbilder mit akuter Verschlechterungstendenz lassen immer den Verdacht auf eine Intoxikation aufkommen, v.a. bei folgenden Symptomen:

- **Zentrale Störungen:** Bewusstseinstrübung und Bewusstlosigkeit, Krämpfe, Lähmungen;
- **psychische Störungen:** Aggressivität, Euphorie, Delirium;

- **Atem- und Kreislaufstörungen:** Tachypnoe, Bradypnoe, Rhythmusstörungen, Hypertonie, Hypotonie;
- **gastrointestinale Störungen:** Übelkeit, Erbrechen, Durchfälle;
- **äußere Veränderungen:** Hautrötung, Hautblasenbildung, Mundgeruch, Geschwürbildung, Mydriasis, Miosis, Augenmuskellähmungen, Speichelfluss;
- Foetor ex ore (Alkohol, Organophosphate, Aceton u.a.).

Die Befragung des Patienten oder der Umgebungspersonen zielt auf eine möglichst genaue Erfassung der ingestierten Substanzen sowie der näheren Umstände der Einnahme ab.

Diagnostik

Eigen- und Fremdanamnese (situative Umstände beim Auffinden des Patienten [z.B. leere Giftbehältnisse, Medikamentenschachteln, Gase, Rauch, Abschiedsbrief]).

- Möglichst Klärung folgender Fragen: wer (Feststellung der Patientenidentität), was (welche Noxe), wie viel (Dosis, Konzentration), wie (Applikationsweg), wann (Einwirkungszeit, mögliche Resorption), Giftelimination (bereits erfolgt, Erbrechen), warum, welcher Personenkreis betroffen (Massenanfall);
- Erhärtung des Vergiftungsverdachts durch klinische Symptomatik in Verbindung mit Anamnese;
- direkter Giftnachweis (z.B. typischer Geruch, Giftbehältnisse, Nachweis mittels Gasspürgeräten), häufig jedoch erst aus Asservaten bei klinisch-chemischer Untersuchung;
- Asservierung von Gift, Medikamentenbehältnissen, Blut, Urin, Mageninhalt, ggf. Spülflüssigkeit;
- ausreichendes Monitoring (EKG, Pulsoxymetrie, Blutzuckerbestimmung);
- diagnostische und therapeutische Hinweise über Giftnotrufzentralen, Handbücher für Gefahrenstoffe (Zugang über Feuerwehren);
- Ausschluss von Zusatzverletzungen.

DD

- Zerebrale Blutungen,
- Schädel-Hirn-Trauma,
- endokrinologische Notfälle und Stoffwechselentgleisungen.

Lagerung

Je nach Zustandsbild (Seitenlagerung, Schocklagerung, Oberkörperhochlagerung).

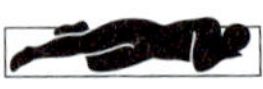

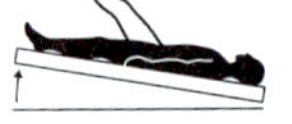

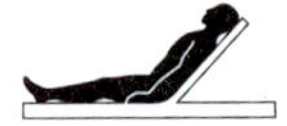

Therapie

Elementarhilfe, Antidote, Giftelimination, Asservierung, Transport. In vielen Fällen oft nur rein symptomatische Therapie möglich.

- **Elementarhilfe:**
  - Unterbrechung der Giftaufnahme;
  - Abwendung akuter Vitalgefährdung durch Rettung aus gefährdetem Bereich unter Beachtung des Selbstschutzes (Handschuhe), ggf. mittels technischer Hilfeleistung (Feuerwehren, schwerer Atemschutz). Die Primärversorgung orientiert sich an dem Schweregrad der Vergiftung, wobei das Ausmaß der Bewusstseinsstörung entscheidend ist;
  - ggf. Beatmung, ggf. kardiopulmonale Reanimation.
- **Giftelimination = Giftentfernung:**
  Art und Umfang der Maßnahmen sind vom Gefährdungspotential der Intoxikation abhängig, das sich aus der Menge und den spezifischen Eigenschaften der Substanz zusammensetzt.
  Bei der Giftentfernung wird zwischen primärer und sekundärer Giftelimination unterschieden:
  Unter **primärer** Giftelimination versteht man die Entfernung des Giftes vor seiner Aufnahme in die Zirkulation, unter **sekundärer** Giftelimination die Entfernung des bereits resorbierten Giftes, dazu

gehören forcierte Diurese, Hämodialyse, Hämoperfusion und Plasmapherese.

- Inhalative Intoxikation: Rettung aus Gefahrenbereich (unter Mithilfe der Feuerwehr – Atemschutz), Sauerstoffinhalation.
- Dekontamination: kontaminierte Kleidung entfernen (z.B. bei Phosphorsäureester, Kohlenwasserstoffen, Reizgasen), ggf. Hautwaschung mit lauwarmem Wasser.
- Orale Giftentfernung bis maximal 1 Stunde nach Giftaufnahme. Bei den kurzen Transportzeiten des Rettungsdienstes ist von einer Magenspülung und dem Provozieren von Erbrechen vor Klinikaufnahme abzusehen. Wenn überhaupt Erbrechen ausgelöst werden soll, dann nur noch bei Erwachsenen und Kindern mit Sirup Ipecacuanhae, alle anderen Methoden sind obsolet (speziell Salzwassermethode).
  Dosierung: Kinder im Alter von 1 Jahr 10 ml, Kinder im Alter von 2 Jahren 20 ml, ab dem 3. Lebensjahr und bei Erwachsenen 30 ml.
- Neutralisation mittels Aktivkohle (Carbo medicinalis) als universelles Adsorbens (1 g/kg KG; z.B. Ultracarbon®). Kontraindikation (wegen fehlender Wirkung) bei Methanol, Ethanol, Säuren, Schwermetallen, Petroleum. Carbo medicinalis dient sowohl der primären wie auch der sekundären Giftentfernung, indem sie im Gastrointestinaltrakt befindliches Gift, aber auch biliär und transmukös diffundiertes Gift bindet. Die Kombination mit einem Laxans (z.B. Natriumsulfat) dient der schnellen Darmpassage und damit der beschleunigten Ausscheidung des an die Kohle gebundenen Giftes.
- Nur bei ansprechbarem Patienten bei speziellen Indikationen (z.B. Methylphosphaten, Zyaniden, Arsenik, halogenierten Kohlenwasserstoffen): Magenspülung mit reichlich Wasser (bis zu 20 l), bei Bewusstlosigkeit und fehlenden Schutzreflexen nur nach Intubation und nach Legen eines sicheren venösen Zugangs; nicht bei bewusstseinsklaren Kindern; nur unter klinischen Bedingungen und nur in der 1. Stunde nach Ingestion.
- Hyperventilation, Beatmung mit FiO_2 1,0.
- ggf. forcierte Diurese mit Furosemid (z.B. Lasix®, Furorese® 40–60 mg i.v.).

- **Antidote:**
  - nach jeweils sicherem Vergiftungsbild und evtl. Information über Giftnotruf (s. o.)
  - Antidote im eigentlichen Sinn sind Stoffe, die spezifisch in den Wirkmechanismus eines Giftes eingreifen und dadurch die Giftwirkung mindern oder aufheben. Antidote im weiteren Sinn sind Stoffe, die bei Vergiftungen zur beschleunigten Giftelimination beitragen oder die Aufnahme des Giftes in den Körper vermindern bzw. reduzieren.
  - Lebensrettende Antidote (s. u. „Antidote") sind Antidote, ohne dessen Einsatz bei schweren Vergiftungen kein Überleben möglich ist. Supportive Antidote (s. u. „Antidote") sind Antidote, die den Vergiftungsverlauf günstig beeinflussen, aber nicht unbedingt erforderlich sind, da der Patient auch symptomatisch oder intensivmedizinisch behandelt werden kann.

CAVE

- Bei induziertem Erbrechen Aspirationsgefahr;
- absolute Kontraindikation für Erbrechen: Verätzungen mit Säuren, Laugen, Schaumbildnerintoxikationen (Aspirationsgefahr).

Transport

- Nach Herstellung der Transportfähigkeit (Infusion, Intubation, Beatmung, Schockbehandlung, Monitoring) in der Regel Arztbegleitung und stationäre Aufnahme zur ggf. spezifischen Therapie und intensivmedizinischen Überwachung.
- Evtl. kann nach der Erstversorgung ein Sekundärtransport in ein toxikologisches Zentrum erfolgen.

CAVE

- Bei Massenanfall von Vergifteten Anforderung von schnellen toxikologischen Einsatzgruppen über Rettungsleitstelle möglich,
- in Zusammenarbeit mit der Klinik Meldung gemäß § 16e, Abs. 2 Chemikaliengesetz (s. S. 395 „Meldepflicht bei Vergiftungen, Chemikaliengesetz").

Symptome und Erste Hilfe bei Drogenintoxikationen im Überblick

(nach Zilker, Münch. med. Wschr. 139 (1997) 18).

Drogen-intoxikationen	Leitsymptome	Vitale Gefährdung	Erste Hilfe
Opiate • Heroin, Codein, Dihydrocodein, Methadon	Miosis, Bewusstseinstrübung bis Koma, Atemdepression, Zyanose	Koma, Atemdepression, pulmokardialer Arrest, Lungenödem	Intensivbeobachtung, Beatmen, Naloxon (Cave: Entzug! Cave: Rebound der Atemdepression!)
Opioide • synthetische Opiate wie Tramadol, Pentazocin	Miosis, Bewusstseinstrübung bis Koma, Atemdepression, Krampfanfälle	wie Opiate; Atemdepression + Krampfanfall	Intensivbeobachtung, Beatmen, Diazepam (bei Krampf)
Schlafmittel • Benzodiazepine	Bewusstseinstrübung bis Koma	Koma, bei Kombinationsvergiftung Atemdepression möglich	Intubation und Beatmung, Zurückhaltung bei Antidot (Flumazenil)
Halluzinogene	*allgemein:* veränderte Sinneswahrnehmung, Ängste, Verwirrtheit		
• Cannabis	Konjunktivalrötung + Tachykardie, Übelkeit	Angstreaktion, Kollaps	Beruhigen, evtl. Diazepam, Kreislauftherapie
• LSD	frühzeitig adrenerge Reaktion (Mydriasis, Tremor, Tachykardie); nach 0,5–1 Stunde Verzerrung visueller Eindrücke, verzerrte Raum- und Zeitwahrnehmung, toxische Psychose, Panikreaktion	psychotische Selbst- und Fremdgefährdung, sehr selten Koma, Krampfanfall	geschlossene ruhige Unterbringung, evtl. Diazepam (5–10 mg); akut keine Neuroleptika

Symptome und Erste Hilfe bei Drogenintoxikationen im Überblick

Drogenintoxikationen	Leitsymptome	Vitale Gefährdung	Erste Hilfe
• Alkaloide (Engelstrompete, Tollkirsche)	maximale Mydriasis, trockene Schleimhäute, schweißlos; Verwirrtheit bis tobendes Delir; Koma und Krampf	psychotische Selbst- und Fremdgefährdung, Koma, Krampf	Intensivüberwachung, evtl. Diazepam
• Psilocybin (magic mushroom)	(ca. 10–30 g Pilze); nach 0,5–1 Stunde Mydriasis, Mundtrockenheit, Übelkeit, stark verändertes Raum-Zeit-Empfinden, Stimmungsschwankungen, visuelle Halluzinationen, selten Krampfanfälle, hyperkinetische Bewegungen	Panikattacken, Krampfanfälle	geschlossene ruhige Unterbringung, evtl. Diazepam 5–10 mg
• Phencyclidin (angel dust)	Miosis, Nystagmus, Tachykardie, Hypertonie, Muskelrigor, Amnesie, gewalttätiges bizarres Verhalten mit Halluzinationen, Dyskinesien, Koma, Krampfanfall	psychotische Selbst- und Fremdgefährdung; Koma, Krampfanfall, Atemdepression	Intensivüberwachung, ruhige Umgebung, evtl. Diazepam; bei hypertonem Notfall Nitrate, Nifedipin
Stimulanzien • Amphetamin, Kokain, Crack	Mydriasis, Tachykardie, Hypertonie, Angina pectoris, Tremor, Erregung, Bewegungsstereotypien, toxische Psychose, Krampfanfälle	Krampfanfall, Herzrhythmusstörungen, Hypertonie; präfinal Atemdepression und Schock	wenn nötig, Diazepam (evtl. mit Barbiturat bis zur Narkose bei Status epilepticus), Antiarrhythmika abhängig von Einzeldroge

Symptome und Erste Hilfe bei Drogenintoxikationen im Überblick

Drogenintoxikationen	Leitsymptome	Vitale Gefährdung	Erste Hilfe
• Ecstasy	wie oben; mehr Euphorie, eher Halluzinationen	wie oben + Hitzeerschöpfung, Hitzschlag, Leberzerfall, Rhabdomyolyse, Nierenversagen	Rehydrieren, Kühlen, sonst wie oben

Antidote

Lebensrettende Antidote

Gift	Antidot
Chloroquin	Diazepam
Digitalis	Antidigoxin-Fab
Eisenverbindungen	Deferoxamin
Ethylenglykol	Ethanol
Insulin	Glukose
Kohlenmonoxid	Sauerstoff
Methanol	Ethanol
Methämoglobinbildner	Toluidinblau
Organophosphate	Atropin
Paracetamol	N-Acetylcystein
Paraquat	Kohle
Schwermetalle	DMPS
Sulfonylharnstoffe	Glukose
Trizyklische Antidepressiva	Natriumbikarbonat
Zyanide	Dimethylaminophenol (4-DMAP)

(nach Zilker)

Supportive Antidote

Gifte	Antidot
Antihistaminika	Physostigmin
Atropin	Physostigmin
Benzodiazepine	Flumazenil
β-Blocker	Glukagon
Cumarine	Phytomenadion
Flusssäure (lokal)	Kalziumglukonat
Heparin	Protamin
Isoniazid	Pyridoxin (Vitamin B_6)
Knollenblätterpilz	Silibinin
Neuroleptika	Biperiden
Opiate	Naloxon
Organophosphate	Obidoxim
Reizgase	Steroide
Thallium	Eisenhexacyanoferrat (Berliner Blau)
Zyanide	Natriumthiosulfat

(nach Zilker)

Antidote

Häufig eingesetzte Antidote mit deren Wirkprinzip und Indikation

Mechanismus	Antidot	Indikation
Kompetitiver Antagonismus am Rezeptor	Flumazenil	Ateminsuffizienz unter Benzodiazepinen
	Naloxon	Ateminsuffizienz unter Opioiden
	Atropin	Intoxikationen mit Cholinesterase-Inhibitoren (Alkylphosphaten)
Metabolisierung zu mindertoxischen Derivaten	Acetylcystein	Intoxikationen mit Paracetamol (Acetaminophen)
Neutralisation durch Antigen-Antikörper-Reaktion	Digitalis-Antitoxin	(Brady-)Arrhythmie unter Digitalisglykosiden
Enzymreaktivatoren	Obidoxim	Intoxikationen mit Cholinesterase-Inhibitoren (Alkylphosphaten)
Hemmung der körpereigenen Entzündungsreaktion	Beclometason	Reizgasinhalation
Methämoglobinbildung zur Kompetition um Bindungsstellen	Dimethylaminophenol	Vergiftungen mit Zyaniden
Hemmung der Toxinaufnahme in die Zielzellen	Silibinin	Vergiftungen mit Amanitin (Knollenblätterpilz)
Kompetitive Enzymhemmung	Physostigmin (4)	Arrhythmien/Krampfanfälle unter Anticholinergika
	Vitamin K	Intoxikationen mit Cumarin-Derivaten
	Ethanol	Intoxikationen mit Ethylenglykol oder Methanol
	Fomepizol	Intoxikationen mit Ethylenglykol (oder Methanol)

Mechanismus	Antidot	Indikation
Chelatbildner	Deferoxamin	Intoxikationen mit Eisen(III) oder Aluminium
	Dimercaptopropansulfonat	Vergiftungen mit Schwermetallen
	Hydroxycobalamin	Vergiftungen mit Zyaniden

Alkoholintoxikation (Ethanol)

Pathophysiologie

Häufigstes Vergiftungsbild (vor allem im Kindes- und Adoleszentenalter), oft kombiniert mit Begleitverletzungen und Intoxikationen mit Sedativa oder Hypnotika. Bei unterschiedlicher individueller Alkoholtoleranz (niedrig bei Kindern, Frauen, Epileptikern und magenresezierten Patienten) sind Alkoholkonzentration, Alkoholdosis, Aufnahmegeschwindigkeit sowie Geschwindigkeit des oxidativen Abbaus in der Leber (Induktion) für die Höhe des Blutalkoholspiegels (BAK, letale Dosis 3–7‰) und damit für den Vergiftungsgrad entscheidend. Nach 15 Minuten ist meist die Hälfte der aufgenommenen Menge bei leerem Magen resorbiert, nach 1 Stunde ist (bei fehlender Neuaufnahme) die Resorption abgeschlossen.

Infolge Lipophilie des Ethanols ändert sich die Zellmembranpermeabilität mit ausgeprägter, anfangs erregender, dann lähmender Wirkung auf die Zellen des ZNS (v.a. Atem- und Kreislaufzentrum), wobei alle Stadien der Narkose durchlaufen werden können. Bei Kindern besteht die Gefahr eines toxischen Hirnödems. Außerdem Gefahr von Hypoglykämie (Hemmung der Glukoneogenese), v.a. bei Kindern und chronischem Alkoholabusus, metabolischer Azidose, Hypokaliämie (gesteigerte Diurese), Hypothermie (durch periphere Gefäßweitstellung). Zerebrale Krampfanfälle v.a. bei Kindern möglich.

Symptome

- **Allgemein:** Foetor alcoholicus, der allerdings in seltenen Fällen fehlen kann.
- **Symptomatische Einteilung in 4 Stadien** in Abhängigkeit von der Alkoholkonzentration im Blut (BAK):
  - Bis 0,5‰ meist kein auffälliges Verhalten, allerdings bereits ab 0,3‰ Einschränkung von Reaktionsvermögen und -geschwindigkeit.
  - **Stadium I:** Exzitationsstadium (1–2‰ BAK): Euphorie, Enthemmung, Bewegungsdrang, Gleichgewichts- und Koordinationsstörungen, Konjunktivitis, trockene heiße Haut, Verlust der Selbstkontrolle, evtl. mit aggressivem Toben; am Ende des Exzita-

tionsstadiums: Artikulationsstörungen (lallende Sprache), eingeschränkte Bulbusbewegungen, Stieren, Akkommodationsstörungen, Doppelbildsehen, Mydriasis, Drehschwindel- und Gangstörungen bis hin zum Torkeln, Störungen der Tiefensensibilität mit unkoordinierten Bewegungen.
- **Stadium II:** Hypnosestadium (2–2,5‰ BAK): Bewusstseinstrübung, nach Erwecken oft aggressive Verstimmung; Pupillen eng bis mittelweit, Tachykardie, Hypalgesie, gelegentlich Muskelhypotonie.
- **Stadium III:** Narkosestadium (2,5–4‰ BAK): Bewusstlosigkeit, Adynamie, Analgesie, Stuhl- und Harnabgang, träge weite Pupillen, Tachykardie, Blutdruckabfall, maschinenartige Atmung, ggf. Hypothermie, Hypoglykämie.
- **Stadium IV:** Asphyxiestadium (> 4‰ BAK): tiefes Koma, Areflexie; Pupillen weit, reaktionslos; Zyanose, Cheyne-Stokes-Atmung, Atemstillstand, Kreislaufdepression, Hypothermie.

Diagnostik

- Anamnese,
- Dosis und Konzentration des Alkohols schätzen,
- Mischintoxikation beachten,
- klinische Symptomatik,
- Ausschluss von Begleitverletzungen (subdurales Hämatom!),
- Ausschluss Hypoglykämie.

DD

- Schlafmittelintoxikation,
- Koma anderer Genese (Hypoglykämie!),
- Schädel-Hirn-Trauma,
- zerebrale Blutungen.

Alkoholintoxikation (Ethanol)

Lagerung

Bei Bewusstlosigkeit Seitenlagerung.

Therapie

Stadium I–II:

- sicherer venöser Zugang,
- bei Agitation Sedierung mit Haloperidol (z. B. Haldol® 1 – 2 Amp. i.v., ggf. i.m.),
- Infusion von Elektrolytlösungen (z. B. Ringer-Laktat 500 ml),
- ggf. Sauerstoff per inhalationem 2 – 4 l/min,
- ggf. Schutz vor Auskühlung;

Stadium III (zusätzlich):

- ggf. Ausgleich der Hypoglykämie (30 – 50 ml Glukose 40 % i.v., parallel zur Infusion),
- ggf. Physostigminsalicylat (z. B. Anticholium® 1 Amp. i.v.);

Stadium III–IV (zusätzlich):

- Intubation,
- kontrollierte Beatmung: $FiO_2 = 1{,}0$, milde Hyperventilation,
- großzügiger Volumenersatz (z. B. HAES® 6 % 500 – 1000 ml).

Cave

- Bei Benzodiazepingabe Gefahr von Atemdepression und paradoxen Reaktionen, Herabsetzung der Krampfschwelle;
- kontraindiziert: Barbiturate, Opioide.

Transport

- **Stadium I:** bei Auffälligkeiten weitere, ggf. ambulante Beobachtung.
- **Ab Stadium II:** stationäre Behandlung erforderlich, u.U. gegen Willen des Patienten auf der Basis der Verwahrungs- oder Unterbringungsgesetze der Länder unter Mithilfe der Polizei.

- **Ab Stadium III:** Arztbegleitung und Vorverständigung.
- **Kinder** mit Alkoholvergiftungen und Bewusstlosigkeit, Krämpfen oder Atemstörungen müssen in jedem Fall stationär aufgenommen werden.

Alkylphosphatintoxikation

Pathophysiologie

Die öligen oder kristallinen, meist wasserlöslichen, gut fett- und lipoidlöslichen Wirkstoffe dieser Stoffklasse mit unterschiedlicher, meist hoher Toxizität finden Verwendung als Schädlingsbekämpfungsmittel (z.B. Parathion [E 605], Phosalon, Dimethoat) und als Kampfstoffe. Über akzidentelle (Inhalation, Hautkontakt) oder suizidale (hochkonzentriert p.o.) Vergiftungen wird durch reversible und irreversible Hemmung der Acetylcholinesterase die Acetylcholinspaltung verzögert oder unterbunden. Es resultiert eine endogene Acetylcholinvergiftung. Diese führt lokal oder systemisch zur Übererregung des cholinergen (parasympathischen) Nervensystems mit schweren allgemeinen Vergiftungserscheinungen.

Im Vordergrund steht ein muskarinähnliches Bild (Verstärkung postganglionärer parasympathischer Aktivität auf glatte Muskulatur, z.B. Darm, Bronchien, Pupille, exkretorische Drüsen), gefolgt von nikotinartigem Vergiftungsbild (Verstärkung der Acetylcholinwirkung an der motorischen Endplatte mit Dauerdepolarisation der Skelettmuskulatur und neuromuskulärer Atemlähmung, zentrale Effekte).

Symptome

- **Lokale Symptome** (z.B. durch Spritzer, Dämpfe): Sehstörungen, Miosis, konjunktivale Infektionen; Kopfschmerzen, Übelkeit, Erbrechen; Schweißsekretion; fibrilläre Muskelzuckung.
- **Systemische Symptome**: Akkommodationsstörungen, Miosis, Tränenfluss; Hypersalivation (blauer Schaum), Nasensekretion, Bronchialschleimabsonderung; Übelkeit, Erbrechen, Darmkoliken, Diarrhö, Urinabgang; Verwirrtheit, Bewusstseinsstörung (Bewusstsein meist relativ lange erhalten); Zyanose; Muskelzuckungen, Tremor und Muskelerschlaffung, Wadenschmerzen; zunächst Bradykardie (ggf. Tachykardie), AV-Blockierung, Schockzustand; zerebrale Krämpfe; Endzustand: zunehmende Atem- und Kreislaufdepression.

Diagnostik

- Eigen- und Fremdanamnese;
- Inspektion der Umgebung;
- knoblauchartige Ausatemluft;
- blaue Farbe von Erbrochenem;
- typische Symptomatik mit Leittrias: Koma mit Krämpfen und Miosis, Lungenödem;
- Giftstoff asservieren, evtl. Blut (10 ml mit EDTA oder Zitratzusatz), erste Magenspülflüssigkeit, ggf. gefundene Medikamentenreste;
- Asservate nicht in ungereinigte Medikamentenflaschen füllen.

Lagerung

Seitenlagerung.

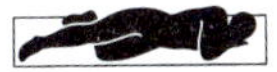

Therapie

- Selbstschutz beachten (Kontaktgift): Gummihandschuhe, Räume und Fahrzeug lüften, kontaminierte Kleidung entfernen, Haut mit Wasser und Seife, ggf. mit Natriumbikarbonat reinigen (Giftneutralisation).
- Absaugen des Mund- und Rachenraums.
- assistierte bis kontrollierte Beatmung, Maskenbeutelbeatmung mit hohem Sauerstoff-Flow, frühzeitige endotracheale Intubation und Absaugung, Beatmung mit FiO_2 1,0.
- 1 – 2 sichere venöse Zugänge.
- Infusion kristalloider Lösung (z. B. Ringer-Laktat 500 ml).
- frühzeitig hochdosierte Atropinsulfatapplikation (Aufhebung der muskarinartigen, nicht der nikotinartigen Wirkung, daher weitere neuromuskuläre Atemlähmung!): Anfangsdosis: Erwachsene 5 mg i.v., Kinder 0,02 – 0,05 mg/kg KG; Wiederholung ca. 2 – 5 Minuten nach Wirkung (bei erneuter Miosis, Bradykardie, Speichelsekretion 1 – 2–5 mg i.v.).

- ggf. Obidoxim (z. B. Toxogonin®, 1 Amp. = 250 mg langsam i.v., Kinder 4 – 8 mg/kg KG) **nach** Atropingabe.
- evtl. Absprache mit Giftinformationszentrale.
- ggf. Magenspülung (bei Intubierten) mit reichlich Wasser, ggf. Aktivkohle 0,5 – 1,0 g/kg KG.
- ggf. bei schweren Krämpfen Sedierung mit Diazepam (z. B. Valium® 5 – 10 mg i.v.).
- laufendes Monitoring, Pulsoxymetrie.

CAVE

- Niemals Atemspende in Form von Mund-zu-Mund- oder Mund-zu-Nase-Beatmung.
- Zur Kontrolle der Effizienz der Atropintherapie ist die Bronchialsekretion besser geeignet als die Pupillenreaktion.
- Die Wirksamkeit von Obidoxim ist nur bei einigen Alkylphosphaten belegt; Risiko der Wirkungsverstärkung durch Kombinationsverbindung mit Phosphorsäureester bei Überdosierung, daher nur in Kombination mit Atropin, nie nach Wirkung dosieren.

Transport

- Bei jedem Vergiftungsverdacht stationäre Einweisung, da bei Vergiftung immer Intensivtherapie erforderlich,
- Transport in Arztbegleitung unter Monitoring und repetitiver Atropingabe,
- nach Transport Reinigung des Fahrzeugs mit Spülmittel,
- in Absprache mit der Klinik Meldung nach dem Chemikaliengesetz.

Pathophysiologie

Amphetamin und seine Derivate gehören zur Gruppe der Sympathikomimetika. Sie führen zu einer Freisetzung von Noradrenalin aus seinen Speichern und hemmen dessen Wiederaufnahme in die präsynaptische Membran. Sie haben eine stimulierende Wirkung auf das zentrale Nervensystem und verschiedene periphere Organe („Weckamine").

Amphetaminderivate sind in folgenden Substanzen zu finden: Ephedrin (z.B. Hustensaft), Fenfluramin (Ponderax®), Metamphetamin (Pervitin®), Methylphenidat (Ritalin®), Norpseudoephedrin (AN1®, Mirapront®, Preludin®, Rosimon-Neu®-Regenon®, Reaktivan®, X112®).

Erwünschte psychotrope Effekte: Unterdrückung des Schlafbedürfnisses, Beschleunigung der Denkfähigkeit, Erhöhung der Initiative und Redebereitschaft, Erhöhung des Selbstwertgefühls, Euphorie.

Symptome

- Unruhe, Angst, Tremor,
- Hypertonie, Tachykardie, starkes Schwitzen, Mydriasis,
- Hyperthermie,
- Mundtrockenheit,
- Hyperaktivität, Exzitation,
- Krämpfe,
- Arrhythmien: Extrasystolen, Kammerflimmern,
- akute Psychose.

Diagnostik

- Anamnese (Fremdanamnese),
- ggf. Drogenschnelltest Frontline® (Fa. Boehringer, Mannheim).

DD

- Paranoide Psychose,
- Schizophrenie,
- Halluzinationen bei Alkoholdelir.

Therapie

- Überwachung der Vitalfunktionen,
- Asservierung von Arzneimittelresten,
- Auslösen von Erbrechen (bei klarer Bewusstseinslage),
- bei anticholinerger Symptomatik als Antidot Anticholium®,
- bei Erregung Haloperidol (Haldol® 5 mg i.v.),
- bei Tachykardie β-Blocker,
- bei Hypertonus α-Blocker (Hydergin®), Nifedipin,
- bei deutlicher Hyperthermie Flüssigkeitssubstitution i.v.

Transport

Grundsätzlich Transport mit Arztbegleitung.

CAVE

Spezielle Form eines Amphetaminderivats ist MDMA (Methylen-Dioxid-Metamphetamin) = Ecstasy (s.d.).

Pathophysiologie

Bei der Ein- bzw. Aufnahme von Atropin kommt es zu einer Blockade postganglionärer Acetylcholinrezeptoren und der Muskarinwirkungen. Die Wirkung des Sympathikus überwiegt infolge der Vagolyse. Eine Atropinvergiftung kommt vor allem als akzidentelle pflanzliche Vergiftung vor, bei Erwachsenen gelten beim Genuss von Tollkirschen 10–20 Beeren als potentiell letal, bei Kindern reichen einige wenige.

Symptome

Periphere anticholinerge Symptome:

- Flush (Vasodilatation),
- Hyperthermie, besonders bei Kindern,
- veränderte Speichel- und Schleimdrüsensekretion,
- Mydriasis, Sehstörungen,
- Harnverhaltung,
- fehlende Darmgeräusche,
- Palpitation,
- Rhythmusstörungen (Tachykardie),
- myokardiale Depression,
- Herzstillstand.

Zentrale anticholinerge Symptome:

- Motorische Koordinationsstörungen,
- Bewegungsdrang,
- optische und akustische Halluzinationen,
- Dysartrie,
- Angst, Aggression,
- Desorientierung,
- Schluckbeschwerden, Krämpfe,
- Bewusstseinstrübung bis Koma,
- Atemdepression bis Apnoe,
- positives Babinski-Phänomen.

Atropinvergiftung

DD

- Psychose,
- Intoxikation mit Amphetaminen,
- Einnahme von Kokain-Phenylpropanolamin und anderen Stimulanzien des ZNS,
- Äthanol- bzw. Hypnotika- bzw. Sedativaentzugssymptomatik.

Therapie

- Applikation von Aktivkohle (z.B. Ultracarbon® 0,5 – 1,0 g/kg KG),
- bei Erregungszuständen Injektion von 2 – 4 mg Physostigminsalicylat,
- Flüssigkeitsersatz mit Elektrolytlösung,
- bei Krämpfen Midazolam (z.B. Dormicum®) 5 – 10 mg i.v. (Cave: dann Anwendung von Physostigminsalicylat),
- ggf. antiarrhythmische Therapie.

Transport

- Umgehende stationäre Einweisung unter EKG- und Blutdruckkontrolle,
- Transport mit Arztbegleitung.

Pathophysiologie

Toxische Herzglykosidwirkungen (geringe therapeutische Breite) können auftreten durch relative Überdosierung (z.B. bei Niereninsuffizienz, Hypothyreose), erhöhte Digitalisempfindlichkeit (Elektrolytverschiebungen) oder absolute Überdosierung (z.B. Dosierungsfehler bei älteren herzkranken, zerebrovaskulär insuffizienten Patienten oder in seltenen Fällen als suizidale Intoxikation) sowie akzidentell bei Einnahme durch Kinder.

Die Glykosidwirkung bedingt kardiale, zerebrale, gastrointestinale Störungen, selten Exantheme und Thrombozytopenie.

Symptome

Das Symptombild kann außerordentlich vielfältig sein:

- **Kardiale Symptome:** Auftreten aller bekannten Herzrhythmusstörungen möglich, häufig ventrikuläre Extrasystolen (oft multifokal), Sinusbradykardie, partielle AV-Blockierungen (besonders Typ Wenckebach) und AV-Knotenarrhythmien, seltener Vorhofflimmern/-flattern, Kammerflattern. Bei Herzgesunden überwiegen Überleitungsstörungen, bei Herzkranken Reizbildungsstörungen. Die Kombination von ventrikulärem Bigeminus mit AV-Knotentachykardie oder AV-Block ist für eine Digitalisintoxikation nahezu beweisend.
- **Zerebrale Symptome** (15 % der Fälle): Verwirrtheit, Kopfschmerzen, Halluzinationen, Flimmern vor den Augen, Sehstörungen, Farbsensationen (Rot-Grün-Sehen, gelbe oder blaue Ringe). Selten Parästhesien (z.B. Trigeminusneuralgie) als gelegentlich einziges Symptom.
- **Gastrointestinale Symptome:** Inappetenz (Frühzeichen), Übelkeit, Bauchschmerzen, plötzlich rezidivierendes Erbrechen, Diarrhö.

Diagnostik

- Anamnese:
  - Herzglykoside: Dosierung, Verschlechterung einer Herzinsuffizienz unter Digitalis;

- pharmakokinetische Einflüsse: verbesserte Resorption bei verzögerter Darmmotilität durch Vagolytika, Verteilungsprobleme bei geringer Muskelmasse, Beeinflussung des Lebermetabolismus durch Pharmaka, Einschränkung der renalen Elimination;
- pharmakodynamische Einflüsse: z.B. Diuretika – Elektrolytstörungen (Hypokaliämie, Hypomagnesiämie, Hyperkalziämie) – Hypoxie (Cor pulmonale) – Azidose, hormonelle Einflüsse (Katecholamine, Hypothyreose):

• EKG: AV-Überleitungsstörungen, verkürzte QT-Zeit, tiefe muldenförmige ST-Senkungen, präterminale T-Negativität, Herzrhythmusstörungen, ventrikuläre Extrasystolen und paroxysmale Vorhoftachykardie mit AV-Blockierung.

Lagerung

Bei Bewusstlosigkeit Seitenlagerung.

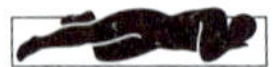

Therapie

- Sicherer venöser Zugang,
- Infusion zum Offenhalten der Vene (z.B. Ringer-Laktat 500 ml),
- symptomatische Therapie der Herzrhythmusstörungen (s.d.),
- Magenspülung (bei akzidenteller oder suizidaler oraler Einnahme),
- laufendes Monitoring,
- Bereitschaft zur Intubation, Defibrillation, kardiopulmonalen Reanimation,
- Applikation von Aktivkohle (z.B. Ultracarbon® 0,5 – 1,0 g/kg KG),
- dringende Kontrolle des Kaliumspiegels in der Klinik, evtl. zu Beginn der Infusionstherapie Probenentnahme (dabei auch gleichzeitig Glykosidspiegelbestimmung möglich),
- sofern vorhanden und Diagnose sicher, Digitalis-Antidot (Digitalis-Antidot BM) erwägen.

CAVE

- Volumenüberlastung bei Herzinsuffizienz;
- Magenspülung kann Rhythmusstörungen provozieren.

Transport

- Bei Digitalisintoxikation mit Rhythmusstörungen stets stationäre Aufnahme zur Überwachung und Therapie (Schrittmacherstimulation, Dialyse, Digitalisantikörper),
- ggf. zügiger Transport in Abhängigkeit vom Allgemeinzustand des Patienten, in jedem Fall Arztbegleitung.

Drogenintoxikation

Pathophysiologie

Der Begriff Droge umfasst Stoffe mit Wirkungen auf das ZNS, die zur Abhängigkeit führen. Im engeren Sinne sind Drogen definiert als illegal erworbene Suchtmittel, z.B. Psychodelika, Weckamine, Kokain, Opiate (Heroin).

Auftretende Notfallsituationen können unterschieden werden in akute Intoxikation, Abstinenz- und Entzugssyndrome, akute psychogene Reaktionen, z.B. Angstpsychosen, sowie sekundäre Verletzungen infolge im Rauschzustand ausgeführter Handlungen oder Autoaggressionen.

Akute Intoxikationen können auftreten durch relative Überdosierung (z.B. nach Entzugsbehandlung), durch absolute Überdosierung (z.B. nach marktabhängig wechselnder Stoffreinheit), suizidal oder akzidentell (Body-packer-Syndrom) oder durch Wechselwirkungen mit gleichzeitig konsumierten Rauschmitteln oder zentral wirksamen Medikamenten (z.B. bei Polytoxikomanie).

Symptome

- Vergiftungsbilder abhängig von Art und Menge der inkorporierten Drogen (s.a. „Symptome und Erste Hilfe bei Drogenintoxikationen im Überblick“) sowie von der zeitlichen Differenz zwischen Einnahme und Auffinden.
- Charakteristische Symptomatik der Einzelsubstanzen häufig verfälscht durch irreguläre Applikation (z.B. parenterale Zufuhr primär nicht injizierbarer Substanzen) und Mischintoxikationen.
- **Symptomatische Einteilung** in 4 Hauptgruppen:
  - **Psychodelika** (Halluzinogene, Phantastika): Intensivierung und Verzerrung der Wahrnehmung, Euphorie, Angst, paranoid-halluzinatorische Psychosen, depressive Verstimmungen, Suizidimpulse; Konjunktivitis, Tränenfluss, Mydriasis, Lichtempfindlichkeit, Hyperakusis, Nasensekretion, Mundtrockenheit, Hyperthermie, Übelkeit, Tachykardie, Hypertonie, Hyperglykämie, Tremor, Muskelzuckungen, Reflexsteigerung, zentrale Krämpfe, zentrale Atemlähmungen in extrem hohen Dosen;

- **Weckamine:** Euphorie, Enthemmung, Erregung, illusionäre Verkennungen, optische und akustische Halluzinationen bis hin zu psychotischen Bildern, Suizidimpulse; Mydriasis, Nystagmus, Tachykardie, Hypertonie bis zur hypertensiven Krise (hohe Dosierung), Hyperventilation, motorische Unruhe, Bewusstseinstrübung bis Koma, zentrale Krämpfe;
- **Kokain:** dosisabhängige Symptome mit initialer Übelkeit, Kopfschmerzen, Hyperhidrosis, Mydriasis, psychomotorischer Erregung, gesteigerter Atmung, Tachykardie mit ventrikulärer Ektopie bis zum Kammerflimmern und Myokardischämie bis zum Myokardinfarkt; zunehmende Hyperthermie; in hohen Dosen Bewusstseinsstörungen bis zum Koma, Reflexsteigerung, zentrale Krämpfe, Atemdepression, exzessive Tachykardie und Hypertonie möglich; zuletzt Blutdruckabfall, Herzinsuffizienz bis zum kardiogenen Schock, zentraler Atem- und Kreislaufstillstand;
- **Opiate:** Blässe nach initialem Flush, trockene Haut, Hypothermie; Miosis (kann bei Scopolamin, Opiatderivaten und/oder bei Mischintoxikation fehlen), Bradykardie, Hypotonie; Atemdepression (Cheyne-Stokes-Atmung) bis zur Atemlähmung, Gefahr des Lungenödems; Hypo-, Areflexie, Bewusstseinsstörungen bis zum Koma, zerebrale Krämpfe, Gefahr eines Hirnödems;
- Zusätzlich **Designer Drugs:** wie Opioide, nur stärker.

Diagnostik

- Anamnese,
- Fremdanamnese,
- Notfallsituation (Szene!),
- Einstichstellen (häufig verborgen, z.B. Fuß, Penis),
- schlechter Zahnstatus, klinische Symptomatik,
- zur Diagnosesicherung Asservierung von Blut, Urin und Erbrochenem
- ggf. Drogenschnelltest aus Patientenurin.

Therapie

- Versuch der verbalen Sedierung („talk down“) bei agitierten Patienten;
- kontinuierliches Atem- und Kreislaufmonitoring;

- sicherer venöser Zugang, Infusion von Elektrolytlösungen (z. B. Ringer-Laktat 500 ml);
- symptomatische Therapie (s.a. „Symptome und Erste Hilfe bei Drogenintoxikationen im Überblick"):
  - Benzodiazepine wie Midazolam (z. B. Dormicum® i.v.), fraktioniert bei psychotischen Zuständen und als Antikonvulsiva,
  - bei Erregung infolge Weckaminüberdosierung Neuroleptika wie Haloperidol (z. B. Haldol® i.m., besser i.v.),
  - bei hypertensiven Notfällen Nitropräparate, Kalziumantagonisten wie Nifedipin (z. B. Adalat® 10 Zerbeißkapsel, Nifehexal® 10),
  - bei akuter Kreislaufinsuffizienz Katecholamine,
  - bei ventrikulärer Tachykardie bis Kammerflimmern Kardioversion, Defibrillation,
  - Sauerstoff per inhalationem 4–6 l/min,
  - ggf. Intubation und kontrollierte Beatmung mit FiO_2 1,0,
  - bei sicherer Opioidintoxikation spezielle Antidotgabe: Naloxon (z. B. Narcanti® 1 Amp. 0,4 mg i.v.) fraktioniert (alle 5–10 Minuten 1 Amp. i.v.) nach Bewusstseinslage, Atemfrequenz, Pupillenweite,
  - ggf. forcierte Diurese mit Furosemid (z. B. Lasix®, Furorese® 40 mg i.v.),
  - da häufig Zugebrauch von Benzodiazepinen, Flumazenil (z. B. Anexate® 0,2–0,6 mg fraktioniert) erwägen.

CAVE

- Erwachende Patienten werden u.U. aggressiv und verweigern weitere Therapie.
- Antagonisten provozieren spontanes Erwachen und damit Behandlungsverweigerung.
- Infolge kurzer Eliminationszeit von Naloxon Gefahr der erneuten Atemlähmung.
- Vor allem beim Drogennotfall peinlichste Beachtung der hygienischen Schutzvorschriften (HIV-Infektion!).
- Bei Drogenintoxikationen auf Notfälle anderer Art achten, da häufig übersehen (Schädel-Hirn-Trauma, Blutungen, akutes Abdomen, Mischintoxikationen).

Transport

- Grundsätzlich Transport mit Arztbegleitung zur intensivmedizinischen Überwachung und Therapie,
- ggf. Zwangseinweisung mit Hilfe der Polizei auf der Basis des jeweils gültigen Unterbringungs- oder Verwahrungsgesetzes des einzelnen Bundeslandes.

Ecstasy-Intoxikation

Pathophysiologie

Ecstasy gehört zu den sog. Designerdrogen, die ursprünglich als Appetitzügler auf den Markt kamen. Sie unterliegen dem Betäubungsmittelgesetz. Eingenommen werden sie speziell bei Techno-Musik-Tanzveranstaltungen wegen folgender Wirkungen:

- Steigerung der Kontaktfreudigkeit,
- In-sich-Hineinversinken,
- milde halluzinogene Wirkung,
- Unterdrückung des Schlafbedürfnisses.

Der primäre Angriffspunkt liegt im limbischen System, dessen Hauptaufgabe die Steuerung der Emotionalität ist. Neben einer vermehrten Freisetzung von Serotonin resultiert eine Wiederaufnahmehemmung im synaptischen Spalt, dadurch ein gesteigertes Angebot an Botenstoffen, die im Rezeptor binden. Gleichzeitig wirkt Ecstasy an postsynaptischen Bindestellen, was zu einer Wirkungsverstärkung führt.

Symptome

- **Allgemeine Symptomatik:**
  - Schlaflosigkeit, Kopfschmerzen,
  - Übelkeit und Erbrechen,
  - verstärktes Schwitzen, Überhitzung,
  - Blutdruckanstieg, Herzrhythmusstörungen,
  - Depersonalisationssyndrom,
  - bei chronischem Abusus Burn-out-Syndrom,
  - Dehydratation,
  - zentrale Krampfanfälle.
- Bei **Ecstasy-Missbrauch** können latent vorhandene Psychosen exazerbieren und zu Panikattacken sowie paranoiden Zwangsvorstellungen führen.
- **Spezielle Symptomatik des Hitzschlags nach Ecstasy-Konsum:**
  Ursachen: Hohe Umgebungstemperatur, hohe Luftfeuchtigkeit, starke körperliche Belastung, Schweißverluste.
  Folgen: schwere Wasser- und Salzverluste sowie Anstieg der Körpertemperatur (über 41 °C).

- Hitzeerschöpfung, Hitzschlag, Abgeschlagenheit, Haut zunächst hochrot und schweißnass, später trocken und blass,
- Bewusstseinsverlust, Hitzekrämpfe,
- Koma.

Therapie

- Bei Ateminsuffizienz: Intubation;
- Beatmen mit Sauerstoff;
- bei zerebralen Krampfanfällen: Diazepam, Midazolam, Thiopental i.v.;
- maligne Hypertonie: Urapidil, Clonidin i.v.;
- Hyperthermie: Wadenwickel, Eiswasserbad, Flüssigkeitssubstitution i.v.;
- Hypotonie: Dopamin, Noradrenalin-Infusion.

Transport

- Klinische Einweisung, bei Fahrt evtl. Fenster öffnen (Abkühlung), EKG-Monitoring,
- Transport mit Arztbegleitung.

Flusssäureverätzung

Pathophysiologie

Flusssäure wird vor allem in der metallverarbeitenden und chemischen Industrie sowie in der Glasindustrie eingesetzt. Darüber hinaus findet sich Flusssäure in Rostentfernern (0,6 – 12 %), Fassaden- und Steinreinigern (10 – 15 %). Als starkes Protoplasmagift führen die Fluoridionen zu einer zellulären Funktionsstörung, wobei die Genese nicht vollkommen geklärt ist. Flusssäure hat einen hohen Permeabilitätskoeffizienten. Der Transport des Fluoridions durch biologische Membrane erfolgt primär durch nichtionisierte Diffusion. Aus diesem Grund gelangt es schnell über die Haut in die Zirkulation. Hierbei resultieren Hypokalziämie, Hypomagnesiämie, Hyperkaliämie, Azidose, Störungen des Kohlenhydratstoffwechsels durch Blockierung der Glukose-6-Phosphatase, Leber-, Nieren- und Herzmuskelschädigungen, die ihrerseits zu Blutdruckabfall und Schock führen. Es sind Todesfälle nach dermaler Kontamination infolge einer Hypokalziämie beschrieben.

Die Gabe von Kalziumglukonat beruht auf der Vorstellung, dass Flusssäure mit Kalzium schwer lösliche, nicht mehr gewebetoxische CaF_2-Kristalle bildet.

Symptome

In Abhängigkeit von der Konzentration der Flusssäure bei einer Kontamination mit der Haut resultieren verschiedene Symptome vom Erythem bis zu einer Koagulationsnekrose, die sich rasch flächenhaft und tief penetrierend ausdehnen kann.

- Bei einer Flusssäurekonzentration bis 10 % zeigen sich nur oberflächliche Verätzungen mit einer Latenzzeit von Stunden.
- Bei 12 %igen Lösungen resultieren Beschwerden innerhalb einer Stunde.
- 40 %ige Flusssäurelösungen bewirken schwerste Schädigungen, die über dermale Schäden hinaus mit systemischen Wirkungen verbunden sind.
- Bei verdünnten Flusssäurelösungen kann die Symptomatik erst später einsetzen, wenn die Gewebedestruktion bereits begonnen hat.

- Sofort einsetzende Schmerzen sprechen für eine hochkonzentrierte Flusssäurelösung und gleichzeitig für eine schwere Schädigung.
- Durch Elektrolytverschiebungen kann es zu Rhythmusstörungen (ventrikuläre Extrasystolie bzw. Tachykardie, Kammerflimmern) kommen.
- **Leitsymptom** der Flusssäurevergiftung ist der Schmerz.
- Nach Inhalation schwere Reizerscheinungen der Schleimhäute, Lungenödem.

Diagnostik

- Anamnese,
- klinisches Bild.

Therapie

- Sofort lange und gründliche Spülung mit Wasser.
- Betroffenes Areal mit kalziumglukonatgetränkten Mullauflagen abdecken (Verdünnung 10 ml Kalziumglukonat 10% auf 30 ml H_2O).
- Bei Augenkontakt sofortige Spülung mit Wasser und notfalls Lokalanästhesie mit Lidocainlösung 1%. Kein Kalziumglukonat am Auge.
- Bei lokalen Kontakten Unterspritzung mit einer Mischung aus 10 ml 10%igem Kalziumglukonat und 5 ml 2%igem Xylocain. Injektion vom Randbereich des geschädigten Areals aus, sehr schmerzhaft, deshalb evtl. Lokalanästhesie.
- Bei bereits bestehender Blasenbildung: Eröffnung der Blasen und Umschläge mit Kalziumglukonat auf das geschädigte Areal.
- Bei Verätzungen der Extremitäten intraarterielle Infusion mit 10 ml Kalziumglukonat 20% bzw. 20 ml Kalziumglukonat 10% in 80 ml NaCl-Lösung 0,9% bzw. 40 ml Glukose 5%, bis die Schmerzen nachlassen.
- Großzügige Gabe von Analgetika wie Tramadol (z.B. Tramal®, Tramadolor® 100 mg), Morphin 2–5 mg i.v.
- Bei inhalativen Vergiftungen Antitussiva, inhalative β_2-Sympathomimetika, Glukokortikosteroide, evtl. Intubation und Beatmung.

CAVE

Kein Kalziumchlorid verwenden, da dieses seinerseits Nekrosen bewirkt.

Transport

- Stationäre Einweisung zur klinischen Behandlung unter EKG-Monitoring,
- Transport mit Arztbegleitung.

Pathophysiologie

Das farb-, geruchs- und geschmackslose Kohlendioxid (CO_2) entsteht bei Verbrennungs- und Gärungsprozessen mit ausreichend Sauerstoff, sammelt sich in Bodennähe (schwerer als Luft), v.a. in Silos, Gärkellern, Jauchegruben, Brunnen, und verdrängt den Sauerstoff. Beim unbemerkten Eintauchen in den CO_2-See resultieren Hypoxie und Hyperkapnie, die rasch zur Bewusstlosigkeit und Apnoe führen (CO_2-Narkose), mit der Gefahr eines Hirnödems und zusätzlich metabolischer/respiratorischer Azidose.

Symptome

- Kopfschmerzen, Übelkeit, Schwindelgefühl, Sehstörungen, Ohrensausen,
- motorische Unruhe, Bewusstseinsstörungen bis Bewusstlosigkeit, zerebrale Krämpfe,
- weite Pupillen,
- Atemnot, Cheyne-Stokes-Atmung, Zyanose,
- Herzklopfen, Tachykardie, initialer Blutdruckanstieg, Hypotonie, ggf. Arrhythmien, v.a. bei kardiovaskulären Vorerkrankungen.

Diagnostik

- Anamnese,
- Umstände beim Auffinden (Gärkeller, Silo etc.),
- Ausschluss von Zusatzverletzungen (z.B. Sturz).

Lagerung

Lagerung mit erhöhtem Oberkörper oder bei Bewusstlosigkeit stabile Seitenlagerung.

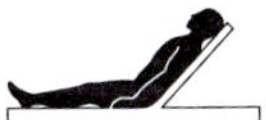

Therapie

- Rettung aus CO_2-haltiger Umgebung unter Beachtung des Selbstschutzes (u.U. Rettung mit schwerem Atemschutz durch Feuerwehr),
- Inhalation von Sauerstoff 4 – 8 l/min,
- ggf. assistierte Beatmung,
- bei Atemstillstand Intubation und Hyperventilation mit großen Atemhubvolumina, PEEP +5 – 10 cmH_2O und FiO_2 1,0,
- sicherer venöser Zugang und Infusion kristalliner Lösungen (z.B. Ringer-Laktat 500 ml),
- kontinuierliches Monitoring, Pulsoxymetrie,
- ggf. Sedierung bei zerebralen Krämpfen, z.B. mit Midazolam (z.B. Dormicum® 5 – 10 mg i.v.).

Transport

- Mit Vorverständigung zur stationären Überwachung,
- Arztbegleitung.

Pathophysiologie

Die Kohlenmonoxidintoxikation ist die häufigste Ursache für akzidentelle Vergiftungen. Das farb-, geruchs- und geschmackslose, explosive Kohlenmonoxid (CO) entsteht bei unvollständiger Verbrennung von Kohlenstoff. Intoxikationen treten akzidentell durch Einatmen von Rauchgasen (z.B. bei Schwelbränden, in der Industrie, bei Gaswerken etc.) in der Abluft von Kohle- oder Ölöfen oder suizidal durch Inhalation von Motorabgasen (enthalten bis zu 20 % CO; häufig kombiniert mit Alkohol oder Schlafmitteln) auf. Kann auch bei Verbrennung von CO-freiem Erdgas entstehen.

Durch hohe Affinität zum Hämoglobin Inaktivierung desselben für den Sauerstofftransport und Linksverschiebung der Sauerstoff-Dissoziationskurve. Daraus resultieren eine durch Kompensationsmechanismen nicht ausgleichbare Hypoxie sowie eine durch CO ausgelöste metabolische Azidose mit direkter Myokardschädigung, Verminderung des Herzminutenvolumens sowie ggf. zusätzliche pulmonale Funktionsbeeinträchtigung (Lungenstau) und ZNS-Schädigung (Hirnödem).

Ein verzögertes neurologisches Syndrom tritt bei etwa 15 % der Patienten mit schwerer Intoxikation nach einem Intervall von 2–28 Tagen auf.

Symptome

Sich steigernde Symptomatik in Abhängigkeit von der Menge des inhalierten CO, Alter, Konstitution, Hb:

- **Niedrige Konzentration (CO-Hb 10–20 %):** starke Kopfschmerzen, sensorische Eintrübung, retrograde Amnesie, Sehstörungen, Rauschgefühle, Übelkeit;
- **mittlere Konzentration (CO-Hb 30–50 %):** Schwindel, Eintrübung bis Bewusstlosigkeit, gesteigerte Reflexe, Erbrechen, Hyperventilation, Hypertonie
- **hohe Konzentration (CO-Hb > 50 %):** Bewusstlosigkeit, tonisch-klonische Krampfanfälle, Streckkrämpfe, Hypoventilation, Zyanose, Schock mit Tachykardie und Hypotonie.

Kohlenmonoxidvergiftung

Ein **neurologisches Syndrom** manifestiert sich als Störung der Merkfähigkeit und anderen kognitiven Funktionen, Apathie, Depression, Ataxie, Parkinsonoid.

CAVE

Symptomloses Intervall, insbesondere bei zerebro-kardiovaskulären Vorerkrankungen.

Diagnostik

- Anamnese (kardiovaskuläre Vorerkrankungen, u.U. zusätzliche Linksherzanamnese),
- führendes Symptom möglicherweise die charakteristisch hellkirschrote Hautfarbe,
- Ausschluss von zusätzlichen Verletzungen (Sturz) und weiteren Intoxikationen.

CAVE

- Pulsoxymetrie bei CO-Intoxikationen nicht verlässlich,
- Diffusion durch Mauerwerk und Erdreich in darüberliegende Räume berücksichtigen,
- bei vermutetem Defekt an Öfen und Schornsteinen zur Absicherung Benachrichtigung der Feuerwehr,
- bei Rettung Vermeidung von Funkenentstehung (Explosionsgefahr).

Lagerung

Bei Bewusstlosigkeit Seitenlagerung.

Therapie

- Rettung aus CO-haltiger Umgebung unter Beachtung des Selbstschutzes (u.U. Rettung nur mit schwerem Atemschutz durch die Feuerwehr),
- Frischluftzufuhr,
- körperliche Belastung vermeiden,
- Inhalation von Sauerstoff 10 – 15 l/min (Steigerung der CO-Elimination um das 6fache gegenüber Raumluft),
- ggf. assistierte Beatmung mit FiO_2 1,0,
- bei Atemstillstand Intubation und Hyperventilation mit FiO_2 1,0; bei Ausbildung von Lungenstau ggf. mit PEEP +5 cmH_2O beatmen,
- sicherer venöser Zugang,
- Entnahme von Venenblut zur klinischen Carboxyhämoglobinbestimmung,
- ggf. Volumenersatz (z.B. HAES 6 % 500 – 1000 ml),
- ggf. Sedierung und Krampfprophylaxe mit z.B. Midazolam (z.B. Dormicum® 5 – 10 mg i.v.),
- Schutz vor Wärmeverlust,
- kontinuierliches Monitoring,
- evtl. hyperbare Oxygenierung in Druckkammer.

Transport

- Stationäre Überwachung obligat, möglichst auf Intensivstation,
- Transport mit Arztbegleitung,
- Abfrage der Verfügbarkeit einer HBO-Druckkammer.

Methanolvergiftung

Pathophysiologie

Meist perorale, versehentliche Intoxikation mit Methanol (Vorkommen in Lösungsmitteln, Defrostermitteln). Durch Alkoholdehydrogenase Metabolisierung zu Formaldehyd, weiter zu Ameisensäure. Renale Elimination. Schleimhautreizung im Magen-Darm-Kanal, zerebrale Wirkungen ähnlich Ethanol ohne ausgeprägten Rauschzustand. Metaboliten bedingen eigentliche Toxizität, v.a. Entstehung einer metabolischen Azidose und toxische Wirkung auf die Augen.

Symptome

Auftreten mit einer Latenzzeit von 6–24 Stunden nach Ingestion:

- Schwindel, Kopfschmerzen,
- Bauchschmerzen, Übelkeit, Erbrechen,
- Lichtscheu, Sehstörungen bis Blindheit, weite, reaktionslose Pupillen (in schweren Fällen),
- Verwirrtheitszustände, Bewusstseinsstörungen bis Bewusstlosigkeit, ggf. zerebrale Krämpfe,
- Atemnot, Tachypnoe bis zum Atemstillstand,
- ggf. Bradykardie oder Tachykardie.

Diagnostik

- Anamnese,
- Auffinden entsprechender Behältnisse (leere Flaschen),
- Kombination von Azidoseatmung und Augensymptomen.

DD

- Komatöse Zustände anderer Genese,
- evtl. Intoxikation mit Acetylsalicylsäure.

Lagerung

Seitenlage bei Bewusstlosigkeit.

Therapie

- Giftasservierung,
- Sauerstoff per inhalationem 4–6 l/min,
- ggf. Intubation und kontrollierte Beatmung,
- sicherer venöser Zugang und Infusion (z.B. Ringer-Laktat 500 ml),
- ggf. Volumenersatz,
- Antidottherapie mit Ethanol 10%-Lösung i.v., initial 1,25 ml/kg KG, evtl. zusätzlich Folsäure 2,5 mg/kg KG i.v.,
- alternativ: perorale Alkoholgabe hochprozentiger Alkoholika (1 ml/kg KG) = ca. 100 ml Weinbrand (kompetitive Verdrängung des Methanols von der Alkoholdehydrogenase),
- ständiges Atem- und Kreislaufmonitoring.

Transport

- Bei Intoxikationsverdacht stationäre Aufnahme,
- Einweisung auch wegen langer Latenzzeit bei Fehlen entsprechender Symptomatik,
- Zielklinik mit Möglichkeit einer Hämodialyse.

Pilzvergiftungen

Pathophysiologie

Intoxikationen erfolgen meist durch Verzehr aufgrund Unkenntnis oder Verwechslung mit Speisepilzen, weiterhin durch fehlerhafte Zubereitung (Reizker) und individuelle Empfindlichkeit gegenüber an sich essbaren Pilzen. Krankheitsbilder sind ferner möglich nach Genuss verdorbener Speisepilze (toxische Eiweißzersetzungsprodukte), nach Verzehr roher Speisepilze, selten infolge allergischer Reaktionen oder antabusähnlicher Reaktionen bei kombiniertem Alkoholgenuss.

Symptome, Diagnose und Therapie orientieren sich an klinischer Einteilung in 4 Syndrome mit unterschiedlicher Latenzzeit zwischen Genuss und Vergiftungserscheinungen:

- **Pantherina-Syndrom** (Latenz: 1–2 Stunden, durch Genuss von Panther- und Fliegenpilzen),
- **Muskarin-Syndrom** (Latenz in der Regel 1–2 Stunden, durch Genuss von Trichterlingen, Speitäublingen, Röhrlingen [z.B. Satanspilz]),
- **gastroenteritisches Syndrom** (Latenz 30 Minuten bis 2 Stunden, durch Genuss von Riesenrötling, Tigerritterling, Birkenreizker, Kartoffelbovist, auch Satanspilz),
- **Phalloides-Syndrom** (hepatorenales Syndrom; Latenz 5–48 Stunden!, durch Genuss von Knollenblätterpilzen, Frühjahrslorchel).

Bei Pilzmischgerichten kann die Latenzzeit auch kürzer sein.

Symptome

- **Pantherina-Syndrom:** atropinartige Symptomatik mit Mydriasis, Schwindel, Benommenheit, Halluzinationen, Rauschzuständen, Muskelzuckungen, Toben, gelegentlich Koma, Apnoe;
- **Muskarin-Syndrom:** Miosis, Sehstörungen, Speichel-, Tränenfluss, Schweißausbruch bei gleichzeitigem Frieren, Übelkeit, Erbrechen, Tenesmen, Diarrhö, zuletzt asthmoide Atemnot, Bronchospasmus, Bradykardie, Schock, ggf. Lungenödem;
- **gastroenteritisches Syndrom:** Übelkeit, Erbrechen, Diarrhö, Koliken, Tenesmen, in schweren Fällen Schock, keine zentralen Symptome;

- **Phalloides-Syndrom:** zunächst choleraartige gastrointestinale Symptome mit unstillbarem Erbrechen, wässrigen Darmentleerungen, Koliken, Tenesmen, Wadenkrämpfen; Abklingen und scheinbare Besserung nach 18–24 Stunden; ab dem 3.–4. Tag akute Leberdystrophie mit Ikterus, hämorrhagischer Diathese, Koma, zentralen Krämpfen, Atemlähmung; unbehandelt Exitus nach 5–7 Tagen im Coma hepaticum.

Diagnostik

Diagnostische Hauptaufgabe: Abklärung der Latenzzeit (> 5 Stunden – akut gefährlich) sowie die Ermittlung und ggf. Asservierung der verzehrten Pilze.

Therapie

- **Pantherina-Syndrom:**
  - Rein symptomatische Therapie,
  - Sedierung bei Erregung z. B. mit Midazolam (z. B. Dormicum®),
  - ggf. Intubation und Beatmung bei Koma,
  - stationäre Überwachung.
- **Muskarin-Syndrom:**
  - Sicherer venöser Zugang,
  - Volumensubstitution (z. B. HAES 6 % 500 ml),
  - Atropin 1,0–2,0 mg i.v.,
  - ggf. forcierte Diurese mit Furosemid (z. B. Lasix®, Furorese® 20–40 mg i.v.),
  - stationäre Überwachung.
- **Gastroenteritisches Syndrom:**
  - Symptomatische Therapie,
  - ggf. venöser Zugang und Volumensubstitution (z. B. Ringer-Laktat 500 ml),
  - ggf. Antiemetika wie Metoclopramid (z. B. Paspertin®, MCP Hexal® 1 Amp. i.v.),
  - ggf. Aktivkohle (z. B. Ultracarbon® 0,5–1,0 g/kg KG),
  - in schweren Fällen stationäre Überwachung.

- **Phalloides-Syndrom:**
  - Möglichst noch in der Latenzzeit induziertes Erbrechen, ggf. Magenspülung, Aktivkohle,
  - venöser Zugang, Elektrolytausgleich mittels Vollelektrolytlösung (z.B. Ionosteril® 500–1 000 ml),
  - Antidot-Therapie mit Silibinin mit 5 mg/kg KG in der 1. Stunde, dann 20 mg/kg KG über 24 Stunden,
  - sofortige stationäre Behandlung möglichst auf Intensivstation. In den ersten Stunden ist eine sekundäre Giftelimination mittels Hämoperfusion und Hämodialyse möglich.

CAVE

Mitbehandlung auch beschwerdefreier Angehöriger, wenn sie vom gleichen Pilzgericht gegessen haben.

Pathophysiologie

Infolge der weiten Verbreitung von Psychopharmaka (Neuroleptika, Benzodiazepine, Antidepressiva) treten zunehmend Intoxikationen auf, in der Regel durch offensichtliche oder verdeckte Suizide, selten durch ungewollte Überdosierungen. Häufig handelt es sich um Mischintoxikationen mit unvorhersehbaren Arzneimittelinterferenzen. Die Wirkweise und Symptomatik hängen von der Substanzklasse ab.

Symptome

- **Neuroleptika:**
  - Extrapyramidale Dystonien, in hohen Dosen ggf. anticholinerges Bild: „bizarre, neurologische Syndrome" mit muskulären Dyskinesien im Gesicht, Augen (Blickkrämpfe), Mund (Schlundkrämpfe), an den Extremitäten im Wechsel mit schlaffen Lähmungen; Dyskinesien nicht dosisabhängig;
  - zusätzlich: Mundtrockenheit, Tachykardie, in hohen Dosen Atemlähmung, Pupillen weit (anticholinerge Wirkung), Halluzinationen, Harnverhalt, Herzrhythmusstörungen, Herzstillstand.
- **Trizyklische Antidepressiva:**
  - Mydriasis, agitiertes Koma, generalisierte Krämpfe, myoklonische Zuckungen, nervöse Übererregbarkeit, Halluzinationen, Herzrhythmusstörungen (v.a. ventrikuläre und Vorhoftachykardie, AV-Block, Schenkelblock [QRS-Breite korreliert mit Intoxikationsausmaß]);
  - in hohen Dosen antiadrenerge Wirkung mit Hypotonie;
  - finale Atemlähmung, Kreislaufstillstand.
- **Benzodiazepine:**
  - Verwaschene Sprache, Unruhe, Halluzinationen;
  - „ruhiges Koma" mit zentraler Atemlähmung und Aspirationsgefahr (s.a. „Schlafmittelvergiftung"), Hypotonie, Muskelerschlaffung, Ataxie.

Psychopharmaka-Intoxikationen

Diagnostik

- Eigen-, ggf. Fremdanamnese,
- Suche nach vollen oder leeren Medikamentenpackungen,
- Versuch der Asservierung von Urin, Blut, Mageninhalt zur definitiven qualitativen und quantitativen Stofffeststellung (in der Klinik),
- Reaktion auf Schmerzreize, Pupillenreaktion,
- Blutdruck-, EKG-, Pulsmonitoring,
- Atemkontrolle, Aspiration,
- Blutzuckerkontrolle (Ausschluss Hypoglykämie).

DD

- Komata anderer Genese,
- Stoffwechselstörungen,
- Erregungszustände anderer Genese,
- Psychosen.

Lagerung

Seitenlage bei Bewusstlosigkeit.

Therapie

Allgemeine Maßnahmen:

- Primäre Giftelimination mittels provozierten Erbrechens;
- Freihalten der Atemwege, ggf. Absaugen;
- Sauerstoff per inhalationem (4–6 l/min);
- ggf. Intubation und kontrollierte Beatmung;
- venöser Zugang, Infusion (z. B. Ringer-Laktat 500 ml);
- kurz wirksame Barbiturate bei zerebralen Krampfanfällen, z. B. mit Thiopental (z. B. Trapanal® 200–300 mg i.v.);
- ggf. Benzodiazepine (außer bei Benzodiazepinintoxikation);
- laufendes Atem- und Kreislaufmonitoring.

Spezifische Therapie:

- **Neuroleptika:** bei extrapyramidalen Symptomen ggf. Biperiden (Akineton® 1 – 2 Amp. i.v.); ggf. Physostigminsalicylat (z. B. Anticholium® 2 mg i.v.) unter EKG-Kontrolle.
- **Trizyklische Antidepressiva:** ggf. Physostigminsalicylat (z. B. Anticholium® 2 mg i.v.), titriert bis zum Auftreten von Hypersalivation (Antidot Atropin) unter EKG-Überwachung; bei Kammerflimmern Defibrillation und (zurückhaltend) antiarrhythmische Medikation (s.d.).
- **Benzodiazepine:** ggf. Antagonist Flumazenil (z. B. Anexate® 0,1 – 0,2 mg/min i.v. bis zum Erwachen).

CAVE

Flumazenil hat nur eine kurze Halbwertszeit, daher eher als Diagnostikum.

Transport

In der Regel liegender Transport zur stationären Überwachung und Weiterbehandlung (Dialysemöglichkeit), ggf. in Arztbegleitung.

Rauch(Brand-)gas-Intoxikation

Pathophysiologie

Inhalationsvergiftung durch gasförmige Verbindungen, die bei Verbrennung, Verschwelung oder Pyrolyse organischer Stoffe entstehen. Grundsätzlich ist mit einer Mischung toxischer Chemikalien zu rechnen (Lungenreizstoffe), meist in Kombination mit CO und Zyaniden (s.d.). Die Wirkung der Rauchgase ist abhängig von der Eindringtiefe in die Atemwege in Abhängigkeit von Wasser-/Lipidlöslichkeit und alveolargängiger Partikelgröße.

- **Hohe Wasserlöslichkeit:** Niederschlag auf feuchten Schleimhäuten des oberen Respirationstrakts mit lokaler Reizwirkung (z.B. NH_3, HCl, Cl_2, F_2);
- **Mittlere Wasserlöslichkeit:** Eindringen in den Bronchialbereich v.a. mit Reizwirkung und Bronchokonstriktion (z.B. SO_2, B_2, auch Cl_2),
- **Niedrige Wasserlöslichkeit/hohe Lipidlöslichkeit:** Proteindenaturierung im Alveolarbereich, exsudative Bronchiolitis und Alveolitis, Permeabilitätserhöhung, dadurch Ausbildung des toxischen Lungenödems (Latenz 2–24 Stunden), Hypoxie und Hyperkapnie, später ARDS (z.B. durch Halogenwasserstoffe, Ozon, nitrose Gase).

Symptome

Hohe Wasserlöslichkeit:

- Reizung von Augen (Brennen, starker Tränenfluss), Pharynx, Trachea (heftiger Reizhusten, Atemnot),
- ggf. Verätzungen,
- Glottisödem,
- Kopfschmerzen, Schwindel, Übelkeit.

Mittlere Wasserlöslichkeit:

- Hustenreiz,
- zunehmende Dyspnoe, Zyanose, Bronchospasmus,
- Bewusstseinstrübung.

Niedrige Wasserlöslichkeit/hohe Lipidlöslichkeit:

- Zunehmende Ateminsuffizienz (mit Latenzzeit),
- Zyanose, Atemstillstand, pulmonale Stauungszeichen,

- Herzrhythmusstörungen,
- Bewusstlosigkeit, zerebrale Krämpfe.

CAVE

Symptomatische Mischbilder (auch mit Zyanid- und CO-Intoxikation) jederzeit möglich.

Diagnostik

- Anamnese (Rauchgasexposition),
- Ermittlung der Zusammensetzung der Rauchgase, Konzentration und Expositionsdauer, möglichst durch direkten chemischen Giftnachweis mittels Gasspürgerät (in Zusammenarbeit mit der Feuerwehr),
- klinisches Bild.

Lagerung

Lagerung mit erhöhtem Oberkörper.

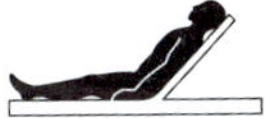

Therapie

- Rettung aus verrauchter Umgebung (durch Feuerwehr mit schwerem Atemschutz);
- Spülung gereizter Schleimhäute (Augen) mit Wasser;
- Ruhe, Vermeidung von körperlicher Anstrengung;
- Sauerstoff per inhalationem, 6 – 8 l/min;
- ggf. frühzeitige Intubation und kontrollierte Beatmung mit FiO_2 1,0 und PEEP +5 cmH_2O;
- Inhalation von Kortikosteroiden; keine generelle Empfehlung mehr, wenngleich noch verbreitet eingesetzt;

- sicherer venöser Zugang, Infusion (z.B. Ringer-Laktat-Lösung 500 ml);
- ggf. Kortikosteroide i.v. (z.B. Solu-Decortin® 250–1000 mg i.v.);
- ggf. Sedierung (z.B. Dormicum® 5–10 mg i.v.) bei zerebralen Krämpfen;
- ggf. Fenoterol (z.B. Berotec®-Spray) oder Theophyllin (z.B. Euphyllin® 0,24 g i.v.) bei Bronchospastik;
- ggf. gezielte Therapie bei CO- und Zyanidvergiftung (s.d.).

Transport

- Bei Rauchgasexposition grundsätzlich ärztliche Nachbetreuung, ggf. ambulant; bei Vergiftungssymptomen grundsätzlich stationäre Überweisung und Überwachung (Latenz des Auftretens des toxischen Lungenödems),
- liegender Transport.

Pathophysiologie

Intoxikation durch inhalative chemische Noxen („Reizgase“ = Dämpfe, Gase, Nebel, Stäube) in Industrie (z.B. Ammoniak, HCl), Landwirtschaft (nitrose Gase) und Haushalt (Chlorgase in Toilettenreinigern), aber auch durch Insektizide, undichte Behälter und Unfälle beim Transport v.a. auf der Straße. Schädigungsmechanismus ist abhängig von Substanz (v.a. Wasser- und Lipidlöslichkeit), Dosis und Expositionsdauer.

- **Wasserlösliche Lungenreizstoffe** (Ammoniak, Formaldehyd): Niederschlag an feuchten Schleimhäuten der oberen Luftwege, Augen mit lokalen Reizerscheinungen, ggf. Verätzung;
- **Mittlere Wasserlöslichkeit** (z.B. SO_2): weiteres Eindringen in Bronchien und Bronchiolen mit Bronchialschleimhautreizung und Bronchokonstriktion;
- **Hohe Lipidlöslichkeit** (z.B. nitrose Gase): Schädigung des Kapillarendothels des Alveolarbereichs und des Interstitiums der Alveolarsepten mit interstitiellem perivaskulärem Ödem, Permeabilitätserhöhung der Alveolarmembranen mit toxischem Lungenödem, Schädigung des Surfactant, Hämokonzentration. Dabei kann abhängig von der Dosis eine unterschiedlich lange (Minuten bis 24 Stunden) Latenzzeit mit symptomfreiem Intervall auftreten.

Symptome

- **Allgemeine Symptome:** Kopfschmerz, Erbrechen, Übelkeit, retrosternales Brennen, Tracheitis, Reizhusten, Luftnot, meist Schleimhautirritation.
- **Weitere Symptomatik** abhängig vom Schädigungsmechanismus:

Reizgasintoxikation

Noxe	Reizlokalisation Augen, Rachen	Bronchien	Alveolen	Symptom-freies Intervall	Zusätzliche Wirkungen
Epichlorhydrin	x				Nieren- und ZNS-Schäden
Formaldehyd	x	(x)			
Acrolein	x	(x)			
Ammoniak	x	(x)			Hornhauttrübung
Salzsäuredämpfe	x	(x)			
Sulfochloride	x	x			
Cyanurfluorid	x	x			Kalziumausfällung,
Phthalsäurenanhydrid	x	x			Sensibilisierung
tertiäre aliphatische Amine	x	x			(Asthma)
Hydrazine	x	x		x	Erbrechen, Krämpfe
Maleinsäureanhydrid	x	x			
Essigsäureester	x	x			
organische Peroxide	x	x			
Chlorcyan	x	x	(x)		Atemfermenthemmung
Schwefelwasserstoff	x	(x)	(x)		Atemfermenthemmung

Noxe	Reizlokalisation Augen, Rachen	Bronchien	Alveolen	Symptom-freies Intervall	Zusätzliche Wirkungen
Ethylenimin	x	(x)	(x)	x	Erbrechen
Schwefeldioxid	x	x	(x)		
Phosphorchloride	x	x	(x)	(x)	
Arsenchlorid	x	x	(x)		
verschiedene Isocyanate	x	x	(x)		Sensibilisierung (Asthma)
Chlor, Brom, Fluor	(x)	x	(x)		
Selenwasserstoff	x	(x)	(x)	(x)	Übelkeit, Leberschäden
Fluorwasserstoff	(x)	(x)	(x)	(x)	
Dimethylsulfat	x	x	x	x	
Perchlormethylmercaptan	x	x	x	x	Leber-, Nierenschäden
Chlorpikrin	x	x	x	x	MetHb-Bildung
Ozon	x	x	x		ZNS-Störungen
Vanadiumpentoxid	x	x	x	x	
Phosgen	(x)	(x)	x	x	

Intox

Reizgasintoxikation

Noxe	Reizlokalisation Augen, Rachen	Bronchien	Alveolen	Symptomfreies Intervall	Zusätzliche Wirkungen
Chlorameisensäureester	(x)	x	x	x	
nitrose Gase	(x)	(x)	x	x	(NO: MetHb-Bildung, Blutdruckabfall, EKG-Veränderungen)
Diazomethan	(x)	x	x		
Zinkoxidrauch, Zinkchloridnebel	(x)	x	x	x	
Kadmiumsulfat	(x)	(x)	x	x	
Borwasserstoffe (Borane)	(x)	(x)	x		
Phosphorwasserstoff		(x)	(x)	(x)	Magen-Darm-Symptome
Methylfluorosulfat		x	x	x	
Teflon-Verbrennungsprodukte		x	x	x	
Nickel- bzw. Eisencarbonyle		x	x	x	ZNS-Schäden

Diagnostik

- Anamnese (Wirkstoff, Konzentration, Expositionsdauer).
- klinische Symptomatik nach Tabelle (s. o. Symptomatik).

CAVE

- Hinweistafeln an Fahrzeugen und Regeln für „Transport gefährlicher Güter" beachten.
- Bei Transport unterschiedlicher Substanzen können durch chemische Reaktionen neue chemische Noxen mit unterschiedlicher Wirkung entstehen.

Lagerung

Lagerung mit erhöhtem Oberkörper.

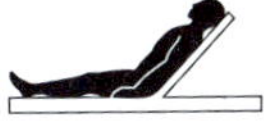

Therapie

- Therapie analog der Schwere der Symptomatik;
- Rettung aus Gefahrenbereich unter Beachtung des Selbstschutzes, ggf. durch Feuerwehr;
- Dekontamination: Kleidung entfernen, ggf. Spülung oder Waschung der Haut (Vermeidung sekundärer Inhalation), Spülung gereizter Schleimhäute (v.a. Augen) mit Wasser;
- Ruhe, Vermeidung körperlicher Belastung;
- Sauerstoff per inhalationem 4–6 l/min;
- ggf. Intubation nach Narkoseeinleitung und kontrollierte Beatmung mit FiO_2 1,0 und PEEP +5 cmH_2O;
- sicherer venöser Zugang, Infusion (z.B. Ringer-Laktat);
- Kortikosteroide i.v. bei schweren Vergiftungen (z.B. Solu-Decortin H® 250–1000 mg i.v.);
- Theophyllin bei Atemwegsobstruktion (z.B. Euphyllin® 0,24 g i.v.);
- Sedierung mit Midazolam (z.B. Dormicum® 2–5 mg i.v.),
- ggf. spezifische Therapie entsprechend den Empfehlungen der Gefahrguthandbücher (z.B. „Hommel"), die über die Feuerwehren dem Rettungsdienst zugänglich sind;
- kontinuierliches Atem- und Kreislaufmonitoring.

Transport

- Liegender bzw. halbsitzender Transport zur weiteren, ggf. intensivmedizinischen Beobachtung,
- grundsätzlich klinische Beobachtung nach Schadstoffexposition (Gefahr des toxischen Lungenödems nach Latenzzeit).

Pathophysiologie

Intoxikation mit sedativ-hypnotischen Medikamenten (Sammelbegriff: Schlafmittel = Barbiturate, Hypnotika, Sedativa, Psychopharmaka), meist in suizidaler Absicht, häufig kombiniert mit Alkohol. Abhängig von Substanz, Dosis und Pharmakokinetik Angriff an verschiedenen Wirkorten und Beeinträchtigung, Schädigung und Ausfall zentraler zerebraler Funktionen (v.a. Atem-, Temperatur- und Kreislaufzentrum) mit Vigilanzstörungen, respiratorischer Insuffizienz, Wasser- und Elektrolytstörungen, Temperaturregulationsstörungen, kardiovaskulären Störungen und in Einzelfällen disseminierter intravasaler Gerinnung (Bromkarbamide) und zentralem anticholinergem Syndrom (Diphenhydramin).

Symptome

- **Leitsyndrom:** Beeinträchtigung der Bewusstseinslage von leichter Schläfrigkeit über Bewusstseinstrübung bis zur Bewusstlosigkeit; Erbrechen, Übelkeit, motorische Unruhe (Methaqualon), zerebrale Krämpfe, Erlöschen der Schutzreflexe;
- Atemstörungen (meist Cheyne-Stokes-Typ) bis Atemstillstand;
- Herzrhythmusstörungen (v.a. bei Bromkarbamiden, Antidepressiva).
- Hypothermie
- aus therapeutischen Erwägungen Einstufung nach Schweregraden:

Stufe	I	II	III	IV	V
Schwere der Vergiftung	ansprechbare leichte Vergiftung	komatöse leichte Vergiftung	motorisch reaktive mittelschwere Vergiftung	areaktive schwere Vergiftung	areaktive vital gefährdende schwere Vergiftung
Bewusstsein	Anamnese möglich	vereinzelt Antworten	Bewusstlosigkeit	Bewusstlosigkeit	Bewusstlosigkeit
Bewegung	kommunikativ, reaktiv, Ataxie, spontaner Lagewechsel	orientierend reaktiv, ruhig, spontaner Lagewechsel	auf Schmerz reaktiv, spontaner Lagewechsel selten	areaktiv, kein Lagewechsel	areaktiv, kein Lagewechsel

Schlafmittelvergiftung

Stufe	I	II	III	IV	V
Reflexe	erhalten	erhalten	erhalten	erloschen, außer Kornealreflex	erloschen, oft Anisokorie
Atmung	frei	frei	Verlegung	vermindert	Apnoe
Kreislauf	o.B.	o.B.	o.B.	Blutdruck meist erniedrigt, Puls flach ohne Tachykardie	Tachykardie, Blutdruck systolisch < 80 mmHg mit kleiner Amplitude, oft blasse Zyanose

Diagnostik

- Eigen-, Fremdanamnese (ggf. Begleitintoxikationen),
- Suche nach Abschiedsbriefen, Medikamenten und Medikamentenpackungen (v.a. in Toilette, Abfalleimer, Speisekammer, Bad),
- frühzeitige Asservierung von Erbrochenem, Urin, Blut,
- klinische Symptomatik,
- Blutzuckerbestimmung (Ausschluss Hypoglykämie),
- EKG (Ausschluss Herzrhythmusstörungen),
- Diagnosesicherung letztendlich in der Klinik mittels chemischem Giftnachweis.

DD

- Intrakranielle Blutungen,
- Schädel-Hirn-Trauma,
- zerebrale Infektionen,
- Stoffwechselstörungen (Hypoglykämie).

Lagerung

Seitenlage bei Bewusstseinsstörungen.

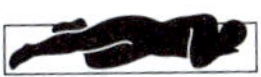

Therapie

- Therapie orientiert sich an den jeweiligen Vergiftungsstufen (s.o „Symptome");
- Sauerstoff per inhalationem 4–6 l/min;
- ab Stufe II assistierte Beatmung;
- ab Stufe III Intubation und kontrollierte Beatmung mit FiO_2 1,0;
- 1–2 sichere, großlumige, venöse Zugänge;
- Infusion (z.B. Ringer-Laktat 500 ml ab Stufe II–III);
- ggf. Volumensubstitution (z.B. HAES 6%, 500 ml ab Stufe III);
- Gabe von Aktivkohle (0,5–1 g/kg KG);
- Katecholamingabe mittlerer (Stufe III–IV, z.B. Dopamin 6 µg/kg KG/min i.v.) und hoher Dosierung (Stufe V, z.B. Dopamin 8–12 µg/kg/min i.v.) über Infusionspumpe (s. S. 378 „Infusionspumpen, Dosierung");
- ggf. adrenerge Substanzen teilweise in hoher Dosierung, z.B. Epinephrin (z.B. Suprarenin® 1 mg i.v., ab Stufe V Wiederholung ca. alle 3–5 Minuten);
- kardiopulmonale Reanimation bei Kreislaufstillstand (durch Hypothermie bedingte Stoffwechselreduktion erhöht Reanimationsaussichten auch bei Reanimation über längeren Zeitraum);
- ständiges Atem- und Kreislaufmonitoring (EKG, Pulsoxymetrie);
- bei hinreichendem Verdacht auf Benzodiazepinintoxikation ggf. Antagonisierung mit Flumazenil (Anexate® 0,2–0,6 mg/min i.v.) nach Wirkung;
- Hypothermieschutz.

Transport

- Stationäre Aufnahme auch bei ansprechbaren Patienten (evtl. in der Anflutungsphase!),
- ggf. Gefahr eines neuen Suizidversuchs,
- Transport bei Stufe I und II in Seitenlage,
- ggf. Fortsetzung der kardiopulmonalen Reanimationsmaßnahmen bis Übernahme auf Intensivstation.

Pathophysiologie

Zell- und Gewebeschädigung der Haut, v.a. der Schleimhaut im Bereich von Mund, Rachen, Ösophagus und Magen durch Kontakt (und/oder Ingestion) mit Säuren oder Laugen, meist durch irrtümliche Einnahme (falsche Beschriftung), akzidentell oder suizidal. Laugen bewirken in die Tiefe fortschreitende (gefährliche) Kolliquationsnekrosen, Säuren meist oberflächliche, scharf begrenzte Koagulationsnekrosen. Zusätzliche Gefährdung durch Atemstörung bei Mitbeteiligung des Kehlkopfeingangs und der oberen Luftwege (z.B. bei Inhalation) und durch Magenperforation.

Symptome

Abhängig von Art, Konzentration, Menge und Einwirkungsdauer der ätzenden Substanzen

- brennende Schmerzen im Mund, Thorax- und Abdominalbereich,
- sichtbare Ätzspuren in Mundhöhle und Rachen, evtl. auf der Haut, teilweise mit Belägen,
- Schluckstörungen, Speichelfluss,
- in schweren Fällen Blässe, Zyanose, Kaltschweißigkeit,
- Schocksymptomatik mit Tachykardie, Blutdruckabfall,
- ggf. zunehmende Atemnot mit in- und exspiratorischem Stridor (Glottisödem?),
- zunehmende Bewusstseinsstörung bis Bewusstlosigkeit.

Diagnostik

- Anamnese (Dokumentation des Einwirkzeitpunkts und des einwirkenden Ätzstoffs),
- möglichst Sicherstellung und Asservierung der Noxe,
- typische klinische Symptomatik.

Therapie

Allgemeine Maßnahmen:
- Entfernung kontaminierter Kleidung mit Handschuhen (Eigenschutz), frühzeitige ausgiebige Spülung von Haut- und Schleimhäuten mit reichlich Wasser;
- orale Verätzung: bei normaler Bewusstseinslage Flüssigkeit zur Verdünnung ingestierter Stoffe trinken lassen: Erwachsene maximal 200 ml, Kinder maximal 100 ml (Gefahr des Erbrechens);
- kein Erbrechen provozieren (Gefahr erneuter Verätzung durch Reflux);
- keine Neutralisation (Milch u.Ä.);
- keine präklinische Magenspülung oder Magensonde (Perforationsgefahr).

Spezifische Maßnahmen:
- Sterile Bedeckung der Ätzwunden;
- 1–2 sichere venöse Zugänge;
- Volumensubstitution (z.B. Ringer-Laktat 500–1000 ml oder HAES 6% 500 ml);
- ggf. Sedierung (z.B. Dormicum® 3–5 mg i.v.) und Analgesie (nach Stufenschema);
- Sauerstoff per inhalationem 4–6 l/min;
- bei zunehmender Atemnot und Stridor Intubation nach i.v. Narkose und assistierte bis kontrollierte Beatmung;
- Kortikosteroide intravenös (z.B. Solu-Decortin H® 500–1000 mg i.v.);
- kontinuierliches Monitoring.

Transport

- Rascher liegender Transport mit Arztbegleitung in Klinik mit Intensivtherapie und zur Frühendoskopie,
- in Absprache mit der Klinik Meldung nach dem Chemikaliengesetz.

Pathophysiologie

Die hochtoxische Blausäure (50–100 mg sind letal) gelangt inhalativ oder ingestiv über Freisetzung des Zyanidions im sauren Magensaft in den Körper. Intoxikationen erfolgen: akzidentell, z. B. durch Brandgase (v.a. Kunststoffbrände, Kunststoffdüngerbrände) bzw. Blausäureinhalation in Galvanisierbetrieben, selten durch Bittermandelgenuss (v.a. Kinder) oder suizidal, z. B. durch Einnahme von Zyanidsalzen (meist Mitarbeiter in chemischen Laboratorien) bzw. Einnahme von Natriumnitroprussid (Klinikpersonal). Aufgrund der hohen Affinität des Zyanidions zu Hämverbindungen führen inhalative Intoxikationen oft innerhalb von Minuten, ingestive Intoxikation meist binnen weniger Stunden über Blockierung der Cytochromoxidase und damit über Blockierung der Sauerstoff-Utilisation im Gewebe zu innerer Erstickung, Atemlähmung, Kreislaufstillstand und Exitus.

Symptome

- Anfangs: Reizung der Schleimhäute mit Kratzen im Hals, Zungenbrennen, Konjunktivitis; Erregungszustände, Herzklopfen; hellrote Hautfarbe; Kopfschmerzen; Mydriasis;
- später: Dyspnoe mit Atemnot, Erstickungsangst, Tachypnoe; Stenokardie, Tachykardien; Bewusstseinsstörung bis Bewusstlosigkeit; tonisch-klonische Krämpfe; graue Gesichtsfarbe; Atemlähmung.

Diagnostik

- Zunächst Verdachtsdiagnose durch Anamnese, Situation und klinische Symptome;
- Leitsymptom: Bittermandelgeruch der Ausatemluft (wird nicht von jedem wahrgenommen);
- dringend erforderlich: direkter Giftnachweis über Gasspürgeräte der Feuerwehr (Absaugen der Ausatemluft mittels Ballonpumpe des Gasspürgeräts).

Zyanidintoxikation

Lagerung

Seitenlage bei Bewusstlosigkeit.

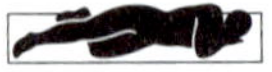

Therapie

Allgemeine Maßnahmen:

- Rettung des Patienten u.U. durch Feuerwehr mit schwerem Atemschutz;
- möglichst umgehend direkter Giftnachweis;
- Sauerstoff per inhalationem, ggf. Intubation und Beatmung;
- 1–2 sichere venöse Zugänge;
- Infusion (z.B. 500 ml Ringer-Laktat).

Unverzügliche Antidottherapie:

- Im Verdachtsfall (nicht komatös): Natriumthiosulfat (10%ige Lösung zu 10 ml), als Substrat der körpereigenen Zyanidentgiftung unschädlich, daher auch im Verdachtsfall anwendbar; Dosierung: 5–10 g in Intervallen von 10 Minuten (= 5–10 Amp. i.v.) oder als Dauerinfusion.
- Bei gesichertem Giftnachweis: differenzierte Therapie mit 4-Dimethylaminophenol (DMAP = Methämoglobinbildner: Überführung des Hb in MetHb [ca. 30%], durch höhere Affinität des Zyanidions zum dreiwertigen Eisen im MetHb Lösung des Zyanidions von der Cytochromoxidase und Bindung an MetHb, damit langsame körpereigene Entgiftung und Ausscheidung über die Nieren); Dosierung: 3–4 mg/kg KG i.v. (1 Amp. DMAP 5% Lösung in 5 ml = 250 mg); zusätzlich Natriumthiosulfat in o.g. Dosierung.
- Bei schweren Vergiftungen ggf. Kobalt-EDTA 300–600 mg (Komplexbildner für Zyanide; z.B. Kelocyanor® i.v.) oder Einsatz von Hydroxycobalamin (z.B. Cyanokit®).
- Steigerung der Diurese mit Furosemid (z.B. Lasix®, Furorese® 20–40 mg i.v.).

- Ggf. Magenspülung.
- Laufendes Atem- und Kreislaufmonitoring.

CAVE

- Nach 4-DMAP-Gabe kommt es zur Änderung der Hautfarbe: blass-zyanotisch, die durch O_2-Gabe nicht beeinflussbar ist – keine Gefährdung, durch MetHb-Bildung bedingt.

Transport

- Zur weiteren intensivmedizinischen Behandlung in Arztbegleitung,
- in Absprache mit der Klinik Meldung nach dem Chemikaliengesetz (!).

Apoplektischer Insult

Pathophysiologie

Akute zerebrovaskuläre Störung infolge eines ischämischen Insults (70–80 %), einer spontanen intrazerebralen Blutung (15–20 %) oder Subarachnoidalblutung (2–5 %). Häufigster Verlauf entweder als transitorische ischämische Attacke (TIA, Rückbildung binnen 24 Stunden), als prolongiertes reversibles ischämisches neurologisches Defizit (PRIND) oder als kompletter, teilweise irreversibler Infarkt. Während der zerebralen Minderperfusion mit Hypoxie und kurz nach Reperfusion kommt es zu einem vasogenen, zunächst fokalen Hirnödem, Gewebsazidose und Einstrom von Kalziumionen, die die ischämische Schädigung vergrößern. Hypoxie und Hyperkapnie verschlechtern die Prognose.

Symptome

- Kopfschmerzen,
- Nausea, Erbrechen,
- Sprachstörungen bis motorische Aphasie,
- Sehstörungen (Gesichtsfeldausfälle, Halbseitenblindheit),
- Déviation conjugée,
- Bewusstseinsstörungen bis Bewusstlosigkeit,
- neurologische Herdsymptome mit flüchtigen oder persistierenden Paresen. Sensibilitäts-, Gleichgewichts-, Bewegungs- und Koordinationsstörungen bis zu Hemiparese,
- ggf. Meningismus, Krampfanfall,
- Einnässen und Einkoten,
- einseitige Schwäche beim Augenschluss, hängender Mundwinkel (bei Fazialisbeteiligung),
- ggf. kombiniert mit Herzrhythmusstörungen und Hypertonie.

Diagnostik

- Anamnese (TIA in Vergangenheit, Risikofaktoren wie Arteriosklerose),
- klinische Symptomatik,
- Ausschluss einer Hypoglykämie.

DD

- Tumor, Tumorblutung, Hirnmetastasen,
- Hirnabszess,
- Meningitis, Meningoenzephalitis,
- Intoxikation,
- Stoffwechselentgleisung (v.a. Hypoglykämie),
- Migräne.

Lagerung

- Lagerung mit bis 30° erhöhtem Oberkörper, ggf. Seitenlagerung bei Bewusstlosigkeit.

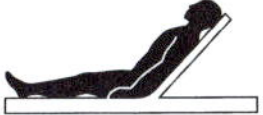

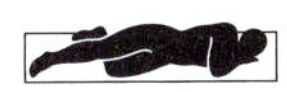

Therapie

Im Hinblick auf Überlebenschancen oder Verminderung des neurologischen Defizits möglichst frühzeitiger Beginn:

- Sauerstoff per inhalationem 6 – 8 l/min.
- Bei komatösen Patienten großzügige Indikation zur Intubation (Einleitung ggf. mit Midazolam [z.B. Dormicum®] 0,1 – 0,2 mg/kg KG i.v.) und kontrollierte Beatmung mit FiO_2 1,0; mäßige Hyperventilation.
- Sicherer venöser Zugang, Elektrolytinfusion (z.B. Ringer-Laktat 500 ml).
- Zur Verbesserung der Gewebeperfusion ggf. HAES (z.B. HAES 6% 500 ml) bei niedrigen Blutdruckwerten (syst. Blutdruck < 100 – 120 mmHg).
- Bei systolischen Blutdruckwerten über 220 mmHg oder diastolischen Werten über 120 mmHg Blutdrucksenkung langsam um maximal 20% unter den Ausgangswert, Nitrendipin (Bayotensin® akut 1 Phiole) oder Urapidil (z.B. Ebrantil® 25 – 50 mg) i.v. Blutdrücke bis zu dieser Höhe entsprechen aufgrund der gestörten Autoregulation

einem Erfordernishochdruck, um die Perfusion der minderdurchbluteten Areale sicherzustellen.

- Bei diastolischem Druck > 140 mmHg Nitroglycerin 5 mg i.v.
- Volumenausgleich v.a. bei Hypotonie und Exsikkose.
- Bei Hypotonie ggf. Einsatz von Katecholaminen (z.B. Dopamin 4–6 µg/kg KG/min i.v.).
- Ggf. Magensonde nach Sedierung.
- Ggf. Ausgleich von Herzrhythmusstörungen (s.d.).
- Keine osmotisch wirksamen Substanzen (Sorbit, Mannit) in der Präklinik, kein Kortison, keine Barbiturate zur Hirnprotektion.
- Ggf. vorsichtiger Ausgleich einer Hypoglykämie.

CAVE

- Erhöhte Hirnödemgefahr bei zu rascher Blutdrucksenkung;
- keine HAES bei kardialer bzw. pulmonaler Insuffizienz;
- keine Glukoselösungen (Verschlechterung der Prognose);
- ASS und Heparin sind prähospital kontraindiziert.

Transport

- Wirksame Infarktbegrenzung nur innerhalb der ersten Stunden mittels Lysetherapie unter intensivmedizinischen, stationären Bedingungen zu erwarten (vorher CT notwendig);
- Transport je nach Schwere mit Arztbegleitung in Klinik mit CT-Möglichkeit und Option neurochirurgischer Intervention;
- stationäre Behandlung möglichst in spezialisierter „Stroke unit".

Pathophysiologie

Akut auftretende neurologisch-psychiatrische Syndrome mit Bewusstseinsstörungen, Halluzinationen, illusionären Verkennungen und vegetativer Symptomatik, ausgelöst durch Überdosierung oder Entzug von Medikamenten (Hypnotika), Drogen, Alkohol.

Das besonders häufige Alkoholdelirium tritt mit kurzer Latenz (7–36 Stunden) infolge Reduzierung oder Unterbrechung der gewohnten Alkoholmenge (bei jahrelangem Abusus) auf, ausgelöst durch äußere Umstände (z.B. Urlaub, finanzielle Nöte) oder durch krankheitsbedingte Umstände (z.B. Unfälle, OP, Infektionen). Vollbild ca. 2–3 Tage nach Absetzen der Alkoholzufuhr und Prodromalstadium, häufig in den Abendstunden oder nachts.

Unterschied zwischen Delir als hirnorganisch bedingtes Psychosyndrom mit einer quantitativen und qualitativen Bewusstseinsstörung und Prädelir als Störung ohne Bewusstseinsstörung, aber mit vegetativen und neurologischen Symptomen.

Symptome

- **Prodromi:** Schlafstörungen, ängstliche gereizte Verstimmung, Nervosität, Unruhe, Übelkeit, Erbrechen, Schwitzen.
- **Prädelir:** optische Halluzinationen, illusionäre Verkennung, zeitliche Desorientiertheit, Fingertremor, Schwitzen, Tachykardie.
- **Delir:** Bewusstseinsstörung mit zeitlicher und örtlicher Desorientierung, psychomotorische Unruhe, Bewegungsdrang, Nestelbewegungen, grobschlägiger Tremor, Intentionstremor, illusionäre Verkennungen, Ängstlichkeit; häufig paranoid gefärbte, meist optische Halluzinationen (weiße Mäuse, Spinnen); Suggestibilität; Konjunktivitis, Gesichtsrötung, Schweißausbrüche, subfebrile Temperaturen; Hyperreflexie, Tachykardie, Hypotonie, ggf. zerebrale Krampfanfälle (v.a. bei Drogen-, Hypnotikaentzug).

Delirante Syndrome

Diagnostik

- Anamnese, Erfragen von Halluzinationen, Suggestibilität,
- Fremdanamnese,
- typische klinische Symptomatik,
- Ausschluss von Hypoglykämien und zerebralen Verletzungen.

DD

- Zahlreiche neurologische Syndrome,
- zerebrale Blutungen,
- Infektionen (Enzephalitis),
- genuine Epilepsie,
- zerebrale Arteriosklerose (seniles Delirium),
- Korsakow-Syndrom,
- Schädel-Hirn-Trauma,
- paranoid-halluzinatorische Psychose,
- Hypoglykämie.

Lagerung

Ggf. Seitenlage.

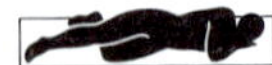

Therapie

- Beruhigendes Auftreten, Licht und Geräusche mindern;
- sicherer venöser Zugang;
- Elektrolytausgleich durch Infusion (z. B. Ringer-Laktat 500 ml);
- bei starker, psychomotorischer Unruhe Neuroleptika wie Haloperidol i.v. oder i.m. (z. B. Haldol® initial 2–3 Amp. [1 Amp. = 5 mg], ggf. Wiederholung nach 20 Minuten); bei Auftreten extrapyramidaler Nebenwirkungen Biperiden (z. B. Akineton® 1 Amp. i.v.);
- ggf. bei Krämpfen Benzodiazepine (z. B. Dormicum® 5–10 mg i.v.);
- ggf. Sauerstoff per inhalationem 2–4 l/min.

CAVE

- Bei Benzodiazepingabe Gefahr von Atemdepression.
- Aus grundsätzlichen Erwägungen wird die präklinische Gabe von Clomethiazol (z. B. Distraneurin® p.o. oder i.v.) abgelehnt.

Transport

- Stationäre, neurologisch-psychiatrische Überwachung und Behandlung immer erforderlich (Eigen- und Fremdgefährdung),
- ggf. Zwangseinweisung mithilfe der Polizei auf der Basis des jeweils gültigen Unterbringungs- oder Verwahrungsgesetzes des einzelnen Bundeslandes.

Krampfanfall, zerebraler – Epilepsie

Pathophysiologie

Plötzliche Funktionsstörung des Gehirns, der eine Entladung der Neuronen mit exzessiv gesteigerter Frequenz und abnormer Synchronie zugrunde liegt, resultierend aus dem Zusammenwirken endogener (Disposition) und exogener Faktoren: Erkrankungen des Gehirns (Fehlbildung, Trauma, Blutung, Entzündung, Tumor) und allgemeine Faktoren (z.B. Medikamente, Drogen, Intoxikation, Alkoholentzug, metabolische Störungen, Schlafentzug).

Nosologische Einteilung in

- fokale Anfälle (z.B. psychomotorische Anfälle, lokal auf eine Körperhälfte begrenzt), Dämmerattacken,
- myoklonische = Petit-mal-Anfälle;
- generalisierte Anfälle (z.B. Absencen,
- tonische, klonische, tonisch-klonische Anfälle = Grand-mal-Anfälle),
- Status epilepticus (wiederholte zerebrale Anfälle [auch Absencen und psychomotorische Anfälle], zwischen denen der Patient das Bewusstsein nicht wiedererlangt). Dabei Gefahr von Hirnödem, Lungenödem, kardialen Arrhythmien und Herz-Kreislauf-Stillstand.

Notfallsituationen sind üblicherweise nur Grand-mal-Anfälle (bei Eintreffen des Notarztes oft abgeklungen) und der Status epilepticus.

Symptome

Prodromi:

- Vegetative Funktionsstörungen oder auffällige Affekt- und Stimmungslabilität, Aura (unmittelbarer Vorbote des generalisierten Anfalls fokalen Ursprungs), plötzlich auftretende vegetative Symptome, „komisches Gefühl im Magen“,
- Bewegungsautomatismen,
- sensorische Halluzinationen.

Grand-mal-Anfall:
- Plötzlicher Beginn mit Sturz, ggf. Zusatzverletzungen, Zungenbiss, evtl. Initialschrei oder Röcheln;
- Hyperventilation, blutig tingierter Schaum vor dem Mund;
- initiale Apnoe, Zyanose, danach stoßartige In- und Exspirationen;
- Tachykardie;
- Augen gerötet, Pupillen weit und lichtstarr;
- Bewusstlosigkeit;
- tonische Phase: Dauer bis zu 30 Sekunden, generalisierter Streckkrampf mit Einnässen, Beine gestreckt, Arme gebeugt oder gestreckt;
- klonische Phase: Dauer 1 – 2 Minuten, symmetrische generalisierte Zuckungen schlagenden oder stoßenden Charakters (ca. 5 Schläge/s), v.a. der Extremitäten;
- nach 2 – 4 Minuten postiktaler Schlaf- oder Dämmerzustand.

Diagnostik

- Eigen-, ggf. Fremdanamnese (bekanntes Anfallsleiden/Erstmanifestation, exogene Faktoren, z.B. Alkohol, Medikamentenanamnese [antikonvulsive Medikation], Zungenbiss, Enuresis),
- Ausschluss von Hypoglykämie,
- Ausschluss von Zusatzverletzungen.

DD

- Intoxikation,
- Stoffwechselstörung,
- Schädel-Hirn-Trauma,
- zerebrale Blutung,
- zerebraler Tumor,
- kardiale Synkopen,
- psychogener Anfall.

Krampfanfall, zerebraler – Epilepsie

Lagerung

Nach dem Anfall Seitenlagerung.

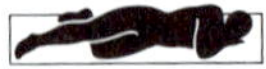

Therapie

- Im Anfall Schutz vor Zusatzverletzungen, Patient nicht festhalten; nach Anfall Seitenlage;
- Aspirationsschutz, ggf. Schutz vor Zungenbiss - nicht erzwingen (z. B. durch Mullbinde); geschlossenen Mund nicht gewaltsam öffnen;
- nach Abklingen des Anfalls oder bei abnorm langer Anfallsdauer sicherer venöser Zugang;
- Antikonvulsiva, i.v. oder ggf. i.m., nur bei fortbestehendem Anfall: Diazepam (z. B. Valium® 10–20 mg, bei Kindern Rektiolen), Clonazepam (z. B. Rivotril® 1 Amp. i.v.) oder Midazolam (z. B. Dormicum® 5–10 mg i.v., evtl auch intranasal);
- ggf. bei Status epilepticus Kombination von Antikonvulsiva;
- bei therapieresistenten Krämpfen und im Status epilepticus Barbiturate wie Thiopental (z. B. Trapanal® 3–5 mg/kg KG i.v.), Midazolam (z. B. Dormicum® 5–15 mg i.v., auch i.m.) oder Phenytoin (z. B. Phenhydan® 250 mg i.v.);
- Intubation, kontrollierte Beatmung mit FiO_2 1,0;
- postiktal Infusion einer Elektrolytlösung (z. B. Ringer-Laktat 500 ml);
- ständiges kardiales und respiratorisches Monitoring (EKG, Pulsoxymetrie).

Cave

- Keine prophylaktische Gabe von Antikonvulsiva nach Abklingen des Anfalls (Ateminsuffizienz, Aspiration),
- vorübergehende Zyanose ist anfallstypisch und bedarf keiner invasiven Maßnahme.

Transport

- Stationäre Einweisung bei länger andauernden Konvulsionen (> 20 Minuten), bei Anfallsserie (Status epilepticus), bei Persistieren von zerebralen Herdsymptomen (Paresen, Pupillendifferenz), zerebralen Allgemeinsymptomen (Bewusstseinsstörung, Pupillenerweiterung, Bradykardie, Blutdruckerhöhung, Nackensteifigkeit);
- bei bekanntem Anfallsleiden nach Abklingen des Anfalls ambulante Behandlung häufig ausreichend, nur bei Erstmanifestation stationäre Abklärung erforderlich;
- bei Status epilepticus intensivmedizinische Therapie obligat, Begleitung durch den Notarzt (Beatmung, Rhythmusstörungen!).

Meningitis, akute

Pathophysiologie

Entzündung der Leptomeninx (Pia mater und arachnoidea) im Verlauf von viralen und bakteriellen Infektionen mit eitrigem Exsudat im Subarachnoidalraum, in grauer oder weißer Substanz bei zerebraler Mitbeteiligung.

Erreger: Meningokokken, Pneumokokken, Haemophilus influenzae (besonders bei Kindern), neurotrope und nicht-neurotrope Viren, Pilze, Bakterien.

Häufigste **Frühkomplikation** (v.a. bei Kindern und Jugendlichen) ist das Hirnödem mit Einklemmungsgefahr und erhöhter Krampfbereitschaft.

Symptome

- Grippale, katharrhalische Prodromi;
- Allgemeinsymptome wie Hinterkopf-, Nacken-, Stirn- und Rückenschmerz, Übelkeit, Erbrechen;
- Verstärkung durch Kopfbewegung;
- schweres Krankheitsgefühl mit rascher Progredienz;
- meist plötzlich hohes Fieber (im Anstieg mit Schüttelfrost);
- Lichtscheu (Konjunktivitis);
- Hypakusis;
- ggf. Herpes labialis;
- evtl. petechiale Blutungen;
- anfangs bewusstseinsklar, auch delirant, verwirrt;
- Halluzinationen, oft Bewusstseinstrübung;
- typische Haltung: Seitenlage mit angezogenen Beinen, gestreckter Becken- und Lendenwirbelsäule, retroflektiertem Kopf, Meningismus, Kahnbauch;
- evtl. fokale oder generalisierte Krämpfe;
- Extremitätenparesen;
- Waterhouse-Friderichsen-Syndrom (Verbrauchskoagulopathie, akute hämorrhagische Nebenniereninfarzierung) durch Endotoxinschock bei Meningokokken-Sepsis.

DD

- Subarachnoidalblutung,
- Hirnabszess,
- Tetanus,
- Herdenzephalitis.

Diagnostik

Anamnese: Klinik mit Leitsymptom Nackensteifigkeit.

Lagerung

Lagerung mit bis 30° erhöhtem Oberkörper.

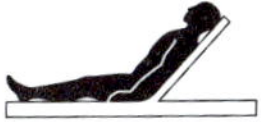

Therapie

- Ggf. Sauerstoff per inhalationem 4 l/min,
- sicherer venöser Zugang,
- Infusion von Elektrolytlösungen (z. B. Ringer-Laktat-Lösung),
- bei Krämpfen Benzodiazepine wie Midazolam (z. B. Dormicum® 5–10 mg i.v.), evtl. Chloralhydrat,
- bei Kopfschmerzen Tramadol (z. B. Tramal® 50–100 mg fraktioniert i.v.),
- evtl. Antiemetika: Metoclopramid (z. B. Paspertin® 10 mg i.v.),
- ggf. Intubation und kontrollierte Beatmung.

Transport

Ruhig, erschütterungsfrei, evtl. abgedunkelt (ohne Sondersignal) in Klinik mit CT-Möglichkeit.

Meningitis, akute

CAVE

Bei Verdacht auf bekannte Meningokokken-Meningitis und starker Aerosolbildung (z. B. bei Intubation) Eigenschutz (Mundschutz) beachten und ggf. antibiotische Prophylaxe (z. B. Rifampicin) erwägen.

Pathophysiologie

Bei der Migräne handelt es sich um attackenförmige Kopfschmerzen, deren Intensität, Frequenz und Dauer variieren können. Drei Faktoren spielen bei dem Auftreten in variablem Ausmaß eine Rolle: vaskulär, muskulär und zentral, wobei letzterer besonders häufig psychisch beeinflusst ist.

Von Seiten der Manifestation werden 2 Formen der Migräne unterschieden:

- **Migräne ohne Aura** (in 75 % der Fälle): Der Schmerz beginnt einseitig und kann später den ganzen Kopf umfassen; entwickelt sich langsam und erreicht nach 1 – 2 Stunden seinen Höhepunkt, klingt nach 8 – 24 Stunden wieder ab.
- **Migräne mit Aura:** Dem eigentlichen Kopfschmerz gehen mit einer Dauer von 10 Minuten bis 1 Stunde Sehstörungen mit Flimmerskotomen und/oder Gesichtsfelddefekten voraus, evtl. verbunden mit sensiblen und/oder motorischen Halbseitensyndromen einschließlich Sprachstörungen. Diese Symptome können vom Kopfschmerz abgesetzt sein oder aber ihn zu Beginn noch begleiten.

Symptome

- Kopfschmerzen pulsierend, häufig einseitig.
- Übelkeit, zum Teil mit Erbrechen.
- Unspezifische Sehstörungen mit Verschwommensehen und/oder „Lichtblitzen“ oder „grellen Punkten“ sowie Lärm- und Lichtempfindlichkeit.
- Bei unbekanntem Krankheitsbild können neben einer Schmerzakzentuierung durch Würgen und Erbrechen auch diffuse Angst, Unsicherheit und systemischer Schwindel die Schmerzen noch verschlimmern.

Diagnostik

- Anamnese: Schmerzanamnese (Schmerzlokalisation, -entwicklung, -qualität),
- klinische neurologische Untersuchung.

Migräneanfall

DD

- Spannungskopfschmerzen,
- Kopfschmerz bei Hypertonus/hypertonem Notfall,
- medikamentös-toxisch induzierter Kopfschmerz,
- Kopfschmerz bei Erkrankungen im HNO-Bereich,
- Clusterkopfschmerz,
- Kopfschmerz bei larvierter Depression,
- Subarachnoidalblutung.

Therapie

- Beruhigung des Patienten und Reizabschirmung;
- Antiemese (Metoclopramid, z. B. MCP Hexal® 10–20 mg p.o., oder Domperidon, z. B. Motilium® 10 mg i.m.);
- Analgesie: Acetylsalicylsäure, z. B. ASS Hexal® 500–1000 mg i.v., Paracetamol, z. B. Paracetamol Hexal® 500–1000 mg p.o. (evtl. Metamizol, z. B. Novalgin® 1 Amp. i.v.);
- Dihydroergotamin (z. B. Dihydergot® 1–2 mg i.m.), Triptan (z. B. AscoTop® 2,5–5 mg oral, Spray).

CAVE

Metamizolgabe nur unter Monitoring wegen möglicher Nebenwirkungen (deshalb von der Deutschen Migräne- und Kopfschmerzgesellschaft nicht empfohlen).

Transport

- Indikationen zur Klinikeinweisung:
  - Erstereignis,
  - schwere vegetative Beeinträchtigung,
  - über Stunden andauernde oder erstmalig auftretende neurologische Defizite,
  - Veränderung des gewohnten Schmerzablaufs mit akutem Beginn und bis dahin nicht gekannter Schmerzqualität.
- Liegender schonender Transport in Neurologie.

Pathophysiologie

Einblutung in die äußeren Liquorräume, die Gehirn und Rückenmark umgeben, meist infolge Spontanruptur eines anlagebedingten (selten erworbenen) Aneurysmas der basalen Hirngefäße oder bei älteren Hypertonikern mit arteriosklerotischen Gefäßwandveränderungen (s. S. 258 „Apoplektischer Insult“). Nach Ruptur treten infolge Hirndrucksteigerung und gestörter zerebraler Gefäßautoregulation eine vorübergehende globale, zerebrale Ischämie, ein Hirnödem und häufig ein sekundärer Vasospasmus auf, wodurch letztendlich die Prognose bestimmt wird.

Symptome

- Akuter, heftiger bis vernichtender Kopfschmerz, meist aus völliger Gesundheit heraus, oft bei körperlicher Belastung (z.B. Defäkation, Koitus), meist diffus vom Nacken aufsteigend, selten einseitig,
- Nackensteifigkeit,
- Bewusstseinsstörung bis Bewusstlosigkeit,
- Blässe, Übelkeit, Erbrechen,
- Puls- und Blutdruckschwankungen,
- ggf. Herdsymptome (Lähmungen, Halbseitenveränderungen, Pupillenweite, Blickdeviation),
- ggf. zerebrale Krampfanfälle,
- ggf. bradykarder Rhythmus.

Diagnostik

- Typische Anamnese, ggf. Fremdanamnese,
- klinische Symptomatik,
- Dokumentation des Erstbefundes.

DD

- Zerebraler Insult anderer Genese,
- Schädel-Hirn-Trauma.

Subarachnoidalblutung

Lagerung

- Lagerung mit bis 30° erhöhtem Oberkörper.

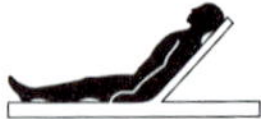

Therapie

- Immobilisation der Halswirbelsäule,
- Sauerstoff per inhalationem 4–6 l/min,
- sicherer venöser Zugang,
- Elektrolytinfusion (z.B. Ringer-Laktat 500 ml),
- Sedierung mit Midazolam (z.B. Dormicum® 5–10 mg i.v.), zugleich Krampfprophylaxe,
- Analgesie (z.B. Morphin 5–10 mg i.v., Tramadol [Tramal®/Tramadolor® 50–100 mg i.v.]) ,
- bei Blutdruckwerten > 220 mmHg milde Senkung mit Nitrendipin (Bayotensin® akut 1 Phiole) oder Urapidil (z.B. Ebrantil® 25–50 mg) i.v.,
- ggf. Intubation und kontrollierte Beatmung mit FiO_2 1,0 und milder Hyperventilation (Einleitung mit Midazolam [z.B. Dormicum® 0,1–0,2 mg/kg KG] oder Thiopental i.v.),
- Atem- und Kreislaufmonitoring,
- Verlaufsdokumentation (z.B. mit Glasgow Coma Scale).

CAVE

- Analgetika mit Thrombozytenaggregationshemmung sind kontraindiziert.
- Verstärkung eines Hirnödems durch exzessive Blutdrucksenkung möglich.

Transport

- Stationäre Überwachung und Therapie mit Möglichkeit der Diagnosesicherung durch CT, evtl. Angiographie und Option neurochirurgischer Intervention,
- Transport mit Arztbegleitung.

Pathophysiologie

Das Bild der zerebralen Perfusionsstörung wird geprägt durch zerebrale Mikroangiopathie, durch embolische Verschlüsse und hämodynamische Dekompensation. Bevorzugt in den Stammganglien und im zentralen Marklager kommt es zu kleinen Infarkten, daneben auch fleckige Demyelinisierungsherde. Es handelt sich um eine Verschlusskrankheit der kleinen Endarterien oder um eine Vaskulitis. Die Embolie betrifft komplette Territorien basaler Hirnarterien oder einzelne Äste. Häufigste kardiale Emboliequelle ist die absolute Arrhythmie. Auch arterielle Krankheiten kommen als Emboliequelle in Betracht: im mittleren und höheren Lebensalter häufig eine Arteriosklerose der Halsarterien, bei jüngeren Patienten auch traumatische und spontane Dissektionen zervikaler Arterien. Bei schwachen Kollateralen von Stenosen oder Verschlüssen von großen Hirnarterien resultiert infolge erschöpfter Kompensationsmechanismen eine Senkung des Blutdrucks im gefährdeten Areal, wobei die Versorgungsgebiete langer Marklagerarterien („Endstrominfarkte") betroffen sind.

Symptome

- Risikofaktoren in der Anamnese: emboligene Herzkrankheiten, Arteriosklerose, koronare Herzkrankheit und periphere arterielle Verschlusskrankheit;
- rezidivierende Attacken (rezidivierende, kardiale Embolien wahrscheinlich);
- flüchtige Bewusstseinsstörung;
- mäßiggradige Lähmung;
- Blickwendung zur Seite des zerebralen Herdes;
- flüchtige monokuläre Erblindung (Amaurosis fugax), Gesichtsfelddefekt, Störungen der Augenmobilität;
- Störungen der Sprache oder/und der Artikulation;
- diffuser Schwindel, evtl. Drehschwindelattacke und Erbrechen;
- Gangunsicherheit;
- flüchtige Hemi- oder Monoparesen;
- Wesensveränderungen, Adynamie, Verlangsamung, Ratlosigkeit.

Transitorische ischämische Attacke (TIA)

Diagnostik

Die Diagnose der TIA ist immer retrospektiv, da sie die restlose Rückbildung der Ausfälle innerhalb von Minuten bis höchstens 24 Stunden voraussetzt.

- Anamnese,
- Hypoglykämie,
- klinische Symptomatik,
- Karotisstenosegeräusch: Schwirren über der Arteria carotis.

DD

- Zerebrale Blutung,
- Krampfanfall,
- Tumor,
- Enzephalitis.

Lagerung

Lagerung mit erhöhtem Oberkörper.

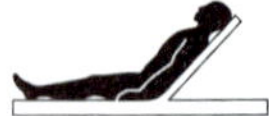

Therapie

- Sauerstoff per inhalationem 4 l/min,
- keine Senkung eines erhöhten Blutdrucks,
- Elektrolytinfusion (z.B. Ringer-Laktat 500 ml) zum Ausgleich der häufig vorhandenen Exsikkose.

Transport

Zuweisung zur neurologischen Fachuntersuchung (CT/MRT, Ultraschall-Gefäßdarstellung).

Siehe auch S. 118, „Fremdkörperaspiration", S. 319, „Verbrennung/Verbrühung"

Bedrohliche Vitalzeichen im Kindesalter

Alter	Atemfrequenz (/min)	Puls (/min)	systolischer Blutdruck (mmHg)
3 Monate bis 2 Jahre	< 10 oder > 40	< 80	< 60
2–5 Jahre	< 10 oder > 30	< 60	< 70
> 5 Jahre	< 15 oder > 25	< 50	< 90

Faustregel: normaler systolischer Blutdruck im 2.–20. Lebensjahr: [mmHg] = 80 + (2-mal Lebensalter).

Vitalitätsbeurteilung des Neugeborenen nach Apgar

Punkte	0	1	2
Atmung	keine	unregelmäßig	regelmäßig, kräftig
Puls	keiner	< 100/min	> 100/min
Grundtonus	schlaff	träge Bewegungen	Spontanbewegungen
Aussehen	blau oder blass	Stamm rosig, Extremitäten blau	ganz rosig
Reflexe	keine	Grimassen	Schreien, Husten, Niesen

10–7 Punkte – (sehr) gut (lebensfrisch),
6–4 Punkte – (mittel-)schwere Störung,
< 4 Punkte – schwerste Störung (Asphyxie).

Vitalitätsbeurteilung

Vitalparameter

Alter(sklasse)		Gewicht (kg)	Atemfrequenz (/min)	Herzfrequenz (/min)	$RR_{syst.}$ (mmHg)	Mitteldruck (mmHg)	$RR_{diast.}$ (mmHg)
Neugeborenes	Geburt bis 28. Lebenstag	3–4	40–60	120–130	80	60	40
Säugling	2. Lebensmonat bis Ende 1. Lebensjahr	5–10	20–40	120	100	80	70
Kleinkind	2. bis 6. Lebensjahr	10–20	20–30	100	100	80	70
Schulkind	7. bis 14. Lebensjahr	20–40	12–20	80	110	85	60

Bronchiolitis, Asthma bronchiale im Kindesalter

Pathophysiologie

Entzündlich bedingte Obstruktion der tiefen Atemwege durch Ödem, zähen Schleim und z.T. auch Spasmus der Bronchialmuskulatur bei obstruktiver Bronchitis und Asthma bronchiale, bei der Bronchiolitis des jungen Säuglings (bis ca. 6 Monate) auch durch Zelldetritus.

Ursache der Bronchiolitis sind Virusinfektionen (v.a. RSV). Vitale Gefährdung v.a. durch überwiegend stille Obstruktion und Neigung zu schweren Apnoen.

Obstruktive Bronchitis des älteren Säuglings selten akut lebensbedrohlich, gelegentlich jedoch der Status asthmaticus des älteren Kindes.

Symptome

- Tachypnoe, Dyspnoe,
- verlängertes Exspirium, exspiratorisches Giemen,
- Einsatz der Atemhilfsmuskulatur bei älteren Kindern, bei Säuglingen und Kleinkindern eher juguläre und interkostale Einziehungen, Neigung zur Hypoventilation,
- Unruhe, Angst, im Spätstadium Apathie.

Diagnostik

- Anamnese (DD Fremdkörperaspiration),
- bisherige Medikamenteneinnahme,
- Auskultation, Puls, Sauerstoffsättigung.

DD

Fremdkörperaspiration.

CAVE

Bei lautem exspiratorischem Giemen meist geringe akute Gefahr, da Ventilation nur partiell eingeschränkt. Gefährlich ist die stille Obstruktion: akute Lebensgefahr, wenn nahezu kein Atemgeräusch mehr zu auskultieren ist.

Lagerung

Lagerung halbsitzend bzw. mit erhöhtem Oberkörper.

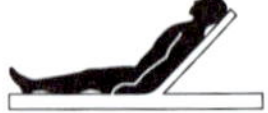

Therapie

- Sauerstoffgabe;
- β_2-Mimetika als Dosieraerosol über Spacer, z.B. Fenoterol (z.B. Berotec® 1–2 Hübe), bei Säuglingen und Kleinkindern mit Maske, bei unkooperativen Patienten evtl. subkutane Applikation von Terbutalin 0,005–0,01 mg/kg KG (z.B. Bricanyl® 1 ml = 0,5 mg) oder Adrenalin 0,01–0,02 mg/kg KG (Suprarenin® 1 ml = 1 mg);
  Kortikosteroide (z.B. Rectodelt® Supp. 100 mg oder Solu-Decortin H® 5 mg/kg KG i.v.), bei Bronchiolitis wahrscheinlich ohne Effekt;
  Theophyllin (z.B. Euphyllin®) Bolus 5–6 mg/kg KG i.v., anschließend 1 mg/kg KG/h per infusionem;
- bei respiratorischer Insuffizienz, Erschöpfung, Zyanose trotz Sauerstoff-Gabe, Bewusstseinsstörungen oder Blutdruckabfall Indikation zur Intubation in Kurznarkose (z.B. Midazolam [Dormicum®] 0,2 mg/kg KG i.v., Ketamin [Ketanest S®] 1–3 mg/kg KG i.v.) und Beatmung.

Transport

- Halbsitzend, Säuglinge liegend/mit erhöhtem Oberkörper,
- bei Bronchiolitis und Status asthmaticus stets Klinikeinweisung mit Notarztbegleitung.

Pathophysiologie

Lebensbedrohliche lokale bakterielle Infektion (meist Haemophilus influenzae) mit massiver ödematöser Schwellung der Epiglottis (Phlegmone), die akut zu einer Verlegung der Atemwege führen kann. Der subglottische Raum ist nicht betroffen. Bevorzugtes Auftreten im Kleinkindesalter, Altersgipfel mit 3–4 Jahren. Die Entwicklung erfolgt meist aus voller Gesundheit innerhalb von 1–2 Stunden.

Durch zunehmende HIb-Durchimpfungsrate deutliche Verringerung der Erkrankungshäufigkeit.

Symptome

- Schwerkrankes Kind,
- auffallende Ruhe bis Apathie,
- hohes Fieber,
- Halsschmerzen,
- Schluckbeschwerden,
- Speichelfluss,
- kloßige, nicht heisere Sprache,
- sitzende, nach vorne gebeugte Haltung,
- hochakute Atemnot, meist mit zunehmendem, tiefem rauem karchelndem inspiratorischem Stridor,
- kein Krupp-Husten,
- Rachen verschleiert,
- evtl. hochrote, kirschgroße, geschwollene Epiglottis sichtbar.

Diagnostik

Anamnese und typisches klinisches Bild.

CAVE

Bei Verdacht auf akute Epiglottitis in der präklinischen Phase Verzicht auf Racheninspektion oder Absaugen, da Gefahr von reflektorischem Kreislauf- und Atemstillstand und massiver Ödemzunahme.

DD

- Krupp-Syndrom,
- Fremdkörperaspiration.

Lagerung

Sitzend.

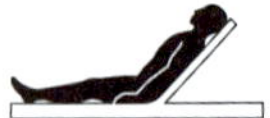

Therapie

- Ruhiges besonnenes Auftreten;
- Aufregung für das Kind vermeiden, Mutter beruhigen;
- Sauerstoff per inhalationem 4–6 l/min, ggf. über Nasensonde;
- ggf. assistierte Beatmung (niederfrequente Überdruckbeatmung meist zur Abwendung der akuten Atemnot ausreichend);
- evtl. Vorbereiten eines venösen Zugangs;
- Infusion (z. B. Ringer-Laktat 10 ml/kg KG), ggf. Sedativa;
- Intubationsbereitschaft; Intubation möglichst durch besonders Erfahrenen, da mit Schwierigkeiten und unübersichtlichen Larynxverhältnissen zu rechnen ist; Tubus eine Größe kleiner als normal; Ultima Ratio: transtracheale Kanülierung, Koniotomie bei Atemstillstand und Unmöglichkeit der Intubation.

Transport

- Rascher sitzender Transport in Kinderklinik mit Vorverständigung und Arztbegleitung obligatorisch,
- weiterhin Intubations- und Beatmungsbereitschaft, da sich der Zustand in kürzester Zeit verschlechtern kann,
- nach Ankunft in der Klinik Blutkultur und Beginn einer intravenösen Therapie mit Cephalosporinen, 24-stündige Intensivüberwachung.

Pathophysiologie

Plötzlicher, durch Vorgeschichte und Obduktionsbefund nicht zu erklärender Tod eines Säuglings.

Häufigkeit 1–2‰, Gipfel zwischen 2. und 4. Lebensmonat, Knaben und Geschwister von Kindern mit einem solchen Schicksal sind häufiger betroffen.

Ereignis fast stets im Schlaf; Überlebenschance nur dort, wo Angehörige zufällig auf „Sterbeanfall" aufmerksam werden und sofort Wiederbelebungsmaßnahmen aufnehmen („near missed sudden infant death").

Symptome

Atemstillstand bzw. Atem-Kreislaufstillstand im Schlaf.

Diagnostik

- Feststellung des Atemstillstands,
- Anamnese über zeitlichen Ablauf, vorangegangene Maßnahmen.

DD

Bei allen unklaren „Sterbeanfällen" im Säuglingsalter, v.a. wenn sie angeblich nicht aus dem Schlaf heraus aufgetreten sind:
- Kindesmisshandlung (intrakranielle Blutungen, Schütteltrauma),
- Sepsis mit Meningitis,
- angeborene Herzfehler und Reizleitungsstörungen,
- Stoffwechselerkrankungen u.a.

In diesen Fällen kardiopulmonale Reanimation häufiger primär erfolgreich.

Therapie

- Kardiopulmonale Reanimation im Säuglingsalter (s. S. 10); Hypoxietoleranz der kindlichen Organe im Allgemeinen größer als bei Erwachsenen; bei anhaltender Erfolglosigkeit der Maßnahmen nach ca. 30(–60) Minuten Abbruch gerechtfertigt, wenn nicht von einer primär ausgeprägten Hypothermie auszugehen ist (wie z. B. bei Ertrinkungsunfall in kalter Jahreszeit).
- Bei Leichenschau (s. S. 385) ungeklärte Todesursache ankreuzen; mit den Eltern sprechen, dass das Hinzuziehen der Polizei keine Schuldzuweisung ist, sondern sie von solcher entlasten soll.
- Nach erfolgreicher kardiopulmonaler Reanimation auch bei Säuglingen zur Kreislaufstabilisierung Volumengabe (z. B. 10–20 ml/kg KG Ringer-Lösung als Bolus, anschließend 20 ml/kg KG/h); Dobutamin 5–20 μg/kg KG/min oder Adrenalin 0,1–4 μg/kg KG/min über Infusionspumpe (s. d.)

CAVE

Bei Vorliegen sicherer Todeszeichen ist ein Reanimationsversuch sinnlos.

Pathophysiologie

Ursachen der im Kindesalter nicht seltenen Krampfanfälle können ZNS-Erkrankungen (z.B. Meningoenzephalitis, Tumor), traumatische ZNS-Schädigungen (Z.n. Sturz, Schütteltrauma bei Kindesmisshandlung), Stoffwechselstörungen (Hypoglykämie, Hypokalzämie) oder zerebrale Anfallsleiden sein. Am häufigsten sind allerdings Fieberkrämpfe. Hierbei handelt es sich um epileptische Gelegenheitskrämpfe in Verbindung mit Fieber (> 38,5 °C). Auftreten meist zwischen dem 6. Lebensmonat und dem 5. Lebensjahr. Ca. 3 % dieser Altersgruppe erleiden einen Fieberkrampf. Etwa ein Drittel der Betroffenen bekommt einen oder mehrere weitere Krampfanfälle bei Fieber. Das Epilepsierisiko liegt bei 2–4 %. Febrile Krampfanfälle treten vor allem bei raschem Fieberanstieg (z.B. 3-Tage-Fieber) auf. Krämpfe mit fokaler Symptomatik, Krämpfe mit einer Dauer von über 15 Minuten und wiederholte Anfälle während einer Fieberepisode werden als „komplizierte Fieberkrämpfe" bezeichnet. Bei einer Anfallsdauer von über 30 Minuten spricht man von einem Status epilepticus, bei dem die Gefahr der Entwicklung eines Hirnödems und einer Hirnschädigung gegeben ist.

Symptome

- Bewusstseinsverlust, Sturz, Zungenbiss, Einnässen, Einkoten,
- fokale oder generalisierte tonisch-klonische Anfälle, selten rein tonische Form,
- Dauer 5–15 Minuten,
- meist postparoxysmaler Nachschlaf,
- bei Übergang in Status epilepticus zunehmende Zyanose,
- bei Meningitis/Enzephalitis meningeale Reizsymptome (Nackensteifigkeit).

Diagnostik

- Anamnese: bekannte Epilepsie, familiäre Belastung, zerebrale Vorschädigung, Infekt, Trauma (cave: falsche Angaben bei Kindesmisshandlung);

- Dokumentation des Anfalls (Beschreibung, auch wenn der Arzt ihn nicht selbst gesehen hat);
- orientierender neurologischer Status, Pupillenkontrolle;
- Blutzucker (Ausschluss Hypoglykämie);
- Ausschluss von Sekundärverletzungen.

CAVE

Ein Kind sollte – wenn kein zerebrales Anfallsleiden bekannt ist – nach jedem Krampfanfall einer klinischen differentialdiagnostischen Abklärung zugeführt werden. Bei Fieber und Krampfanfall bei Säuglingen großzügige Indikation zur Liquordiagnostik, auch wenn keine eindeutigen meningealen Reizzeichen vorliegen.

Therapie

- Im Anfall: Schutz vor Verletzungen, nach dem Anfall: stabile Seitenlage, Überwachung der Vitalfunktionen.
- Die meisten Anfälle sistieren spontan nach 2–3 Minuten; bei bekannter Neigung zu häufigen Anfällen ggf. vor Transport Prophylaxe mit Diazepam flüssig (Rektiolen): 5-mg-Rektiole bei Kindern im Alter von 4–24 Monaten, 10-mg-Rektiole bei Kindern > 2 Jahre oder > 15 kg.
- Medikamentöse Anfallsunterbrechung: Diazepam flüssig (Rektiolen 5 mg/10 mg); alternativ Midazolam (Dormicum®) 0,2 mg/kg der i.v.-Lösung intranasal oder 0,2–0,5 mg/kg bukkal/rektal.
- Alternativ: Lorazepam 0,1 mg/kg bukkal (z. B. Tavor expidet®-Plättchen 1 mg/2,5 mg); nach Legen eines i.v.-Zugangs Lorazepam 0,1 mg/kg i.v. oder Clonazepam (Rivotril®) 0,02–0,05 mg/kg i.v.
- Bei überwiegend tonischen Anfällen Barbiturate, auch bei refraktären Krampfanfällen; präklinisch Thiopental (z. B. Trapanal®) 1–2 mg/kg, unter sorgfältiger Überwachung von Atmung und Pulsoxymetrie evtl. repetitiv.
- Sauerstoff per inhalationem 2–4 l/min.
- Bei Status epilepticus nach erfolgloser mehrmaliger i.v. Gabe von Antikonvulsiva Kurznarkose mit z. B. Thiopental (z. B. mit Trapanal® 3–5 mg/kg KG i.v.) mit Intubation und kontrollierter Beatmung.

- Kreislaufmonitoring, fortlaufende Pulsoxymetrie.
- Bei Fieberkrämpfen Antipyrese mit z. B. Paracetamol (z. B. Paracetamol Hexal® 20–30 mg/kg KG).

CAVE

Krampfanfall und Kumulation der Antikonvulsiva können zu Atemdepression führen.

Transport

Bei erstmaligem Krampfanfall möglichst in pädiatrische Abteilung mit Arztbegleitung in Intubations- und Beatmungsbereitschaft.

Krupp-Syndrom

Pathophysiologie

Inspiratorisches Atemnotsyndrom des Kleinkindesalters (90 % unter 6 Jahren), Häufigkeitsgipfel im 2.–3. Lebensjahr, Jungen häufiger betroffen als Mädchen.

Als Ursachen kommen in Frage:

- Virusinfekt (Infektkrupp = stenosierende subglottische Laryngotracheitis) mit ödematöser Schwellung subglottischer Trachealschleimhaut und Infektsymptomen, Entstehung innerhalb von Stunden, Verschlimmerung gegen Abend;
- Schadstoffgehalt der Luft, feuchte, kalte Witterung, Inversionslage (Pseudokrupp = spasmodic croup), meist ohne Infekt, Entwicklung innerhalb von Minuten und Stunden;
- Diphtherie (echter diphtherischer Krupp), sehr selten mit Atembehinderung durch vergrößerte Tonsillen und diphtherische Membranen.

Symptome

Aus therapeutischen Erwägungen symptomatische Einteilung in 4 Schweregrade:

- **Stadium 1:** Heiserkeit, bellender Husten, bei Erregung inspiratorischer Stridor;
- **Stadium 2:** inspiratorischer Stridor, Einziehungen im Jugulum in Ruhe;
- **Stadium 3:** Ruhestridor, interkostale Einziehungen, Atemnot, Unruhe, Blässe, Tachykardie;
- **Stadium 4:** Stridor, maximale Einziehung, Zyanose, Erstickungsgefahr, Blässe, kleiner frequenter Puls, Bewusstseinsstörung;
- ggf. begleitendes Fieber, Rachenrötung, aphonische Stimme;
- meist geringes Krankheitsgefühl.

Diagnostik

- Typisches klinisches Bild,
- Anamnese (Entwicklung in den Abendstunden).

DD

- Obstruktive Bronchitis,
- Fremdkörperaspiration,
- toxisch-allergische Schleimhautschwellung, Trachealanomalien.

CAVE

Abgrenzung zu akuter Epiglottitis (s.d.).

Therapie

Stadien 1 – 2:
- Beruhigendes Auftreten, Frischluftzufuhr, Anfeuchten der Atemluft;
- Steroide ab Stadium 2 (z.B. Rectodelt® 50, 100 mg Supp.).

Stadium 3:
- Zusätzlich Sauerstoff per inhalationem 2 – 4 l/min;
- Inhalation von Adrenalin (z.B. Infectokrupp® Inhal);
- ggf. Sedierung (z.B. Diazepam [Desitin®-Rektiole] 5 – 10 mg);
- ggf. assistierte Maskenbeatmung.

Stadium 4:
- Intubation und kontrollierte Beatmung, die möglichst auf einer Intensivstation durch Geübte durchgeführt werden sollten;
- als Ultima Ratio: transtracheale Kanülierung.

Transport

- In Stadium 1, ggf. auch Stadium 2, ambulante Behandlung möglicherweise ausreichend,
- ab Stadium 3 Einweisung in die Kinderklinik mit Vorverständigung,
- ärztliche Transportbegleitung.

Meningokokkensepsis/Waterhouse-Friderichsen-Syndrom

Pathophysiologie

Infektionskrankheit mit Notfallcharakter, ausgelöst meist durch Infektionen mit Neisseria meningitidis (Meningokokken). Inkubationszeit meist weniger als 4 Tage (bis 10 Tage). Betroffen sind besonders Säuglinge und Kleinkinder. Rascher, oft fulminanter Verlauf bis hin zum septisch-toxischen Verlauf mit hoher Letalität. Neben den Auswirkungen auf Meningen und Gehirn sind nahezu pathognomonisch hämorrhagische Herdchen in der Haut infolge von Thromben.

Symptome

- Perakuter Beginn,
- hohes Fieber am Körperkern bei kalten Akren,
- zunächst punktförmige Petechien, später Sugillationen,
- intravitale Totenflecken,
- Zyanose,
- meningitische Zeichen,
- Bewusstseinsstörungen, ggf. zerebrale Krampfanfälle,
- Schockzeichen (Tachykardie, Blutdruckabfall).

Diagnostik

Typisches klinisches Bild mit ausgeprägter Schocksymptomatik.

DD

- Akute allergische Vaskulitis,
- toxisches Schocksyndrom,
- thrombozytopenische Purpura.

Therapie

- Sauerstoff per inhalationem 4 l/min,
- 1–2 sichere, möglichst großlumige venöse Zugänge (sofern möglich), sonst Intraossärkanüle,

- Infusionstherapie mit kristallinen Lösungen (z. B. Ringer-Laktat) 40 ml/kg in der ersten Stunde,
- falls möglich, Blutasservierung für Blutkulturen,
- Intubationsbereitschaft, ggf. Intubation und Beatmung.

Transport

- Rascher Transport und Arztbegleitung auf (pädiatrische) Intensivstation,
- Vorverständigung zur Einleitung einer schnellstmöglichen Antibiose.

CAVE

Bei Face-to-face-Kontakt, v.a. nach Absaugen und invasivem Atemwegsmanagement mit Sekretkontakt antibiotische Prophylaxe für Rettungspersonal erwägen: z. B. Rifampicin 2 x 600 mg für 2 Tage oder Ciprofloxacin 500 mg (1 Einzeldosis, nur im Alter > 18 Jahren).

Schock im Kindesalter

Pathophysiologie

Sauerstoffversorgung des Gewebes ist nicht gewährleistet, da die Blutzirkulation in terminaler Strombahn unzureichend ist.

Häufigste Ursachen im Kindesalter sind Volumenmangel, Sepsis, seltener Anaphylaxie oder kardiale Erkrankungen.

Vor allem bei Säuglingen und Kleinkindern rascher Übergang von kompensiertem zu dekompensiertem Schock, da die kardiale Reserve bei hoher Ruheleistung hinsichtlich Schlagvolumen und Herzfrequenz gering ist und die Frühzeichen oft nicht bemerkt werden.

Symptome

- Blass-graues Hautkolorit, marmorierte, kühle Haut,
- verlängerte Rekapillarisierung (2–3 Sekunden),
- Tachykardie,
- stöhnende, evtl. vertiefte Atmung,
- anfängliche Angst, Unruhe, später Apathie bis Koma.

Diagnostik

- Anamnese;
- Schocksymptome;
- zu DD kardiogener Schock: Venenfüllung im Halsbereich.

CAVE

Unterschätzung z. B. eines Volumenmangels bei adipösen Kindern oder von Flüssigkeitsverlusten in den dritten Raum (z. B. Darm, auch ohne Durchfälle).

DD

Bei Infekt initiale Zentralisation bei Fieberanstieg mit kühlen Extremitäten.

Therapie

- Sauerstoffgabe, ggf. Intubation und Beatmung;
- bei Blutungen Blutstillung;
- intravasaler Zugang: periphere Venen, evtl. V. jugularis externa (Punktion in Oberkörpertieflagerung), als Ultima Ratio bei dekompensiertem Schock intraossärer Zugang (Spezialnadeln);
- bei Volumenmangel, Sepsis: präklinisch Volumentherapie mit Ringer-Lösung ca. 20 ml/kg KG/h, ggf. initial Bolus von Plasmaersatzmitteln wie HAES 6–10% 10 ml/kg KG oder Ringer-Lösung 20 ml/kg KG;
- v.a. bei Säuglingen Infusion mit Perfusorspritze/Dreiwegesystem sicherer als freie Tropfinfusion;
- bei Sepsis, Anaphylaxie mit ausgeprägter peripherer Vasodilatation zusätzlich ggf. Epinephrin-DTI (Suprarenin® 3 Amp. à 1 mg ad 50 ml NaCl, 0,1–2 ml/kg KG/h ≙ 0,1–2 µg/kg KG/h über Perfusorspritze);
- kardiogener Schock s. S. 159 „Kardiogener Schock".

CAVE

Übermäßige (falsch berechnete) Flüssigkeitszufuhr kann zu Lungenödem führen.

Transport

- Notarztbegleitung auf (pädiatrische) Intensivstation,
- vor Wärmeverlust schützen,
- Vorankündigung.

Erregungszustände

Pathophysiologie

Akute psychomotorische Erregungszustände mit ungesteuertem selbst- und/oder fremdgefährdendem Verhalten können sich, ungeachtet ihrer oft verschiedenen Ätiologie, sehr gleichen. Insgesamt überwiegen Krankheitsbilder der endogenen Psychosen – vor allem paranoid gefärbte Schizophrenien und Manien. Selbst bei typischen endogenen Depressionen sind gefährliche Erregungszustände möglich (z. B. Umschlagen von Stupor in plötzliche Autoaggression). Weitere Ursachen sind u. a. organische Hirnerkrankungen (Enzephalitis, Hirntumor, Epilepsie, progressive Paralyse, zerebrovaskuläre Insuffizienz), Stoffwechselstörungen (Hypoglykämie), abruptes Absetzen von Sucht- und Rauschmitteln mit Entzugserscheinungen, Intoxikation (Alkohol, Rauschmittel, v.a. LSD), abnorme Persönlichkeitsstrukturen und Persönlichkeitsstörungen, aber auch Neuroleptika-, Thymoleptika- und Lithiumsalzmedikation.

Symptome

- Psychomotorische Erregung mit Bewegungsdrang,
- Steigerung bis zum Bewegungssturm mit Schreien, Schlagen, Toben,
- zielgerichtete Aggressionen (z. B. psychoreaktiver Erregungszustand) bis zum ungezielten aggressiven Verhalten (Schizophrenie) und blindwütigen Toben,
- oft unvorhersehbares Auftreten des Erregungszustands, ausgelöst durch belanglose Reize,
- Wechsel von Ruhe- und Erregungsphasen,
- wirres Reden, Gedankensprünge, Wahnideen, Halluzinationen,
- oft gesteigertes Selbstwertgefühl mit Omnipotenzgefühlen (Manie, Alkohol),
- Bewusstseinsstörungen, Orientierungsstörungen,
- ggf. vegetative Begleitsymptome (Gesichtsrötung, Schweißbildung, Tremor).

Diagnostik

- Eigen- und Fremdanamnese (Medikamente, Rauschmittel, psychische Erkrankungen, stationäre Behandlung in Psychiatrie, Zustand nach Schädel-Hirn-Trauma),
- Einstichstellen,
- soweit wie möglich, Blutdruck-, Puls- und Blutzuckerbestimmung,
- in der Regel in der Akutphase keine zuverlässige differentialdiagnostische Zuteilung möglich.

Therapie

- Versuch, auf den Patienten einzugehen, ggf. bestimmtes Auftreten des Arztes; Vertrauen gewinnen, Beruhigung durch „talk down", dabei eigene Sicherheit beachten. Patienten fühlen sich nicht krank und sind deshalb uneinsichtig.
- Sofern erfolglos, Anforderung der Polizei (Möglichkeit und rechtliche Absicherung notwendiger Gewaltanwendung und Unterbringung in Nervenklinik nach den jeweiligen Landesgesetzen); ggf. Ruhigstellung und Fixierung des Patienten durch die Polizei.
- Neuroleptika i.m. oder besser i.v., z.B. Levomepromazin (z.B. Neurocil® 25 mg bei älteren, 50–100 mg bei jüngeren Patienten) oder Haloperidol (z.B. Haldol® 5–10 mg [= 1–2 Amp.]), insbesondere bei Verdacht auf alkohol- und suchtmittelinduzierte Zustände.
- Bei paranoider Tönung Diazepam (z.B. Valium® 5–10–20 mg, möglichst i.v.).
- Vermeiden von Opioiden und Distraneurin®.
- Nach medikamentöser Sedierung ständiges Atem- und Kreislaufmonitoring.
- Ggf. Therapie wie bei Rausch- und Suchtmittelintoxikation (s.d.).

Cave

- Bei Sedierung mit Diazepam Gefahr von Atemlähmung.
- Manche Erregungszustände Süchtiger sind simuliert zur Erlangung von Rauschmitteln durch den Arzt!

Transport

- Zwangseinweisung bzw. Unterbringung in Nervenklinik in der Regel nicht vermeidbar; Rechtsgrundlage jeweiliges Landesgesetz (z.B. Bayerisches Unterbringungsgesetz o.a.);
- Transport in Polizeibegleitung und nach medikamentöser Sedierung in Begleitung des Arztes.

Pathophysiologie

Ein Drittel der Bevölkerung entwickelt einmal im Leben eine Panikattacke, bei bis zu 10 % kann es zu 2 oder 3 Attacken kommen. Es handelt sich dabei um ein akutes Schreck- und Angstsyndrom, das bei unvermittelten, überstarken Erlebnisreizen auftreten und zu einem allgemeinen Bewegungssturm führen kann, ohne dass ruhige Überlegungen die in Gang gesetzte Motorik steuern können.

Wiederholte Panikattacken können spontan auftreten, d.h. nicht auf spezielle Objekte und/oder Situationen oder Ereignisse bezogen sein.

Symptome

Kennzeichen: abrupter Beginn mit Höhepunkt innerhalb weniger Minuten und Mindestdauer von einigen Minuten bis maximal einer Stunde.

Mindestens 4 Symptome müssen zur Sicherung der Diagnose auftreten.

- **Vegetative Symptome:**
  - Palpitationen, Herzklopfen, Tachykardie,
  - Schweißausbruch,
  - fein- oder grobschlägiger Tremor,
  - Mundtrockenheit.
- **Psychische Symptome:**
  - Schwindel, Unsicherheit, Schwäche, Benommenheit,
  - Gefühl: Objekte sind unwirklich, man ist selbst weit weg, nicht wirklich hier (Depersonalisation),
  - Angst vor Kontrollverlust („verrückt zu werden, auszuflippen"),
  - Todesangst.
- **Organbezogene Symptome:**
  - Atembeschwerden,
  - Beklemmungsgefühl im Thorax,
  - Thoraxschmerzen oder -missempfindungen,
  - Nausea oder abdominelle Missempfindungen.
- **Allgemeine Symptome:**
  - Hitzewallungen,

- Gefühllosigkeit,
- Kribbelgefühle.

Nach Beendigung der Symptomatik fühlt sich der Patient aufgrund des noradrenergen Mechanimus erschöpft und müde (charakteristisch!).

Diagnostik

Die Symptomatik tritt aus völliger Ruhe und aus gutem Wohlbefinden heraus auf. Nach Auftreten der Symptome resultiert eine beständige Angst vor dem Auftreten einer neuen Attacke.

- Anamnese;
- Verunsicherung;
- Befürchtung vor nicht identifizierten körperlichen Erkrankungen;
- charakteristisch ist die Nähe zu organischen Störungen (Myokardinfarkt).

DD

- Depressive Episode,
- generalisierte Angststörungen,
- posttraumatische Belastungsstörung,
- akute Belastungsreaktion,
- psychotische Erkrankungen,
- hirnorganische Erkrankungen (z. B. Tumoren, Epilepsie),
- Drogen,
- Medikamentenabusus.

Therapie

- Beratendes (beruhigendes) Gespräch,
- Akutmedikation: Benzodiazepine (oral oder i.v.), Midazolam (z. B. Dormicum® 2 – 7,5 mg).

Transport

Klinikeinweisung nur nach Zustimmung des Patienten zur psychopharmakologischen Behandlung.

CAVE

Hinweis auf Behandlungsbedürftigkeit.

Suizidalität, Suizidgefahr

Pathophysiologie

Vielgestaltiges Syndrom bei körperlichen und/oder seelischen Erkrankungen (z.B. depressive Syndrome bei hirnorganischen Leistungseinbußen, endogenen Depressionen, Psychosen, Karzinomen, depressiv-neurotischen Persönlichkeitsentwicklungen usw.), auch bei Gesunden in ausweglos erscheinender akuter Konfliktsituation (z.B. Verlusterlebnisse, bei Jugendlichen v.a. bei Familien-, Ehe-, Schul- und Berufsproblemen). Einengung der tatsächlichen Situation ohne Erlebnis von Alternativlösungen. Umleitung des Aggressionsdrucks nach innen gegen die eigene Person. Bei noch oder wieder vorhandenem psychomotorischem Antrieb (v.a. bei Depression nach begonnener Anxiolysetherapie) oft unvermittelte, suizidale, autoaggressive Handlungen.

Nach Schätzungen der WHO nimmt sich in Deutschland alle 47 Minuten ein Mensch das Leben, alle 3 Minuten gibt es einen Suizidversuch. 2004 gab es 11 000 Suizidtote, wobei ältere Menschen besonders gefährdet sind.

Symptome

Aus grundsätzlichen therapeutischen Erwägungen sind zu unterscheiden:

- **Ausgeführte bzw. vollzogene suizidale Handlungen** (z.B. Intoxikation, Erhängen, Erschießen usw.) mit jeweilig typischen Symptomen (s.d.);
- **latente, sich anbahnende akute Suizidalität:** depressive Verstimmtheit, Versagensängste, Gefühle von Hoffnungs- und Ausweglosigkeit; inneres Leeregefühl, Antriebslosigkeit; psychomotorische Gehemmtheit oder Unruhe; Denkzentrierung auf negative Inhalte.

Diagnostik

- Eigen-, ggf. Fremdanamnese (eigene und familiäre Suizide und Suizidversuche), Sozialanamnese,
- Vorbereitung suizidaler Handlungen (z.B. Abschiedsbriefe, Tabletten kaufen usw.),

- Erfassung des psychischen Befundes im Gespräch,
- Sicherung von Asservaten (Giftreste, Tabletten, Erbrochenes usw.) oder Abschiedsbriefen u.Ä.

Therapie

- Sicherung der Vitalfunktionen,
- ggf. differenzierte Therapie bei erfolgtem Suizidversuch (z.B. Intoxikation, Traumatisierung),
- Verhinderung suizidaler Handlungen verbal („talk down"), ggf. auch mit Gewalt (Polizei),
- ärztliches Gespräch möglichst unter vier Augen offen, verständnisvoll, hilfsbereit und empathisch geführt ohne Moralisierung und dozierende Scheinlösungen,
- Ansprechen auf Suizidalität,
- Entspannung der Akutsituation, zuhören,
- evtl. Kontaktperson einbeziehen,
- weiteres Vorgehen abhängig von Intensität suizidaler Absichten, Umsetzungskraft und Kontrollmöglichkeiten durch soziales Umfeld,
- ggf. Sedierung z.B. mit Diazepam (z.B. Valium® 5 – 10 – 20 mg) oder Haloperidol (z.B. Haldol® 5 – 10 mg) ggf. i.m. bzw. i.v.,
- Gesprächsführung bei akut suizidalen Patienten an Fachpersonal (z.B. Polizeipsychologen, Notfallseelsorger) übergeben.

Cave

Mangelnde Bewertung der Situation durch den Arzt, Überforderung des sozialen Umfeldes.

Transport

- Bei Vitalgefährdung und/oder Verletzung durch Suizidversuch immer stationäre Einweisung in entsprechende Fachabteilung.
- Bei nicht-akuter Suizidalität Aufklärung der Angehörigen, psychiatrische Abklärung veranlassen, ggf. Einschaltung von Kriseninterventionsdiensten.

Suizidalität, Suizidgefahr

- Bei subakuter/akuter Suizidalität Einweisung des Patienten in stationäre psychiatrische Behandlung, möglichst (nach Überzeugung durch den Arzt) auf freiwilliger Basis, bei mangelnder Einsicht Zwangseinweisung nach den Unterbringungs- bzw. Verwahrungsgesetzen des jeweiligen Bundeslandes zur Abwendung akuter Selbstgefährdung (der Arzt ist dabei der auf die Selbstgefährdung hinweisende Gutachter; Polizei/Kreisverwaltungsbehörde ordnet dann auch gegen den Willen des Patienten die Unterbringung an).
- Transportbegleitung durch Arzt und Polizei.

Pathophysiologie

Relativ seltener Notfall (in Deutschland ca. 20–40/Jahr) mit hoher Mortalität (> 40 %). Betroffen sind v.a. Landwirte und Personen im Freizeitbereich durch direkten Einschlag oder durch Überspringen (Schrittspannung) bei Einschlag in der Nähe. Innerhalb kürzester Zeit (0,0001–0,003 Sekunden) fließen Ströme mit hoher Energie (ca. 30 Mio. V, 200 000 A) oberflächlich auf der Haut („flashover") zum Boden und nicht durch den Körper, daher selten innere Verletzungen.

Als direkte Stromwirkungen können auftreten: ZNS-Störungen (Hirnödem), Herz-Kreislauf-Störungen, Verbrennungen. Zusätzlich kommt es zu explosionsartiger Ausdehnung der atmosphärischen Gase mit Ausbildung von Stoßwellen, zum Auftreten von Ultraschallwellen und zu hoher Lichtintensität, welche stumpfe Verletzungen, Blendungen, Trommelfellperforationen zur Folge haben können. Insgesamt resultiert das sog. „Blitztrauma".

Symptome

- ZNS: Bewusstseinsstörung bis Bewusstlosigkeit (primär oder sekundär durch Hypoxie [infolge Kreislaufstillstands]);
- Missempfindungen, Paresen, primäre Atemlähmung, zerebrale Krampfanfälle;
- Sehstörungen, Trommelfellrisse;
- Herzrhythmusstörungen bis Kammerflimmern;
- Kreislaufstillstand;
- farnkrautartige Hautveränderungen (Lichtenberg'sche Blitzfiguren);
- Verbrennungen I.–III. Grades;
- Niereninsuffizienz infolge Myoglobinfreisetzung;
- stumpfe Verletzungen an Rumpf und Extremitäten;
- Schocksymptomatik.

Diagnostik

- Anamnese und Fremdanamnese,
- bei bewusstlos aufgefundenen Personen meist Diagnosesicherung durch pathognomonische (Lichtenberg'sche) Blitzfiguren auf der Haut,
- klinische Symptomatik,
- Ausschluss von Zusatzverletzungen (stumpfe Traumen!).

Lagerung

Stabile Seitenlage (bei Bewusstlosigkeit), ggf. Schocklage.

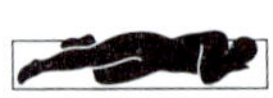

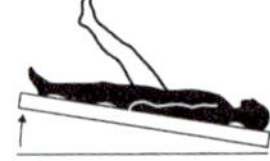

Therapie

- Der Patient kann gefahrlos berührt werden!
- Sterile Bedeckung der Brandwunden;
- Ruhigstellung etwaiger Frakturen, prophylaktische Lagerung auf Vakuummatratze;
- Sauerstoff per inhalationem, ggf. Intubation und Beatmung;
- ein bis mehrere sichere venöse Zugänge;
- Infusion von Elektrolytlösungen, ggf. Volumenersatzmittel nach den bei Verbrennungen (s.d.) empfohlenen Regeln;
- Sedierung mit Diazepam (z.B. Valium® 5–10 mg i.v.), Analgesie (z.B. Morphin 5–10 mg i.v.);
- ggf. kardiopulmonale Reanimation (gute Prognose);
- laufendes Monitoring vitaler Funktionen;
- spezifische medikamentöse und elektrische Behandlung der Arrhythmien, sofern hämodynamisch erforderlich.

Transport

- Mindestens 24 Stunden dauernde stationäre, ggf. intensivmedizinische Überwachung und Behandlung,
- Transportbegleitung nach Zustandsbild durch Arzt, ggf. unter Fortführung von kardiopulmonalen Reanimationsmaßnahmen.

Erfrierungen

Pathophysiologie

Lokale Gewebeschädigungen durch intensive örtliche Kälteeinwirkungen. Begünstigt durch Alkoholgenuss (Wärmeabstrahlung durch periphere Vasodilatation), durchfeuchtete enge Kleidung (Wärmeabstrahlung durch Konvektion) und/oder periphere Minderperfusion bei Gefäßvorschädigungen. Gefährdet sind v.a. Akren, Gesicht und Extremitäten. Dem initialen Gefäßspasmus mit Minderperfusion folgen Hypoxämie, Hämostase und erhöhte Gefäßpermeabilität, Zellnekrose durch Dehydratation der Zelle und evtl. Totalvereisung (selten).

CAVE

Häufig mit allgemeiner Hypothermie verbunden.

Symptome

Schweregradeinteilung der Erfrierung:

- **Schweregrad 1:** weiße, kalte, gefühlsstarre Akren, danach Rötung, Schwellung, brennender Schmerz, ggf. Ausbildung von Frostbeulen;
- **Schweregrad 2:** tiefrote bis violette Hautverfärbung, Schwellung, Schmerzen, Blasenbildung (hämorrhagischer Blaseninhalt);
- **Schweregrad 3:** totenblasse, eisige, gefühllose Extremitäten, bläulich-schwarze Nekrosen;
- **Schweregrad 4:** völlige Vereisung, Abbrechen der Glieder, bei Aufwärmen Zerfall und Gewebsverflüssigung.

Diagnostik

- Anamnese (Kälteexposition),
- klinisches Bild.

Lagerung

Flachlagerung ab Schweregrad 2, keine aktiven Bewegungen.

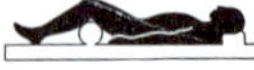

Therapie

- Ausschluss erneuter Kälteeinwirkung, Verbringen in warme Umgebung,
- keine aktiven Bewegungen,
- langsames Erwärmen der erfrorenen Extremität durch Eigenwärme oder schnelle Aufwärmmethode durch Wasserbad innerhalb von 30 Minuten auf 35 – 40 °C (nicht bei begleitender Unterkühlung),
- keine mechanische Traumatisierung durch lokale Einreibungen,
- lockere trockene sterile Verbände, ggf. Wattepackungen,
- Begleitunterkühlung ggf. mit heißen, gezuckerten Getränken behandeln,
- ggf. venöser Zugang und angewärmte Infusion (z. B. 500 ml Ringer-Laktat),
- ggf. Sedierung und Analgesie (z. B. Morphin 5 – 10 mg i.v.), ggf. Acetylsalicylsäure 500 mg p.o. (z. B. ASS Hexal®).

CAVE

- Kein Alkohol bei höhergradigen Erfrierungen,
- bei Kombination mit Unterkühlung Behandlungspriorität für Unterkühlung.

Transport

In der Regel liegender Transport in stationäre chirurgische Behandlung zur Verbesserung der Mikrozirkulation und ggf. Nekroseabtragung.

Hitzeerschöpfung, Hitzekrämpfe

Pathophysiologie

Generalisierter Hitzeschaden durch akutes Versagen der Kreislaufregulation nach Exposition in trockener Hitze, besonders bei hitzeungewohnten Personen. Durch starkes Schwitzen, u.U. Erbrechen und Diarrhö und/oder ungenügende Flüssigkeitszufuhr, Dehydratation und Elektrolytverlust ohne ausreichende Flüssigkeitszufuhr.

Symptome

- Durstgefühl, Übelkeit,
- Kopfschmerzen, Schwindel, Schwäche,
- Sehstörungen, Ohrensausen,
- Bewusstseinsstörung bis Bewusstlosigkeit,
- feuchte, zunächst gerötete, später blasse und kaltschweißige Haut, herabgesetzter Hautturgor,
- schnelle, flache Atmung, Tachypnoe,
- Tachykardie, Blutdruckabfall,
- ggf. Muskelkrämpfe.

Diagnostik

Typisches Krankheitsbild bei entsprechender Exposition.

DD

Hypoglykämischer Schock.

Lagerung

Schocklage, bei Bewusstlosigkeit stabile Seitenlage.

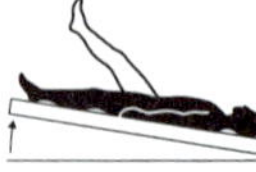

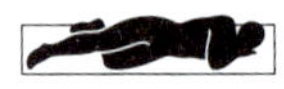

Therapie

- Beruhigung,
- Kleider öffnen, Aufenthalt in kühler schattiger Umgebung,
- Kühlung mit physikalischen Maßnahmen. Umschläge,
- bei erhaltenem Bewusstsein u.U. orale Zufuhr elektrolythaltiger Getränke,
- laufendes Kreislaufmonitoring,
- bei Schockzustand Volumensubstitution mit Elektrolytlösung (z.B. NaCl 0,9 % 1 000 – 1 500 ml), ggf. Volumenersatzmittel,
- ggf. Sauerstoff per inhalationem,
- bei Bedarf zur Krampfdurchbrechung Midazolam (z.B. Dormicum® 3 – 5 mg i.v.).

CAVE

Bei Zufuhr von hypotonen Infusionslösungen Gefahr eines Hirnödems.

Transport

In schweren Fällen liegender Transport zur stationären Behandlung.

Hitzschlag (hyperthermisches Koma)

Pathophysiologie

Schwerste Störung der Wärmeregulation bei großer Wärmezufuhr (überhitzte Räume, Sommerhitze, Sonnenbestrahlung), schwerer körperlicher Arbeit und Behinderung der Wärmeabgabe durch Versagen der Schweißsekretion (schwül, feucht-warme Witterung, luftundurchlässige Kleidung). Alkoholkonsum erhöht die Wahrscheinlichkeit des Auftretens und verschleiert das klinische Bild.

Rotes Stadium: periphere Vasodilatation bei zentraler Vasokonstriktion mit Hemmung thermoregulatorischer Zentren. Infolge dieser Dysregulation Versagen der Schweißproduktion mit resultierender Hyperthermie (bis 42 °C).

Graues Stadium: generalisierte Vasodilatation, irreversible ZNS-Schädigung. Beobachtet werden außerdem Bluteindickung, Hämolyse, Rhabdomyolyse, Hypernatriämie, Hypokalzämie und Hypoglykämie. Betroffen sind in erster Linie kleine Kinder, Schwerarbeiter und ältere Menschen.

Symptome

- Kopfschmerzen, Schwindel, Ohnmachtsgefühl,
- Übelkeit, abdominelle Schmerzen, Erbrechen,
- Müdigkeit, Gereiztheit, Verwirrtheitszustände, zerebrale Krampfanfälle,
- Bewusstseinsstörung bis zur Bewusstlosigkeit,
- heiße, trockene Haut, Hautrötung (rotes Stadium), fahl-graues Hautkolorit (graues Stadium),
- Tachykardie, Hypotonie, Tachypnoe,
- Körpertemperatur zwischen 41 – 42 °C,
- Hitzeödem, vor allem im Bereich der unteren Extremitäten.

Diagnostik

- Anamnese (Hitzeexposition, körperliche Arbeit, Bewusstseinseinschränkung),
- klinisches Bild,

- Blutzuckerbestimmung zum Ausschluss einer zusätzlichen Hypoglykämie,
- Temperaturmessung,
- EKG (Infarkt als Komplikation bei älteren Patienten).

DD

- Meningitis,
- Enzephalitis,
- Dehydratation,
- Epilepsie.

Lagerung

Flache Lagerung im Schatten oder in kühlen Räumen mit erhöhtem Kopf (bei stabilen Kreislaufverhältnissen).

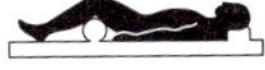

Therapie

- Allgemein: Beruhigung, Kleider öffnen;
- Kühlung des Patienten durch künstliche Luftbewegung, Eiswürfel, kalt-feuchte Umschläge, Besprengen mit Wasser, ggf. Alkoholabsprühung zur Erhöhung der Verdunstungskälte;
- ständiges Atem- und Kreislaufmonitoring;
- mindestens 1 großlumiger peripherer Zugang;
- Schockbekämpfung (z. B. 500 – 1000 ml Ringer-Laktat-Lösung);
- evtl. Plasmaersatzmittel;
- ggf. Sedierung: Midazolam (z. B. Dormicum® 3 – 5 mg i.v.);
- Sauerstoff per inhalationem 4 – 6 l/min;
- ggf. frühzeitige Intubation und kontrollierte Beatmung.

CAVE

Nicht die Höhe der Körpertemperatur, sondern die Dauer der Hyperthermie ist für die Prognose entscheidend.

Transport

Immer liegend zur stationären Überwachung mit Arztbegleitung.

Pathophysiologie

Zentralnervöse Veränderung mit meningealen Reizerscheinungen durch direkte intensive Sonnenbestrahlung des ungeschützten Kopfes. In schweren Fällen Entstehung eines Hirnödems. Betroffen sind vornehmlich Kleinkinder und Säuglinge sowie Erwachsene mit fehlender Kopfbehaarung.

Symptome

- Kopfschmerzen, Nackenschmerzen,
- Übelkeit, Schwindel,
- Bewusstseinsstörung bis Bewusstlosigkeit,
- Gesicht und Kopfhaut hochrot und heiß bei normaler Körpertemperatur,
- evtl. zerebrale Krampfanfälle,
- Nackensteifigkeit.

CAVE

Bei Säuglingen und Kleinkindern meist um Stunden verzögertes Auftreten der Symptomatik nach Sonnenexposition.

Diagnostik

- Anamnese (Sonnenexposition),
- klinische Symptomatik,
- Blutzuckermessung,
- Ausschluss einer Bewusstlosigkeit anderer Genese,
- bei zusätzlichem Alkoholgenuss erschwerte Beurteilung.

DD

- Meningitis,
- Enzephalitis,
- Epilepsie.

Lagerung

Lagerung mit erhöhtem Oberkörper, bei Bewusstlosigkeit stabile Seitenlagerung.

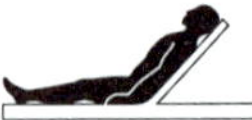 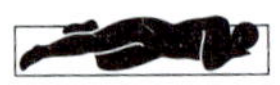

Therapie

- Verbringen in kühle, schattige Umgebung, Kühlung des Kopfes,
- Atem- und Kreislaufmonitoring,
- ggf. venöser Zugang und Infusion von 500 ml Ringer-Laktat-Lösung,
- ggf. Krampfprophylaxe und Sedierung (z.B. Midazolam [z.B. Dormicum® 3–5 mg i.v.]),
- bei zunehmendem Meningismus und Hirndruckzeichen ggf. Intubation und Hyperventilation.

Transport

Bei Anzeichen von Meningismus in der Regel Klinikeinweisung angebracht.

Pathophysiologie

Akutes (z.B. nach Sturz ins Wasser) oder protrahiertes (z.B. bei langem Liegen in kalter Umgebung, v.a. um den Gefrierpunkt) Absinken der Körperkerntemperatur unter 35 °C, begünstigt durch ungenügende und/oder feuchte enge Kleidung, Windbewegungen, Alkoholgenuss, Intoxikationen (v.a. mit Barbituraten: zentrale Thermoregulationsstörungen). Gefährdet sind Unfallverletzte (v.a. im Gebirge), Personen nach Sturz ins Wasser, umherirrende Desorientierte, Alkoholiker und Kinder.

Um den Wärmeverlust zu minimieren, induziert der Kältestress als katecholaminbedingte Abwehrreaktion eine periphere Vasokonstriktion (v.a. an den Extremitäten, Ausnahme: Kopf-Nacken-Region). Versuch einer Kompensation durch erhöhte Muskelarbeit und Zittern (Wärme!). Dadurch zunächst erhöhter Sauerstoffbedarf und Glukoseverbrauch. Konzentration des Blutes auf den Körperkern (→ Temperaturgradient zwischen Kern und Schale). Bei weiterer Kälteexposition intravasaler Volumenmangel, Hämokonzentration, Erschöpfung der Glukosereserven, Elektrolytverschiebungen, hypoventilationsbedingte Hypoxämie, Bewusstseinstrübung, Hirnödem, Atemstillstand, kombinierte respiratorische und metabolische Azidose. Tod durch Kammerflimmern infolge myokardialer Hypoxie durch Verminderung des koronaren Blutflusses und Hyperkaliämie.

Symptome

Stadieneinteilung der Hypothermie:

- **Stadium 1 – Abwehrstadium (Kerntemperatur 36 – 35 °C):** zunächst psychische Erregung, Euphorie; zunehmende Müdigkeit, livides blasses Hautkolorit; Muskelzittern, Schmerzgefühl in den Extremitäten; vertiefte Atmung, Steigerung von Herzfrequenz, Blutdruck und Cardiac output.
- **Stadium 2 – Erschöpfungsstadium (Kerntemperatur 34 – 30 °C):** ungelenke Bewegungen, Ataxie, Entscheidungsschwäche, retrograde Amnesie; kein Muskelzittern mehr, nachlassende Schmerzempfindung; respiratorische Azidose durch Absinken der CO_2-Produktion

um 50 %; verlängerte Systole, Herzfrequenz und Cardiac output um 30 % gesenkt, Blutdruck schwer beurteilbar, Bradykardie; Reflexabschwächung, Hypoglykämie.

- **Stadium 3 – Lähmungsstadium (Kerntemperatur < 30 °C):** schlaffe Muskellähmung, keine Schmerzempfindung und Reflexe; Bewusstlosigkeit, Pupillen weit mit noch vorhandener Lichtreaktion; Herzfrequenz, Cardiac output um 50 % gesenkt, ventrikuläre Dysrhythmie, Sauerstoffverbrauch um 50 % gesenkt.
- **Stadium 4 – finales Stadium (Kerntemperatur < 27 °C):** physikalische Aktivitäten der Muskulatur nicht mehr möglich, keine Muskelreflexe, keine Pupillen- und Schmerzreaktionen; ventrikuläres Flimmern (Kammerflimmern) geht in Asystolie über; Lungenödem, Erhöhung der interstitiellen und alveolären Flüssigkeit; Koma, Scheintod (vita minima).

Diagnostik

- Anamnese: Dauer der Kälteexposition und ggf. Unfallhergang, zusätzliche Intoxikationen;
- Achten auf Zusatzverletzungen;
- Monitoring, Blutzuckerbestimmung;
- ggf. Temperaturmessung (rektal, tympanal).

Lagerung

Unbedingt flache Lagerung, keine Kopftieflagerung.

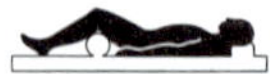

Therapie

- Retten, bei Bewusstlosigkeit und Atem-/Kreislaufstillstand unter laufenden Reanimationsmaßnahmen; bei ansprechbaren Patienten Vermeidung aktiver und passiver Bewegungen und Beibehaltung der Horizontallage (Bergungstod!).

- Schutz vor weiterer Auskühlung mittels Decken und/oder Metalline-Folien; Verbringen in windgeschützten Raum mit möglichst erhöhter Zimmertemperatur; Entfernen feuchter/nasser Kleidung (Aufschneiden), bei bewusstlosen Patienten mit vorhandenem Kreislauf keine nassen Kleider wechseln; keine externe Wärmezufuhr („after drop"); heiße gezuckerte Getränke nur in warmer Umgebung und bei Sicherung vor weiterer Kälteexposition.
- Laufendes Atem- und Kreislaufmonitoring, Überwachung des Bewusstseins.
- Langsame Wiedererwärmung durch Ausnutzen eigener Körperwärme: Lagerung in angezogener Knielage, durch Wollschal atmen lassen (dadurch aktive Erwärmung um 1–3 °C/h), nicht massieren, vorsichtiges Umlagern, keine aktive Aufwärmung der gesamten Körperschale („after drop").
- Sauerstoff per inhalationem 4–6 l/min, ggf., wenn möglich, warmer befeuchteter Sauerstoff, insbesondere bei bewusstlosen Patienten.
- Sehr vorsichtige Infusionstherapie wegen der Gefahr der Rechtsherzüberlastung; Ausnahmen: Polytrauma, Hypoglykämie (Kinder, Erschöpfte, Alkoholiker), bei stabilem Kreislauf warme Infusion (37 °C), z. B. mittels „Infusionswärmegeräten" auch präklinisch möglich.
- Bei Kreislaufstillstand am Notfallort (Kerntemperatur < 30 °C):
  - Kardiopulmonale Reanimation: Herz in der Kälte nicht komprimierbar, Wirkung vordergründig durch intrathorakale Druckveränderung, daher kein Unterschied zwischen normaler und verminderter Frequenz; Herzmassage mit 100/min, Beatmung 6- bis 8-mal/min; bis zum Krankenhaus kontinuierliche Durchführung;
  - bei Reanimation keine Antiarrhythmika (z. B. Lidocain und Katecholamine) wegen der Medikamentenunwirksamkeit; Blindpufferung ist nicht indiziert;
  - Defibrillation am hypothermen Myokard ist in der Regel erfolglos, daher keine wiederholten Defibrillationsversuche.

Unterkühlung, allgemeine

CAVE

- Bei plötzlicher Mischung des kalten Schalenblutes mit dem warmen Kernblut („after drop") Gefahr des plötzlichen Kammerflimmerns (Bergungstod).
- Bei Unterkühlten gilt: „No one is dead until warm and dead" – daher Reanimation fortsetzen bis zur Normalisierung der Körpertemperatur.

Transport

- Nach Stabilisierung der Vitalfunktionen rascher, aber schonender liegender Transport in Arztbegleitung zur stationären Wiedererwärmung (z. B. mittels extrakorporaler Zirkulation oder Hämo- und Peritonealdialyse),
- bei Kreislaufstillstand ständige kardiopulmonale Reanimation bis zur Klinikübergabe.

Pathophysiologie

Thermische Schädigung des Integuments mit nachhaltigen Auswirkungen auf den Gesamtorganismus. Das Ausmaß der Schädigung ist abhängig von der Art der Wärmequelle (Strahlung, chemisch-ätzende Reagenzien, Kontakt zu heißen Festkörpern, Flamme, Flammenbogen, Flüssigkeit, Metallschmelze, Dämpfe), der Höhe der Temperatur und der Einwirkungsdauer der Wärmeenergie. Bei Inhalation heißer Verbrennungsgase (Explosion, Dampf) Schädigung der Atemwege (Inhalationstrauma [s. S. 341 „Inhalationstrauma“]) in Kombination mit toxischen Wirkungen (Rauchgasvergiftung [s. S. 240 „Rauch (Brand-)gas-Intoxikation“]).

Eingeteilt wird in Schweregrade, für die Prognose entscheidend sind jedoch die schweren Allgemeinreaktionen (Verbrennungskrankheit): Diese lassen sich in die Schockphase (Ereignis bis 2 – 3 Tage) und Resorptionsphase (3 – 4 Tage) einteilen.

- **Schockphase:** Lokale Zell- und Kapillarschädigung führen direkt oder über die Freisetzung von Mediatoren, Exsudation und Gefäßpermeabilitätsstörungen zu Hypovolämie und lokalen sowie systemischen Elektrolyt- und Proteinverlusten mit Absinken des kolloidosmotischen Drucks und Ödembildung (v.a. bei Kindern Hirnödem). Letztere bewirkt gemeinsam mit der Hämokonzentration eine generalisierte Mikrozirkulationsstörung, die über Stase, Erythrozyten- und Thrombozytenaggregation zu Gewebshypoxie und metabolischer Azidose führt. Aus der Verminderung des intravasalen Volumens, der Reduzierung des Herzminutenvolumens und der Mikrozirkulationsstörung resultiert ein schwerer Schockzustand, der bei Fortbestehen im Sinne eines Circulus vitiosus zur akuten Dekompensation führen kann.
- **Resorptionsphase:** Ab 3. und 4. Tag nach der Verbrennung Rückresorption der Ödeme (Dauer 2 – 3 Wochen) mit Gefahr des Nierenversagens und der Infektion.

Verbrennung/Verbrühung

Symptome

- Abhängig vom Grad der lokalen Schädigung und der Ausdehnung der Verbrennung:
  - **Grad I:** Rötung, Schwellung, Schmerz (der obersten Epidermis);
  - **Grad II:** oberflächlich dermale (IIa) oder tief dermale (IIb) Läsion mit Rötung, Schmerz, massiven Ödemen und Blasenbildung;
  - **Grad III:** Nekrose aller Hautschichten (Defektheilung) mit grauer, weißer oder schwarzer lederartiger Haut und Analgesie;
  - Verbrennungen II. und III. Grades häufig kombiniert, fehlende Schmerzempfindung;
- weiterhin: Schocksymptomatik, Tachykardie, Blutdruckabfall; Hustenreiz, retrosternaler Schmerz, Dyspnoe, Stridor bei Inhalationstrauma (s. S. 341)

Diagnostik

- Anamnese: Art und Stärke der Wäremeeinwirkung, Inhalation;
- Beurteilung der Verbrennungstiefe (Gradeinteilung durch Nachbrennen erschwert) und der Ausdehnung (Neunerregel nach Wallace, s. u.);
- Schätzwert: Handfläche des Patienten (Handteller plus Finger) 1 % der Körperoberfläche (KOF); Schockgefahr bei Erwachsenen ab 15 % KOF, bei Kindern ab 8 – 10 % KOF.

Neunerregel nach Wallace

Die Zahlen geben den prozentualen Anteil verschiedener Körperabschnitte an der Körperoberfläche (KOF) bei einem Erwachsenen (links) und bei einem Kind (rechts) an.

1.	Kopf	9 %
2.	Oberkörper vorn	9 %
3.	Oberkörper hinten	9 %
4.	Unterkörper vorn	9 %
5.	Unterkörper hinten	9 %
6.	Rechter Arm	9 %
7.	Linker Arm	9 %
8.	Rechtes Bein vorn	9 %
9.	Rechtes Bein hinten	9 %
10.	Linkes Bein vorn	9 %
11.	Linkes Bein hinten	9 %
	Hals	1 %
		100 %

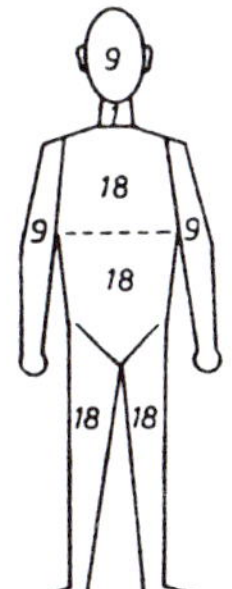

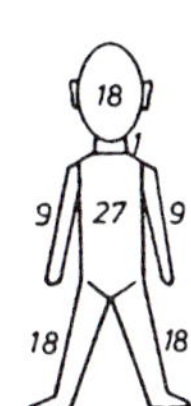

Lagerung

Schocklagerung.

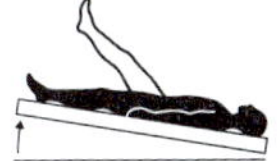

Therapie

- Entfernen der thermischen Quelle, ggf. Ablöschen brennender Kleidung mittels Decke, Feuerlöscher (cave: Pulverlöscher nicht in das Gesicht) oder Rollen am Boden.
- Entfernen der Kleidung (Umschneiden, falls mit Brandwunde verklebt).
- Sofortige Kaltwasserbehandlung nur kurz zum Ablöschen (cave: Hypothermie bei Kindern, Polytrauma, großflächige Verbrennungen). Bei mehreren Minuten zurückliegenden Verbrennungen ist eine Kühlung nicht mehr sinnvoll.
- Abschätzung des Verbrennungsgrads und der Ausdehnung.
- Sterile Wundbedeckung (Brandwundenverbandtuch, Metalline).
- $<$ 10 % KOF I. und II. Grades: i.v. Analgesie.

- $>$ 10% KOF: mehrere sichere, großlumige venöse Zugänge, u.U. auch im verbrannten Areal.
- Volumensubstitution mit Elektrolytlösungen (z.B. Ringer-Laktat), ggf. Volumenersatzmittel bei zusätzlichen Traumatisierungen – Polytrauma (z.B. HAES 6%, cave: Erhöhung der Ödembildung); Elektrolytinfusionsmenge:
  - Faustregel für Erwachsene 1 l in der 1. Stunde; bilanziert: verbrannte KOF in % × Körpergewicht = Infusionsmenge pro Periode; in 24 Stunden 4 Perioden: Dauer der Perioden 1 und 2 je 4 Stunden, 3 und 4 je 8 Stunden;
  - bei Kindern Ringer-Laktat-Lösung 20–30 ml/kg KG/h unabhängig von der Ausdehnung der Verbrennung (cave: Lungenödem durch Überwässerung).
- Korrektur des Protein- und Elektrolytdefizits nach Bilanz in der Klinik.
- Analgesie (z.B. Morphin 5–10–20 mg i.v., fraktioniert oder Tramadol [z.B. Tramal®/Tramadolor® 50–100–200 mg i.v.] oder Ketanest [Ketanest S® 0,125– 0,25 mg/kg KG i.v.]).
- Ggf. zusätzliche Sedierung z.B. mit Midazolam (z.B. Dormicum® 2–5 mg i.v.), bei Kindern auch Diazepam-Rektiole (5–10 mg).
- Bei Verbrennungen im Gesicht: Freihalten der Atemwege, ggf. frühzeitige Intubation und assistierte oder kontrollierte Beatmung mit FiO_2 1,0 s. Kap. 2.12, „Inhalationstrauma".

Transport

- Ab 10% verbrannte KOF (I. und II. Grades) bzw. ab 2% KOF (III. Grades) grundsätzlich stationäre Behandlung,
- liegender Transport mit Arztbegleitung unter laufendem Monitoring,
- nach Transport Stabilisierung in nächstgelegenem geeignetem Krankenhaus, Entscheidung über Sekundärverlegung erst danach,
- ab 20% verbrannte KOF (bei Kindern ab 12%) Intensivbehandlung, evtl. Verlegung in Spezialklinik über Zentrale Vermittlungsstelle für Schwerverbrannte (Tel. 0 40/24 82 88-37 oder -38) als Sekundärtransport.

Pathophysiologie

Durch Infektion verursachte Entzündungen des Nebenhodens, selten vor dem 20. Lebensjahr auftretend.

Symptome

- Akute Schwellung und starker Schmerz von Nebenhoden und Hoden,
- Schmerzausstrahlung in die Leiste,
- keine Übelkeit, kein Brechreiz,
- schweres Krankheitsgefühl und hohes Fieber,
- Patient liegt, da Beschwerden im Stehen und Sitzen stärker sind.

Diagnostik

- Bei Anheben des Hodens Beschwerdelinderung,
- meist einseitige Schwellung einer Skrotalhälfte bis Gänseeigröße,
- typische lokale Entzündungserscheinungen, die normal faltige Skrotumhaut ist gespannt,
- Tumor, Calor, Rubor, Dolor; Skrotum heiß und sehr tastempfindlich.

Lagerung

Hochlagern des Hodens über das Niveau der Oberschenkel.

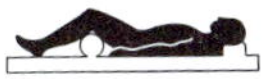

Therapie

Schmerzbehandlung mit z. B. Metamizol i.v. (z. B. Novalgin®).

Transport

Bei weniger schwer erscheinendem Krankheitsbild Weiterbehandlung durch Urologen, bei länger bestehender Erkrankung und hohen Temperaturen Klinikeinweisung wegen Gefahr der Abszedierung.

Harnleiter-, Nierenkolik

Pathophysiologie

Plötzliche Verlegung des Harnabflusses durch Nierensteine, selten Blutkoagel oder abgestoßene nekrotische Nierenpapillen oder durch Kompression von außen. Die resultierende Druckerhöhung der oberhalb des Hindernisses gelegenen Harnwege führt zur – bis zum Dauerspasmus gesteigerten – Hyperperistaltik der Uretermuskulatur. Harnleiter- und Nierenkoliken sind immer nur ein Symptom einer bestehenden Grunderkrankung.

Symptome

- Aus normalerweise völligem Wohlbefinden heraus plötzlich einsetzender krampfartiger Flankenschmerz, von der Lendengegend ausgehend, meist in den Unterbauch ausstrahlend, bei prävesikalen Steinen in die Leistengegend entlang dem Ureterverlauf bis in das Genitale und die Oberschenkelinnenseite, Labien und Hoden;
- wehenartiger, wellenförmig an- und absteigender Schmerzcharakter mit schmerzfreiem Intervall, evtl. auch Dauerschmerz;
- Übelkeit, Erbrechen, Meteorismus bis im Extremfall reflektorischem Subileus durch viszeroviszerale Reflexe;
- im freien Intervall zwischen den Koliken Ähnlichkeit mit akutem Abdomen;
- lokalisierte reflektorische Bauchdeckenspannung;
- evtl. Makrohämaturie;
- motorische Unruhe.

Diagnostik

- Im Kolikanfall eindeutige Diagnose (Patient krümmt sich vor Schmerzen);
- im freien Intervall Abgrenzung zu anderen abdominellen Krankheitsbildern;
- Maximum der Schmerzempfindung erlaubt Rückschlüsse auf Steinlokalisation.

DD

- Gallenkolik,
- Ileus,
- akute Appendizitis,
- stielgedrehte Ovarialzyste,
- Aortenaneurysma,
- Tubargravidität,
- andere obstruktive Erkrankungen (Stenosen, Kompression, Funktionsstörung): besonders schwierige Differentialdiagnose bei Kindern und älteren Patienten.

Lagerung

Lagerung mit Knierolle zur Entspannung der Bauchdecke.

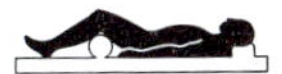

Therapie

- Beruhigung des Patienten,
- venöser Zugang, ggf. Infusion von 500 ml Ringer-Laktat-Lösung,
- Spasmolytika wie Butylscopolamin (z.B. Buscopan®, 1–2 Amp. [20–40 mg] i.v.),
- Analgetika wie Metamizol (z.B. Novalgin®, 1 Amp. 1,2 g i.v.), ggf. zusätzlich Tramadol (Tramal®/Tramadolor® 50–100 mg),
- evtl. Spasmolyse mit Nitroglycerin 1 Kapsel sublingual.

CAVE

Opiate wegen der spastischen Wirkung auf die glatte Muskulatur kontraindiziert.

Transport

- Bei Abklingen der Schmerzen u.U. Verzicht auf notfallmäßige stationäre Einweisung; Suppositorien eines Spasmolytikums in Reserve,

- bei rezidivierenden Koliken und in Zweifelsfällen (u. a. bei Kindern und älteren Patienten) Klinikeinweisung,
- bei der Kombination Harnsteinkolik und Fieber absolute Indikation zur Klinikeinweisung (Stauungsniere, Urosepsis).

Pathophysiologie

Stumpfe und/oder spitze Gewalt auf Abdomen und Damm kann Verletzungen der Harn- und Genitalorgane nach sich ziehen: Ein- und Abrisse von Nieren und (selten) Ureteren, Nierenberstungsruptur; intraperitoneale Blasenruptur (stumpfe Gewalt bei voller Blase) und offene Blasenverletzungen; inkomplette oder vollständige Abrisse der Urethra, z. B. bei Frakturen der Scham- und Sitzbeinäste, Straddle-Trauma; Penis-, Skrotalverletzungen und -amputationen, z. B. bei Pfählungsverletzungen (Sprung über Zaun), Arbeitsunfällen (z. B. in der Landwirtschaft) oder abartigen sexuellen Handlungen (Staubsaugerverletzung), Penisschaftfraktur im erigierten Zustand. Im Vordergrund steht ein u.U. sich rasch entwickelnder Volumenmangelschock.

Symptome

- Indirekte Hinweise wie Schürfungen, Prellmarken, Hämatome (z. B. im Damm-, Skrotalbereich bei Straddle-Trauma),
- Flankenschwellung, Flankenschmerz (Nieren-, Ureterverletzungen), Instabilität des knöchernen Beckengerüsts,
- Mikro- und Makrohämaturie,
- Austritt blutig tingierten Urins aus Urethra oder offener Wunde (offene Blasenverletzung),
- abdominelle Symptomatik (verschleiert in vielen Fällen das Bild),
- Symptomatik des hämorrhagisch-traumatischen Schocks.

Diagnostik

- Anamnese (Unfallhergang, fragliche Gewalteinwirkung),
- klinische Symptomatik mit Schmerz als Leitsymptom.

CAVE

Bei polytraumatisierten Patienten werden Verletzungen der Harnorgane häufig übersehen, da Befunde anderer Organsysteme im Vordergrund stehen. Deshalb gezielte Suche!

DD

Stumpfes oder spitzes Bauchtrauma.

Lagerung

Flachlagerung, ggf. Hochlagerung von Hoden und Penis.

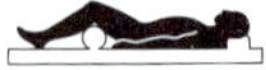

Therapie

- Sterile Wundabdeckung,
- bei stärkerer Blutung manuelle Kompression (v.a. des Penis),
- Versorgung der Amputate (Hoden, Penis),
- sicherer venöser Zugang,
- Therapie des Volumenmangelschocks nach Schweregrad mit kristallinen oder kolloidalen Infusionslösungen (z.B. HAES 6%),
- ggf. Sedierung, z.B. mit Midazolam (z.B. Dormicum® 2–5 mg i.v.) und Analgesie, z.B. mit Tramadol (z.B. Tramal®, Tramadolor® 50–100 mg i.v. oder nach Stufenschema).

CAVE

Bei Blasen-, Urethraverletzungen ist bei der Erstversorgung jeglicher Katheterisierungsversuch zu unterlassen!

Transport

- Bei jedem Verdacht auf Verletzung der ableitenden Harnorgane stationäre Abklärung und Überwachung, u.U. in urologischer Fachabteilung, erforderlich;
- Transport liegend.

Pathophysiologie

Subvesikaler Verschluss der ableitenden Harnwege mit Rückstau des Harns durch Obstruktionen (Prostata, Harnröhrenstrikturen, punktförmige Stenosen, Klappenbildungen der Urethra, Steine), völlige Unmöglichkeit der Miktion.

Symptome

- Unruhe,
- quälender Harndrang,
- unwillkürlicher Urinverlust (Überlaufblase), evtl. Urinträufeln,
- Unterbauchschmerz,
- Vorwölbung des Unterbauchs,
- Unterbauchtumor,
- Harnblase prall-elastisch palpabel,
- Klopfschalldämpfung,
- u.U. abdominelle Abwehrspannung,
- Schmerzen in den Genitalbereich ausstrahlend.

Diagnostik

- Anamnese: Nephrolithiasis, Koliken; urologische/gynäkologische Eingriffe, Bestrahlungen; Prostatahyperplasie, Miktionsstörungen, Nachträufeln;
- palpatorisch und perkutorisch prall gefüllte Blase;
- Harnverhalt.

Therapie

- Beruhigung des Patienten.
- Sofern vorhanden, sterile Katheterisierung der Blase mit Einmalkatheter (16 – 20 Ch) .
- Venöser Zugang, evtl. Sedierung und Analgesie.
- Die suprapubische Blasenpunktion ist keine Therapie der Präklinik!

CAVE

Gelingt das Einführen des Katheters nicht auf Anhieb, sind weitere Versuche zu unterlassen (Perforationsgefahr).

Transport

Beim ersten akuten Harnverhalt Normalisierung der Spontanmiktion durch einmalige Katheterisierung möglich, daher Überweisung zur ambulanten Behandlung (Urologe); bei misslungener Katheterisierung stationäre Einweisung.

Pathophysiologie

Drehung von Hoden und Samenstrang um die Längsachse, vorwiegend bei Kindern und Jugendlichen durch alltägliche Bewegungen oder Bagatelltraumen.

Symptome

- Plötzlich auftretender starker Hodenschmerz,
- Hodenschwellung,
- Schmerzausstrahlung in Leiste, evtl. Unterbauch, Harnleiter, Nierengegend,
- peritonealer Reizzustand (Blässe, Übelkeit, Brechreiz, evtl. Schock),
- kein Fieber,
- stark schmerzhafter Konglomerattumor,
- Höherstehen eines Hodens,
- Schmerzverstärkung bei Anheben des Hodens.

Diagnostik

- Anamnese,
- Inspektion, Palpation.

Therapie

- Analgesie, z. B. mit Metamizol (z. B. Novalgin® 1 Amp. i.v.), evtl. Tramadol (z. B. Tramal®, Tramadolor® i.v.),
- venöser Zugang,
- Elektrolytinfusion.

Transport

- Sofortige Klinikeinweisung (kritische Zeitspanne bis zum Verlust des Hodens 4 Stunden),
- Vorverständigung zur sofortigen Operation mit Detorsion und Fixierung des Hodens.

Paraphimose

Pathophysiologie

Missverhältnis zwischen Größe der Glans penis und der Präputialöffnung, latente Vorhautenge. Bei Erektion mit zurückgestreifter Vorhaut Ausbildung eines proximal der Glans gelegenen Schnürrings. Dadurch kommt es zur Drosselung des venösen Abflusses mit Stauung und Ödembildung des Präputiums.

Symptome

- Freiliegende, geschwollene, blaurote Glans penis,
- präputialer Schnürring im Bereich des Sulcus coronarius,
- Schmerzen des distalen Penisanteils, starker lokaler Schmerz,
- behinderte Miktion durch Harnröhrenobstruktion,
- proximaler Penisschaft immer unauffällig, evtl. Begleitentzündungen.

Diagnostik

- Anamnese: vorausgegangene Manipulationen;
- eindeutige Blickdiagnostik.

Therapie

- Unblutige Reposition durch manuelle Kompression der Glans penis und des Präputialschnürrings für ca. 5 Minuten; danach mit Daumen beider Hände Glans penis zurückschieben, mit 2. und 3. Finger gleichzeitig das äußere Vorhautblatt vorziehen.
- Ggf. Lokalanästhesie (ohne Adrenalinzusatz) der Peniswurzel, insbesondere bei starken Schmerzen (dem Urologen oder Klinik vorbehalten).

Transport

Bei Misslingen der spontanen Reposition Klinikeinweisung zur Spaltung des Schnürrings.

Pathophysiologie

Verlängerte, über 2–3 Stunden andauernde Erektion meist bei jungen Männern. Versteifung der Corpora cavernosa; Corpus spongiosum und Glans penis sind nicht erigiert. Gehäuftes Vorkommen bei Bluterkrankungen (lymphatische und myeloische Leukämie, Sichelzellanämie, Erkrankungen des ZNS und Rückenmarks, Multiple Sklerose, Tabes dorsalis, Tumor), gelegentlich nach Medikamenteneinnahme (Antisympathikotonika).

Symptome

Akut auftretende, schmerzhafte Dauererektion des Penis ohne sexuelle Erregung.

Diagnostik

Eindeutige Anamnese und klinisches Bild.

DD

- Priapismus nach artifizieller Erektion,
- u.U. Fremdkörper in der Urethra,
- Penisödem,
- Penishämatom,
- Cavernitis.

Therapie

Beruhigung, ggf. Sedierung des Patienten mit z.B. Midazolam (z.B. Dormicum® 2–5 mg) und Analgesie mit z.B. Tramadol (z.B. Tramal®/ Tramadolor® 50–100 mg).

Transport

- Sofortige Klinikeinweisung zur frühzeitigen operativen Therapie,
- liegender Transport.

Anaphylaktoide Reaktion, anaphylaktischer Schock

Pathophysiologie

Akute Unverträglichkeitsreaktion mit den Symptomen einer Anaphylaxie, wobei keine Aussage über den Pathomechanismus gemacht ist. Anaphylaktoide Reaktionen manifestieren sich im Wesentlichen an Haut, Lunge, kardiovaskulärem System und Gastrointestinaltrakt. Sie werden verursacht durch die Freisetzung verschiedenster Mediatoren (z. B. Histamin, Leukotriene, PAF).

Das klinische Bild hängt von der Menge des freigesetzten Histamins ab, aber auch von der Menge, dem Verhältnis und dem Spektrum der übrigen Mediatoren zueinander sowie vom Ort der Freisetzung und dem Zielorgan. Innerhalb von Sekunden bis Minuten kommt es zu einer Permeabilitätserhöhung der Kapillaren mit nachfolgender Plasmaexsudation. Dies führt zur relativen Hypovolämie mit Hämokonzentration.

Symptome

Unter Berücksichtigung der Organmanifestation werden unterschieden:

- **Stadium 0:** lokale, auf den Kontaktort beschränkte kutane Reaktion (ohne wesentliche klinische Bedeutung);
- **Stadium I:** Allgemeinreaktionen: Unruhe, Kopfschmerzen, Haut- und Schleimhautreaktion (z. B. Urtikaria, Erythem), Beginn mit perioralem und/oder perianalem bzw. palmoplantarem Jucken und Brennen;
- **Stadium II:** ausgeprägte pulmonale und/oder vaskuläre Reaktion, Tachykardie, Hypotonie ggf. auch Stuhl- und Harndrang, ggf. Quincke-Ödem;
- **Stadium III:** lebensbedrohliche Reaktion mit Schock, schwerer Dyspnoe und/oder Bewusstseinstrübung [ausgeprägte Bradykardien möglich];
- **Stadium IV:** Herz-Kreislauf-Stillstand.

Diagnostik

- Anamnese (bekannte allergische Reaktionslage, vorausgegangene Arzneimittelapplikation, Insektenstiche),
- klinischer Befund nach Schweregrad.

DD

- Asthma bronchiale,
- Angina pectoris,
- Krupp-Syndrom.

Lagerung

- Flachlagerung des Patienten, evtl. Schocklagerung,
- Lagerung mit erhöhtem Oberkörper bei Atemnot und Bronchospasmus.

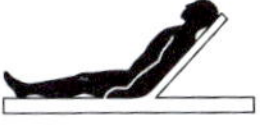

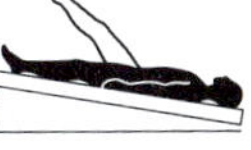

Therapie

Allgemeine Maßnahmen:
- Antigenstopp, evtl. Anlage eines Tourniquets,
- bei Insektenstich subkutane Injektion von Adrenalin (0,1 – 0,2 mg),
- sicherer venöser, großlumiger Zugang,
- Applikation von Sauerstoff per inhalationem,

Stadium I:
- Antihistaminika i.v. (H_1-Antagonisten, H_2-Antagonisten [z.B. Tagamet®/Cimehexal® 1 – 2 Amp. 2 ml, Fenistil® 1 – 2 Amp., Tavegil® 1 – 2 Amp., evtl. Zantic®/Ranitic® 1 – 2 Amp. 5 ml]).

Stadium II:
- Wie I, zusätzlich:
- Volumensubstitution (z.B. HAES 200/0,5, 1 – 1,5 l [20 – 30 ml/kg KG], Ringer-Laktat 500 – 1000 ml),

- bei pulmonalen Reaktionen obligatorisch Sauerstoff per inhalationem, β-Mimetika wie Fenoterol (z.B. Berotec® 1 Hub per inhalationem) sowie Theophyllin 5 mg/kg KG,
- Kortikosteroide (z.B. Solu-Decortin H® 250–500 mg i.v.), evtl. bei Luftnot mehrere Hübe Dosieraerosol (z.B. Pulmicort®-Dosieraerosol, Inhacort®-Dosieraerosol),
- bei Bronchospasmus auch inhalativ Adrenalin (z.B. Infectokrupp® Inhal),
- bei Nichtverfügbarkeit auch β_2-Mimetika möglich (z.B. Terbutalin [z.B. Bricanyl®], Fenoterol [z.B. Partusisten®], Salbutamol [z.B. Sultanol®] als Dosieraerosol) bis Maximaldosis (Tachykardie, Temor),
- bei zunehmender Kreislaufsymptomatik trotz Volumengabe und H_1- und H_2-Antagonisten Adrenalin fraktioniert in kleinen Dosen (0,1 mg/min) langsam i.v. (1 Amp. Suprarenin® mit 9 ml NaCl verdünnt).

Stadium III:

- Wie II, zusätzlich:
- alternativ zu Adrenalin auch Dopamin (2,5–5 mg/min/70 kg = 0,5–1 ml der 10-ml-Amp. [50 mg i.v.]),
- bei fehlender Kreislaufstabilisierung sowohl durch Adrenalin als auch durch Dopamin nach spätestens 10 Minuten Einsatz von Noradrenalin (z.B. Arterenol® 0,5 ml der auf 10 ml verdünnten Ampulle) fraktioniert in Minutenabständen i.v.

Stadium IV:

- Reanimation nach allgemeinen Richtlinien.

CAVE

Bei Gabe von β-Mimetika und Theophyllin: Tachykardie.

Transport

- Grundsätzlich liegender Transport,
- ab Stadium III obligatorisch mit Arztbegleitung, unabhängig vom primären Therapieerfolg, stationäre Überwachung wegen möglichen Rebound-Phänomens.

Pathophysiologie

Ertrinken ist Asphyxie und Tod durch Untertauchen in flüssigem Medium. Beinahe-Ertrinken bezeichnet einen Ertrinkungsunfall, der einige Zeit bzw. vollkommen überlebt wird. Unterschiedlichste Ursachen führen zum Ertrinkungsunfall: Erschöpfung (v.a. unter Alkoholeinwirkung, Unterkühlung im Wasser), Verstricken in Wasserpflanzen, Unfälle mit Wasserfahrzeugen, Tauchen, Suizide usw. Nach dem Eintauchen in kaltes Wasser sind verschiedene pathophysiologische Vorgänge möglich: Vagusreizung mit peripherer Vasokonstriktion, Vagotonie und reflektorische Asystolie (z. B. nach Nahrungsaufnahme); refraktäre Vasodilatation mit Kreislaufkollaps (v.a. nach Sonnenbädern); traumatische Veränderungen (Aufprall auf das Wasser). Letztendlich resultieren ein Untertauchen des Kopfes und Eindringen von Wasser in die Atemwege. Dies führt durch reflektorischen Glottisverschluss (Laryngospasmus) zu initialer Apnoe, was nach 5–10 Minuten einen asphyktischen Kreislaufstillstand zur Folge hat (trockenes Ertrinken, 10–20 %). Infolge des hypoxiebedingten Inspirationsreizes kommt es zu forcierter Atmung mit massiver Flüssigkeitsaspiration (nasses Ertrinken). Eine Unterteilung in Süß- und Salzwasserertrinkungsunfall spielt präklinisch bezüglich der Pathophysiologie und Prognose keine Rolle.

Die Prognose wird in erster Linie von Ausmaß und Dauer der Hypoxie sowie begleitender Faktoren (z. B. Wassertemperatur, Kleidung, Stressresponse, Tauchreflex, Zeit unter Wasser, vorbestehende Erkrankungen) bestimmt.

Erschwerend können hinzukommen: toxisches Lungenödem (Ertrinken in Schwimmbädern, toxische Chloreinwirkung), Aspiration von Schlamm und/oder Magensaft, Unterkühlung (Hypothermie hat aber auch protektive Wirkung).

Sekundäres Ertrinken = Tod an respiratorischem Versagen einige Zeit nach dem Unfall: Entwicklung eines adulten oder kindlichen Atemnotsyndroms (ARDS, RDS) mit interstitiellem Lungenödem, Atelektasen, Aspirationspneumonie und resultierender pulmonaler Insuffizienz, SIRS, Multiorganversagen.

Ertrinkungsunfall

Symptome

Abhängig von physiologischer Reaktion, Dauer des Untertauchens, Wassertemperatur, Wasserverunreinigung, Zusatzverletzungen und Gesundheitszustand des Patienten:

- Apnoe, Dyspnoe, Tachypnoe, Zyanose, Husten, ggf. Giemen und Brummen,
- Brustschmerzen, myokardiale Ischämiezeichen,
- Tachykardie, Bradykardie, Arrhythmie bis Kreislaufstillstand,
- ggf. Blutdruckabfall,
- Verwirrung, Bewusstseinsstörung bis hin zur Bewusstlosigkeit, Krampfanfälle,
- grau-blasse, livide Extremitäten,
- allgemeine Hypothermie.

Diagnostik

- Anamnese (Unfallhergang, Verlauf, Zeitdauer bis zur Rettung aus dem Wasser),
- typisches klinisches Bild,
- EKG,
- Blutasservierung,
- soweit möglich, rektale Temperaturmessung.

Lagerung

Flachlagerung oder stabile Seitenlage.

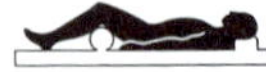

Therapie

- Rettung aus dem Wasser (z. B. durch Wasserrettungsorganisation), Eigenschutz beachten, möglichst frühzeitiger Beginn der Beatmung in waagerechter Position (Gefahr „after drop“ u. Bergungstod);

- bei Kreislaufstillstand umgehende kardiopulmonale Reanimation (s. S. 15ff.); bei Hypothermie (z. B. Einbrechen in Eis) Reanimation auch nach mehr als 20 Minuten dauernder Apnoe erfolgreich möglich;
- kein Entleerungsversuch beim Patienten nach der Rettung, nicht ausschütteln (Aspirationsgefahr);
- weiteren Wärmeverlust vermeiden – feuchte Kleidung schonend entfernen, gute Körperisolierung durch Folien, Decken;
- Atemwege freimachen, Absaugen bzw. ständige Absaugbereitschaft (oft schwallartiges Erbrechen);
- Sauerstoff per inhalationem 4–6 l/min oder Beatmung mit FiO_2 1,0 und PEEP (+ 5–10 cmH_2O);
- großzügige Indikation zur Intubation;
- ggf. Narkoseeinleitung, z. B. mit Thiopental (z. B. Trapanal® 3–5 mg/kg KG, als Bolus 250–400 mg i.v.);
- nach Intubation Bronchialtoilette durch endotracheale Absaugung;
- 1–2 sichere venöse Zugänge;
- zügige Infusion (z. B. 500–1000 ml kolloidale Ersatzmittel);
- ständiges Atem- und Kreislaufmonitoring;
- Einlegen einer Magensonde, Absaugen von Mageninhalt;
- ggf. forcierte Diurese mit Furosemid (z. B. Lasix®, Furorese® 20–40 mg i.v.);
- Behandlung möglicher Begleitverletzungen durch Sprung, Sturz oder Wasserfahrzeug (z. B. HWS-Immobilisation, Vakuummatratze).

Cave

- „Bergungstod" (Hypothermie und Umkehr der auf den Körper einwirkenden hydrostatischen Druckverhältnisse führen bei vertikaler Rettung zu irreversiblem Kreislaufstillstand).
- Hypothermes Myokard erhöht empfindlich gegenüber Katecholaminen (s. Hypothermie).
- Es gibt keine sicheren Marker für eine schlechte Prognose, d. h. nicht zu früh kapitulieren.
- Submersionszeit ist meist nicht exakt zu bestimmen.

Transport

Immer liegender Transport in Arztbegleitung zur stationären Überwachung und Therapie auf Intensivstation (Gefahr des sekundären Ertrinkens) für ca. 24–48 Stunden.

Pathophysiologie

Durch die Inhalation differenter Noxen kann es in Abhängigkeit von der Dauer der Exposition und der Konzentration sowie der Löslichkeit der Substanzen zu differenten Inhalationstraumen kommen. Es wird zwischen einem thermischen und einem chemischen Inhalationstrauma unterschieden.

- **Thermisches Inhalationstrauma:**
  Bei einem Brand kommt es durch direkte Hitzewirkungen zu einem ausgeprägten supraglottischen Ödem mit der Gefahr einer kompletten Atemwegsobstruktion. Das Trauma bezieht sich in erster Linie auf das lockere Bindegewebe im Bereich der Schleimhaut der oberen Luftwege, während tiefere Abschnitte des Respirationstraktes seltener betroffen sind.
- **Chemisches Inhalationstrauma:**
  Die Inhalation von Ruß- und Rauchpartikeln sowie von toxischen Verbrennungsprodukten führt zu einer Schädigung des tracheobronchialen Systems bis in die tieferen Regionen. Lokalisation und Schwere des Traumas hängen wesentlich vom Grad der Wasserlöslichkeit der inhalierten Substanzen und der Dauer der Exposition ab (siehe auch Reizgase).

Symptome

- **Thermisches Inhalationstrauma:** zunehmende Atemnot mit inspiratorischem Stridor, Dyspnoe.
- **Chemisches Inhalationstrauma:** Irritation der Schleimhaut mit schmerzhafter Konjunktivitis, Rhinitis und Pharyngitis bis hin zum schweren Laryngospasmus. Hyperventilation bei Inhalation. Bei schlecht wasserlöslichen Substanzen ist der Beginn – wie bei Reizgasen vom Latenztyp – verzögert. Nach einem symptomfreien Intervall von 24–48 Stunden schwere Dyspnoe, Hypersekretion und Lungenödem.

DD

- Reizgasintoxikationen,
- Infektionen.

Diagnostik

- Rekonstruktion des Unfallmechanismus (geschlossener Raum, Explosion),
- Inspektion der Schleimhaut von Mund und Rachen (Ruß),
- periorale Verbrennungen sind verdächtig,
- Hustenreiz.

CAVE

Pulsoxymetrie zur Identifikation der arteriellen Sauerstoffsättigung ist nicht zuverlässig. Falsch positive Anzeige durch CO-Intoxikation.

Therapie

- Sauerstoff per inhalationem, 4 – 6 l/min.
- bei Bronchospastik β_2-Mimetika als Fenoterol-Spray 2 – 3 Hübe oder Theophyllin 4 – 5 mg/kg KG i.v. als Infusion in 15 – 30 Minuten.
- Der Nutzen der inhalativen Zufuhr von Kortikosteroiden ist nicht belegt, sie werden generell nicht mehr empfohlen, obwohl noch weitverbreitet angewandt.
- Bei hitzebedingtem Glottisödem Kortikosteroide i.v.; Infusion mit Ringer-Laktat.

Transport

Liegender Transport mit Oberkörperhochlagerung in Intubationsbereitschaft.

Pathophysiologie

Unterscheidung in 3 Giftschlangentypen:

- Schlangen mit neurotoxisch wirkenden Giften und Thrombokinasehemmern (z. B. Kobra, Mamba, Korallenschlange),
- Schlangen mit neurotoxisch und hämolytisch wirkenden Giften (z. B. Klapperschlange),
- Schlangen mit gerinnungshemmenden und hämolytisch wirkenden Giften (z. B. Ottern, Vipern, in Zentraleuropa heimische Schlangen).

Durch Giftschlangenhaltung in privaten Haushalten (auch hochgiftige Exoten) immer wieder vereinzelte, teilweise tödliche Zwischenfälle; in Europa vorkommende Schlangen verursachen nur selten tödliche Bissverletzungen.

Nach Biss und Giftinjektion in ein Gefäß rasche Vergiftungserscheinungen mit Schockzustand und Atemlähmung, besonders bei kardiovaskulären Vorerkrankungen und bei Kindern. Neben den toxischen Wirkungen auch anaphylaktische Reaktionen bis zum anaphylaktischen Schock (s.d.) möglich.

Symptome

- Meist typische, zwei symmetrische, punktförmige Bisswunden im Abstand von 1 cm, sehr schmerzhaft,
- lokale Ödembildung und frühe Nekrosebildung,
- Anschwellen der betroffenen Extremität,
- ggf. Blutungen, Hämolyse,
- Sehstörungen,
- Parästhesien,
- neurotoxische Wirkungen bis Atemlähmung,
- Allgemeinsymptome wie Übelkeit, Erbrechen, abdominelle Schmerzen, Schweißausbrüche, Hypotonie, Tachykardie,
- Anaphylaxie.

(Gift-)Schlangenbiss

Diagnostik

- Anamnese, ggf. Fremdanamnese,
- Bissmarken, meist an den Extremitäten.

Therapie

- Versuch der Identifikation der Schlange, ggf. Asservierung,
- Ruhigstellung der betroffenen Extremität, Schienung, Hochlagerung,
- keine Manipulationen an der Bissstelle,
- sicherer venöser Zugang,
- Volumensubstitution mit kristalloiden Lösungen (z. B. Ringer-Laktat 500 – 1000 ml), ggf. Volumenersatzmittel (z. B. HAES 6 % 500 ml),
- ggf. aggressives therapeutisches Vorgehen bei anaphylaktischen Reaktionen (s.d.),
- ggf. Intubation und Beatmung,
- laufendes Monitoring,
- rasche Bereitstellung von spezifischen Giftschlangenseren über Giftnotrufzentralen.

Transport

Rascher Transport in die Klinik zur polyvalenten oder spezifischen Antidottherapie (Voranmeldung unbedingt erforderlich!), Tetanusprophylaxe und Antibiose dort.

Pathophysiologie

Bei den überwiegend durch Fehlverhalten im Umgang mit Elektrizität und Elektrogeräten, seltener durch Materialdefekte verursachten Stromunfällen, kommt es zu Körperkontakt („Körperschluss") zu zwei unter Spannung stehenden Teilen (z.B. Stromleiter, Erde) mit der Folge eines Stromdurchflusses durch den Körper oder des Überspringens eines „Flammenbogens" bei Hochspannung. Die unterschiedlichen Wirkungen bestehen einerseits in einer direkten elektrischen Wirkung auf erregbare Gewebe, andererseits in der Umwandlung der elektrischen Energie in Wärme durch den Körperwiderstand.

In Deutschland sterben jährlich etwa 100 Patienten infolge von Stromunfällen. Dabei werden 10 % durch Hochspannung und 90 % durch Niederspannung verursacht. Häufig ereignen sich im Niederspannungsbereich diese mit Spannungswerten von 230 bzw. 400 V in Haushalt, Gewerbe und Industrie.

Die Folgen der Stromeinwirkung sind abhängig von: Stromweg (Gehirn, Myokard im Stromweg), Einwirkzeit des Stroms, Widerstand (Kleidung, Haut, Gewebe), Stromart (Gleichstrom, Wechselstrom), Frequenz (steigende Wechselstromfrequenz erhöht thermische Wirkung, 50 Hz gefährden besonders das Myokard), Stromstärke (mit steigender Stromstärke Zunahme der elektrothermischen Wirkung) und Spannung (bei Niederspannung [≤ 1 kV] überwiegend spezifische Reizwirkung auf erregbare Gewebe [Herz, Muskel] mit Muskelkontraktionen, Verhinderung der Selbstbefreiung, Rhythmusstörungen; bei Hochspannung [> 1 kV] überwiegend elektrothermische Wirkung mit tiefer und schwerwiegender Haut- und Gewebezerstörung [Verbrennung]) sowie direkte Wirkung auf das Herz (Kammerflimmern). Unterscheidung in primäre und sekundäre Stromwirkungen. Primäre Stromwirkungen sind direkte Reaktionen von Körperorganen, thermische Schädigungen als elektrothermische Verletzungen oder Verbrennung durch Lichtbogen; sekundäre Verletzungen sind Folgen einer primären Stromeinwirkung, es handelt sich um Sturz, Fall oder Schlag und indirekte Traumen durch Muskelkontraktionen.

Stromunfall

Symptome

Starke Variabilität, abhängig von den betroffenen Organen und den physikalischen Kenngrößen des Stroms;

- **Allgemein:** Lichtblitze, Taubheit, Unruhe, Nervosität, Angstgefühle, Muskelkater;
- **Haut:** ischämische, weiß-koagulierte Wunden (Strommarken), kleinzirkulär bis großflächig mit subkutanen Gewebsdestruktionen (Stromweg; meist bei Niederspannung), großflächige Verbrennungen, Verkochungen, Verkohlungen oft in Kombination mit Flammenwirkungen infolge entzündeter Kleidung (meist bei Hochspannung);
- **Muskulatur:** Kontraktionen, Unmöglichkeit des Loslassens des Stromleiters, ggf. Luxationen, Muskelrupturen infolge Muskeldestruktion, Myoglobinfreisetzung;
- **ZNS:** Bewusstseinsstörungen bis Bewusstlosigkeit (direkt oder hypoxiebedingt), Schwindel, Paralysen, zerebrale Krämpfe, ggf. primäre Atemlähmung;
- **Herz:** Frequenzanstieg, Herzjagen, Stenokardien, Infarktzeichen durch Koronarspasmus (v.a. bei älteren Patienten), Arrhythmien bis Kammerflimmern, Kreislaufstillstand;
- **Kreislauf:** initialer Blutdruckanstieg, Schock;
- **Niere:** Nierenversagen infolge Schock und Myoglobinfreisetzung (s. Crush-Syndrom, S. 62).

CAVE

Vor allem bei Niederspannungsunfällen nach verschieden langen Intervallen (bis zu 24 Stunden) Auftreten eines Herz-Kreislauf-Stillstands möglich.

Diagnostik

- Feststellung der Stromart (Niederspannung/Hochspannung), Selbstschutz beachten (Sicherheitsabstand bei Hochspannungsunfällen mindestens 4 m!),
- Anamnese, Fremdanamnese,
- Sicherung der Diagnose in der Regel durch Unfallsituation in Kombination mit Symptomatik.

Therapie

- Abschalten des Stroms (Sicherung, Schalter, bei Hochspannung nur durch Fachpersonal!).
- Strikte Beachtung der Eigensicherung: bei Hochspannung keine Rettungsversuche.
- Rettung des Patienten von der Stromquelle aus der Gefahrenzone; bei Niederspannung ggf. Wegschieben des Leiters durch nicht-leitenden Gegenstand (z.B. Holz), Sicherung des Helfers durch Isolierung zur Erde (Brett, Gummimatte, Zeitung), Patientenkontakt mit Händen durch Gummihandschuhe bzw. Umwickeln mit trockenen Tüchern sichern.
- Bei Hochspannung: Rettung nur durch Fachpersonal/Feuerwehr, erst nach Freigabe durch technische Rettungskräfte Gefahrenzone betreten, sonst Einhalten eines Sicherheitsabstands von 4 m (Ausbildung eines „Spannungstrichters“; überspringen eines „Lichtbogens“).
- Kreislaufmonitoring, Reanimation bei Kreislaufstillstand (durch Kammerflimmern).
- Ggf. kurzfristig Kaltwasseranwendung bei Verbrennungen zum Ablöschen (s.d.), nur als Erste Hilfe.
- Sterile Bedeckung von Strommarken und Verbrennungen.
- Ruhigstellung von Frakturen.
- Sauerstoff per inhalationem 4–6 l/min.
- Ggf. Intubation und Beatmung.
- Mindestens einen, ggf. mehrere großlumige venöse Zugänge.
- Infusion von Elektrolytlösungen, ggf. kombiniert mit Volumenersatzmitteln (nach den bei Verbrennung [s.d.] empfohlenen Regeln; z.B. Ringer-Laktat, ggf. HAES 6%).
- Sedierung mit z.B. mit Midazolam (z.B. Dormicum® 2–5 mg).
- Analgesie (z.B. Morphin 5–10–20 mg, Ketanest S® 0,1–0,25 mg/kg KG i.v.).
- Ggf. Narkoseeinleitung.
- Ggf. forcierte Diurese bei ausgedehnten Muskelschäden mit Furosemid (z.B. Lasix®, Furorese® 20–40 mg i.v.).
- Ggf. Natriumbikarbonat (Prophylaxe des Crush-Syndroms) i.v.

- Reanimationsversuch (gute Prognose v.a. bei Hochspannungsunfällen).
- Direkte spezifische Behandlung von Herzrhythmusstörungen medikamentös (s. S. 142 „Herzrhythmusstörungen") und elektrisch (Defibrillation).

Transport

- Bei Hochspannungsunfällen nach Sicherung der vitalen Funktionen und ausreichender Schockbekämpfung immer möglichst raschen und schonenden Transport in ein für die Aufnahme Schwerbrandverletzter geeignetes Krankenhaus anstreben; Vorverständigung; Arztbegleitung.
- Stationäre Überwachung nur erforderlich, wenn am Notfallort primär Rhythmusstörungen aufgetreten sind. War der Patient symptomlos, ist eine Überwachung nicht erforderlich.

Pathophysiologie

Bei raschem Abfall des Umgebungsdrucks werden im Blut und Gewebe durch gelösten Stickstoff Gasblasen freigesetzt. Daraus resultieren Gasembolien und lokale Gewebsschädigungen mit akuten zerebralen, pulmonalen (Pneumothorax) und kardiozirkulatorischen Störungen und sekundären Arthropathien (Caisson-Krankheit).

Abhängig vom Entstehungsmechanismus können „Dekompressionskrankheiten" und „arterielle Gasembolien" unterschieden werden, die sich jedoch klinisch meist nicht differenzieren lassen.

Symptome

- Schwindel, Gefühlsstörungen, Hörstörungen, Schwindel, Nystagmus, Hautjucken (Taucherflöhe), Ameisenlaufen,
- Gelenk- und Knochenschmerzen (Bends), Hautrötungen,
- Nasen- und Trommelfellblutungen,
- Ohrenschmerzen, Ohrensausen (Tinnitus), Gehörverlust,
- Bewusstseinsstörung bis zur Bewusstlosigkeit, evtl. zerebrale Krämpfe,
- ggf. Pneumothoraxsymptomatik mit einseitig fehlendem Atemgeräusch,
- Tachykardie, ggf. Arrhythmien, Blutdruckabfall,
- neurologische Ausfälle mit Muskelschwäche, Gangunsicherheit, Taubheitsgefühl, Parästhesien, Paresen, Paraplegie, Tetraplegie,
- Hypovolämie durch „Taucherdiurese".

Diagnostik

Typische Anamnese.

DD

- Bei Tauchern: Ausschluss eines Myokardinfarkts, der zu schnellem Auftauchen zwingt;
- Barotrauma des Innenohrs;

- zerebraler Insult durch Embolie oder Blutung;
- vertebraler Diskusprolaps;
- Hypoglykämie;
- Epilepsie.

Lagerung

Flachlagerung, bei Bewusstlosigkeit Seitenlagerung.

Therapie

- Wärmeerhaltung,
- ständiges Atem- und Kreislaufmonitoring (EKG),
- Sauerstoff per inhalationem schnellstmöglich, 100 % Sauerstoffgabe (z. B. über Maske) bei intakter Eigenatmung,
- bei insuffizienter Eigenatmung ggf. Intubation und Beatmung mit 100 % Sauerstoff,
- sicherer venöser Zugang,
- Infusion von 500 – 1000 ml Ringer-Laktat-Lösung,
- ggf. ASS (z. B. Aspisol® 500 – 1000 mg),
- ggf. Sedierung und Analgesie (z. B. Morphin 5 – 10 mg i.v. oder Tramadol [z. B. Tramal®/Tramadolor®] 100 mg und Diazepam [z. B. Valium®] 5 – 10 mg i.v.),
- ggf. Entlastungspunktion bei Pneumothorax oder Thoraxdrainage.

Transport

- Zügiger, möglichst erschütterungsarmer Transport ohne Druckreduktion zur nächstgelegenen Überdruckkammer (Rekompression) in ärztlicher Begleitung,
- nach Auskunft der Rettungsleitstellen Überdruckbehandlungskammern.

Kapitel 3

Notfallmedikamente

Adenosin

- **Handelsname:** z. B. Adrekar® 6 mg/2 ml.
- **Indikation:** regelmäßige supraventrikuläre Tachykardie (Demarkierung supraventrikulär oder breiter Kammerkomplex), Tachykardien unklarer Genese.
- **Dosierung:**
  - Erwachsene: 6 mg rasch i.v., bei Erfolglosigkeit 12 – 18 mg.
  - Kinder: 0,1 mg/kg KGi.v., anschließend 0,2 – 0,3 mg/kg KG.
- **Wirkung:** Reduktion der Sinusaktivität, Verzögerung der AV-Überleitung, periphere Vasodilatation, Koronardilatation.
- **Nebenwirkungen:** Bradykardie, kurze Asystolie (präautomatische Pause), Proarrhythmie, Flush, Atemnot, Kopf-/Brustschmerzen, Hustenreiz, Übelkeit.
- **Kontraindikationen:** kardiogener Schock (nicht arrhythmiebedingt), Sick-Sinus-Syndrom, AV-Blockierung, Asthma bronchiale.

Adrenalin

- **Handelsname:** z. B. Suprarenin® 1 mg/ml, 25 mg/25 ml.
- **Indikation:** Kreislaufstillstand, atropinresistente Bradykardie, anaphylaktischer und kardiogener Schock, Asthma bronchiale (Status asthmaticus), Allergie mit Bronchospasmus.
- **Dosierung:**
  - Kreislaufstillstand/Erwachsene: 1 mg auf 10 ml (Ampuwa) expandieren (1 : 10) i.v. (entsprechend 0,1 mg/ml,
  - Kreislaufstillstand/Kinder: 0,1 – 1,0 mg/kg KG, bei endobronchialer Applikation: 3 mg auf 10 ml Aqua dest. expandieren (nicht wiederholt applizieren), erste Dosis 1 mg i.v. als Bolus, kann alle 2 – 3 Minuten wiederholt werden.
  - Bei anderen Indikationen Dosis 0,1 mg (auf 10 ml) titrierend i.v. nach Wirkung. Kinder: 0,1 ml/kg KG i.v., entsprechend 0,01 mg/kg, bei endobronchialer Gabe 0,1 mg/kg KG in 5 ml NaCl 0,9 %.
- **Wirkung:** α- und β-Rezeptorenstimulierung, Steigerung von Kontraktilität, Frequenz, HZV, arteriellem Mitteldruck, Blutdruckamplitude, periphere Vasokonstriktion, Senkung der elektrischen Reizschwelle, Broncholyse (β_2-Rezeptorenstimulation).

- **Nebenwirkungen:** Tachykardie, Extrasystolie bis Kammerflimmern.
- **Kontraindikationen:** im Notfall keine.
- **Cave:** nicht zusammen mit $NaHCO_3$ applizieren, Lagerungshinweis beachten.

Ajmalin

- **Handelsname:** z. B. Gilurytmal® 50 mg/2 ml.
- **Indikation:** ventrikuläre und supraventrikuläre Tachykardien, salvenartige Extrasystolen, Kammertachykardie, Präexzitationssyndrome bei Vorhofflimmern, WPW-Syndrom.
- **Dosierung:** 25 – 50 mg (maximal 2,5 – 10 mg/min) unter EKG-Kontrolle.
- **Wirkung:** Erregungsdämpfung, Verlängerung der AV-Überleitung, Klasse-Ia-Antiarrhythmikum.
- **Nebenwirkungen:** Bradykardie, Blutdruckabfall, AV-Block, QT-Verlängerung, Hypotension, Schock.
- **Kontraindikationen:** AV-Block, Schenkelblock, kardiogener Schock, Bradykardie.

Amiodaron

- **Handelsname:** z. B. Cordarex® 150 mg/3 ml.
- **Indikation:** tachykarde supraventrikuläre und ventrikuläre Herzrhythmusstörungen, WPW-Syndrom, therapieresistentes Kammerflimmern.
- **Dosierung:**
  - Erwachsene: 150 – 300 mg i.v. im Rahmen der Reanimation (s. Abb. 12), bei Kammerflimmern initial Bolus von 300 mg, ggf. bei Persistieren des Kammerflimmerns nochmals 150 mg.
  - Kinder: 5 mg/kg KG.
- **Wirkung:** Rhythmisierung, negativ inotrop.
- **Nebenwirkungen:** Bronchospasmus, Hypotension (Lungenfibrose), Sinusbradykardie, Asystolie, AV-Blockierung, QT-Verlängerung.
- **Kontraindikationen:** Bradykardie.

Atropin

- **Handelsname:** z. B. Atropin® 0,5 mg/ml.
- **Indikation:** Bradykardien (AV-Block Grad I bis II).
- **Dosierung:** 0,5 – 1,0 mg, bei Reanimation bei persistierender Asystolie 3 mg i.v.
- **Wirkung:** Dämpfung der vagalen Reflexe, Hemmung der muskarinähnlichen Giftwirkungen (Bronchospasmus, Sekretionsverminderung), Parasympathikolytikum, positiv chronotrop.
- **Nebenwirkungen:** Tachykardie, trockener Mund, Mydriasis.
- **Kontraindikationen:** Tachyarrhythmie.
- **Handelsname:** Atropin® 100 mg/10ml.
- **Indikation:** Vergiftung durch Alkylphosphate.
- **Dosierung:**
  - Erwachsene: 5 mg, Wiederholungsdosen alle 10 Minuten, dann nach Klinik (2 – 10 mg/h);
  - Kinder: maximal 2 mg i.v. Einzeldosis, dann nach Wirkung;
  - endobronchiale Gabe: 1 – 2 mg verdünnt auf 10 ml mit isotonischer Kochsalzlösung.
- **Wirkung:** s. o. „Atropin® 0,5 mg/ml".
- **Nebenwirkungen:** s. o. „Atropin® 0,5 mg/ml".
- **Kontraindikationen:** s. o. „Atropin® 0,5 mg/ml".

Cafedrinhydrochlorid/Theodrenalin

- **Handelsname:** z. B. Akrinor® 200 mg/2 ml.
- **Indikation:** Hypotonie.
- **Dosierung:** 0,5 – 1 ml je nach Wirkung.
- **Wirkung:** β_1-Mimetikum, Tonisierung des Venensystems, Blutdrucksteigerung, Erhöhung des HZV.
- **Nebenwirkungen:** Tachykardie, selten Bradykardie, Angina pectoris, Stenokardie.
- **Kontraindikationen:** Volumenmangel, koronare Herzerkrankung, Hypertonie.

Digitoxin

- **Handelsname:** z. B. Digimerck® 0,1/0,25 mg/ml.
- **Indikation:** supraventrikuläre Tachykardie, Tachyarrhythmie bei Vorhofflimmern, insbesondere bei Niereninsuffizienz (ältere Patienten).
- **Dosierung:** 0,1 – 0,25 mg.
- **Wirkung:** negativ dromotrop, positiv inotrop, negativ chronotrop.
- **Nebenwirkungen:** bei Überdosierung: Übelkeit, Erbrechen, Schwindel, Kopfschmerz, unscharfes und Doppelsehen, Skotome, Bradykardie, Rhythmusstörungen, Kammerflimmern bei Hypokaliämie.
- **Kontraindikationen:** Bradykardie, AV-Block Grad II und III; relativ: Digitalisvorbehandlung.

Dopaminhydrochlorid

- **Handelsname:** z. B. Dopamin® 50 mg/5 ml, 200 mg/10 ml.
- **Indikation:** kardiogener Schock, drohendes Nierenversagen, akutes Kreislaufversagen.
- **Dosierung:** 100 mg in 500 ml Ringer-Laktat-Lösung, 3 – 20 μg/kg KG/min nach Wirkung oder Perfusor (250 mg/50 ml) 2 – 6–12 ml/h.
- **Wirkung:** α- und β-Sympathikomimetikum, Vasodilatation der Nieren- und Mesenterialgefäße, periphere Vasokonstriktion, Zunahme des HZV und der Koronardurchblutung, Blutdruckanstieg (Wirkung dosisabhängig).
- **Nebenwirkungen:** Tachykardie, Rhythmusstörungen, Angina pectoris.
- **Kontraindikationen:** Tachykardie, Volumenmangel, Hypertonie, Angina pectoris.

Dobutaminhydrochlorid

- **Handelsname:** z. B. Dobutrex® 250 mg/5 ml.
- **Indikation:** Herzversagen bei Kardiomyopathie, Myokardinfarkt, akut dekompensierte Herzinsuffizienz, kardiogener Schock.
- **Dosierung:** Verdünnung in 500 ml 5 %iger Glukose- oder Ringer-Laktat-Lösung. Dosierung nach klinischer Wirkung: 2,5 – 40 μg/

kg KG/min, Titration nach Herzfrequenz, die nicht um mehr als 10 % zunehmen sollte, oder Perfusor (250 mg/50 ml) 2 – 12 ml/h.

- **Wirkung:** Stimulation der β_1-Rezeptoren des Herzens, Steigerung der Kontraktilität, Erhöhung des Schlagvolumens, Senkung des peripheren Widerstands, Steigerung des arteriellen Mitteldrucks.
- **Nebenwirkungen:** Blutdruckanstieg, Tachykardie, Extrasystolie, Angina pectoris.
- **Kontraindikationen:** Tachykardie, Volumenmangel.
- **Cave:** keine Mischung mit $NaHCO_3$ oder anderen alkalischen Lösungen.

Esmolol

- **Handelsname:** z. B. Brevibloc® 10 ml = 100 mg.
- **Indikation:** supraventrikuläre Tachyarrhythmie, Myokardinfarkt.
- **Dosierung:**
  - Erwachsene: 1 – 10 ml fraktioniert.
  - Kinder: 0,5 – 1,0 mg/kg KG i.v. Einzeldosis.
- **Wirkung:** β_1-selektives Sympathikolytikum, Senkung des myokardialen Sauerstoffverbrauchs, negativ chronotrop, negativ bathmotrop, negativ dromotrop, positiv inotrop.
- **Nebenwirkungen:** evtl. Asthmaanfall, Blutdruckabfall, AV-Block, Rebound-Effekt, Bronchospasmus, Übelkeit, Erbrechen.
- **Kontraindikationen:** kardiogener Schock, Herzinsuffizienz, Asthma bronchiale, Bradykardien, AV-Block.

Etilefrin

- **Handelsname:** z. B. Effortil® 10 mg/ml.
- **Indikation:** Hypotonie.
- **Dosierung:** 10 mg.
- **Wirkung:** arterielle Vasokonstriktion.
- **Nebenwirkungen:** ventrikuläre Rhythmusstörungen, pektanginöse Beschwerden.
- **Kontraindikationen:** Hypothyreose, dekompensierte Herzerkrankung, Tachykardie.

Glyceroltrinitrat

- **Handelsname:** z. B. Nitrolingual® Spray 0,4 mg/Hub, Kapsel 0,8 mg.
- **Indikation:** Angina pectoris, Koronarspasmus, hypertensive Krise, akute Linksherzinsuffizienz, kardiales Lungenödem.
- **Dosierung:** Kapsel zerkauen (bis zu 3 Kps.), Inhalt in den Mund spritzen, 1 – 2 Hübe sublingual in 5-minütlichen Abständen.
- **Wirkung:** Senkung des pulmonalen Mitteldrucks und des peripheren Widerstands, Vasodilatation, Abnahme des systolischen und enddiastolischen Drucks, Senkung des Pre- und Afterloads, Senkung des Sauerstoffverbrauchs des Myokards.
- **Nebenwirkungen:** Tachykardie, Hypotonie, Kopfschmerzen, Übelkeit, überschießender Blutdruckabfall („Nitrokollaps").
- **Kontraindikationen:** Hypotonie, Volumenmangel.

Heparin-Natrium

- **Handelsname:** z. B. Liquemin® 5 000 IE/0,5 ml, 25 000 IE/5 ml.
- **Indikation:** Thrombose und Embolie, insb. Lungenembolie 2. und 3. Grades.
- **Dosierung:** initial 5 000 – 10 000 IE (= 2 – 4 ml).
- **Wirkung:** Antikoagulation, insb. Hemmung der Thrombinbildung und -wirkung, Fibrinolyseaktivierung.
- **Nebenwirkungen:** bei Überdosierung hämophiles Blutungsbild, Thrombozytenaggregationshemmung.
- **Kontraindikationen:** starke Blutung, Magen-Darm-Ulzera, hämorrhagische Diathese.
- **Cave:** Schwangerschaft.

Ipratropiumbromid

- **Handelsname:** z. B. Itrop® 0,5 mg/ml.
- **Indikation:** atropinresistente Bradykardie, AV-Block (Grad III), Adams-Stokes-Anfälle, Antidot bei relativer und absoluter Überdosierung mit β-Blockern.

- **Dosierung:**
  - Erwachsene: 0,25 – 0,5 mg 1 : 10 verdünnt, initial 0,05 – 0,1 mg (= 1 – 2 ml).
  - Kinder: 10 µg/kg KG i.v. Einzeldosis.
- **Wirkung:** β_1- und β_2-Stimulation, Herabsetzung der elektrischen Reizschwelle, daher Anwendung vor Defibrillation, Senkung des peripheren Widerstands.
- **Nebenwirkungen:** Tachykardie bis Kammerflimmern, Extrasytolie, Blutdruckabfall, pektanginöse Beschwerden, stark proarrhythmogen.
- **Kontraindikationen:** Tachykardie, Tachyarrhythmie, Extrasystolen.
- **Anmerkung:** Alternative zu Orciprenalin.

Isosorbiddinitrat

- **Handelsname:** z. B. Isoket® 10 mg/10 ml.
- **Indikation:** Myokardinfarkt mit Linksherzinsuffizienz, schwere Angina pectoris.
- **Dosierung:** Verdünnung in üblicher Infusionslösung (500 ml, 2 – 7 mg/h).
- **Wirkung:** Tonusminderung der venösen Kapazitätsgefäße, Abnahme des Blutrückstroms, Abnahme der Vorlast des Herzens.
- **Nebenwirkungen:** Abfall des arteriellen Blutdrucks, dadurch Abnahme der Koronarperfusion.
- **Kontraindikationen:** kardiogener Schock, schwere Hypotonie.

Lidocain

- **Handelsname:** z. B. Xylocain® 2 % 100 mg/5 ml.
- **Indikation:** Kammerarrhythmien, Kammertachykardien bei Infarkt, gehäufte oder salvenartige ventrikuläre Extrasystolen.
- **Dosierung:**
  - Erwachsene: langsam i.v. 1 – 1,5 mg/kg KG, Dauertropf (500 mg auf 500 ml 5 %ige Glukose, davon 20 – 100 Tr./min [= 1 – 5 mg/min]).
  - Kinder: 1 mg/kg KG i.v. Einzeldosis.
  - Endobronchiale Applikation: 2 – 3 mg/kg KG.

- **Wirkung:** Reizleitungs- und Reizbildungsverzögerung durch Hemmung des Natriumeinstroms während der Depolarisation, Membranstabilisierung.
- **Nebenwirkungen:** Sinusarrest, AV-Block, Blutdruckabfall, Bradykardie, Asystolie, zentralnervöse Auswirkungen bis zu Krämpfen.
- **Kontraindikationen:** totaler AV-Block, Bradykardie, kardiogener Schock, dekompensierte Herzinsuffizienz.

Metildigoxin

- **Handelsname:** z.B. Lanitop® 0,1 mg/2 ml .
- **Indikation:** hämodynamische Herzinsuffizienz, insb. tachykarde Formen, absolute Tachyarrhythmie.
- **Dosierung:** 0,2 – 0,4 mg.
- **Wirkung:** Förderung der Muskelkontraktion, positiv inotrop, negativ dromotrop, negativ chronotrop, negativ bathmotrop.
- **Nebenwirkungen:** Extrasystolie, Bradykardie, Kammerflattern/-flimmern, AV-Block. S.a. Digitoxin.
- **Kontraindikationen:** Bradykardie, Vollsättigung mit Glykosiden, AV-Block.
- **Cave:** Hypokaliämie.

Nifedipin

- **Handelsname:** z.B. Adalat®, Nifehexal® Kps. 10 mg.
- **Indikation:** hypertensive Krise.
- **Dosierung:**
  - Erwachsene: 1 – 2 Kps. zerbeißen lassen und schlucken oder anstechen und sublingual ausdrücken.
  - Kinder: 0,5 – 1 µg/kg KG i.v. Einzeldosis.
- **Wirkung:** periphere Vasodilatation, Senkung des myokardialen Sauerstoffverbrauchs, Senkung des koronaren Gefäßwiderstands.
- **Nebenwirkungen**: Kopfschmerzen, Flush, Wärme, überschießende Blutdrucksenkung, Tachykardie, ggf. paradoxe Zunahme der pektanginösen Beschwerden.
- **Kontraindikationen:** Schock, Gravidität, Eklampsie, instabile Angina pectoris, Hypotonie, Herzinsuffizienz.

Noradrenalin

- **Handelsname:** z. B. Arterenol® 1 mg/ml, 25 mg/25 l.
- **Indikation:** therapieresistente Hypotonie, schwerer Schock, insb. kardiogen, anaphylaktisch, septisch mit deutlichem Blutdruckabfall.
- **Dosierung:**
  - Erwachsene: 0,5 – 1,0 ml verdünnt (1 ml = 1 mg auf 10 ml) und nach Wirkung.
  - Kinder: 0,01 – 5 µg/kg KG/min.
- **Wirkung:** Blutdrucksteigerung durch Vasokonstriktion. (α- und β_1-Sympathikomimetikum).
- **Nebenwirkungen:** Tachykardie oder Herabsetzung der Herzfrequenz, gelegentlich Rhythmusstörungen. Hyperglykämie, Angina-pectoris-Beschwerden.
- **Cave:** Nekrosen an Injektionsstelle.
- **Kontraindikationen:** Hypertonus, hochgradige Koronarsklerose, Tachykardie, koronare Herzerkrankung, Hyperthyreose, Gravidität.

Orciprenalin

- **Handelsname:** z. B. Alupent® 0,5 mg/ml.
- **Indikation:** atropinresistente Bradykardie, AV-Block (Grad III), Adams-Stokes-Anfälle, Antidot bei relativer und absoluter Überdosierung mit β-Blockern.
- **Dosierung:**
  - Erwachsene: 0,25 – 0,5 mg 1 : 10 verdünnt, initial 0,05 – 0,1 mg (= 1 – 2 ml).
  - Kinder: 10 µg/kg KG i.v. Einzeldosis.
- **Wirkung:** β_1- und β_2-Stimulation, Herabsetzung der elektrischen Reizschwelle, daher Anwendung vor Defibrillation, Senkung des peripheren Widerstands.
- **Nebenwirkungen:** Tachykardie bis Kammerflimmern, Extrasytolie, Blutdruckabfall, pektanginöse Beschwerden, stark proarrhythmogen.
- **Kontraindikationen:** Tachykardie, Tachyarrhythmie, Extrasystolen.

Urapidil

- **Handelsname:** z. B. Ebrantil® 25 mg/5 ml, 50 mg/10 ml.
- **Indikation:** hypertensiver Notfall.
- **Dosierung:**
  - Erwachsene: 12,5–50 mg Lösung langsam titrierend i.v., evtl. wiederholen nach 3–5 Minuten.
  - Kinder: 1–2 mg/kg KG initial, dann 1 mg/kg/h.
- **Wirkung:** zentrale Sympathikolyse, peripheres α-Sympathikolytikum.
- **Nebenwirkungen:** Folgen der Blutdrucksenkung, Angina pectoris.
- **Kontraindikationen:** Schock, Gravidität, Aortenisthmusstenose.

Verapamil

- **Handelsname:** z. B. Isoptin®, Verahexal® 5 mg/2 ml.
- **Indikation:** paroxysmale supraventrikuläre Tachykardie und Extrasystolie, Tachyarrhythmia absoluta bei Vorhofflimmern und -flattern (trotz Digitalis), Vorhoftachykardie mit wechselnder Überleitung (hypertensive Krise).
- **Dosierung:** 2,5–5 mg sehr langsam i.v.
  - Erwachsene: 0,1 mg/kg KG.
  - Kinder: 0,75–2 mg (= 0,3–0,8 ml) unter EKG-Kontrolle, evtl. fraktioniert (0,1–0,2 mg/kg KG i.v.).
- **Wirkung:** Kalziumantagonismus, antiarrhythmische Wirkung, Senkung des myokardialen Sauerstoffbedarfs, Verlängerung der Refraktärzeit im AV-Knoten, periphere Gefäßerweiterung, Klasse-IV-Antiarrhythmikum.
- **Nebenwirkungen:** AV-Block bis Asystolie, Blutdrucksenkung, Bradykardie.
- **Kontraindikationen:** kardiogener Schock, manifeste Herzinsuffizienz, AV-Block, gleichzeitige Anwendung von β-Blockern, evtl. Bronchospasmus, frischer Myokardinfarkt.

Anmerkung: Katecholamine grundsätzlich im Rettungsdienst nach Wirkung dosieren, da das Körpergewicht allein keine Beurteilung über die aktuelle Zirkulation erlaubt. Auf keinen Fall eine „Schuss"-Infusion, sondern nur tropfenweise.

Epinephrin

- **Handelsname:** z. B. Infectokrupp® Inhal. 0,2 mg/Hub.
- **Indikation:** Allergie mit Bronchospasmus, Ödem des Rachens, Status asthmaticus.
- **Dosierung:** initial 1–2 Hübe, nach 3–5 Minuten wiederholen.
- **Wirkung:** antiödematös, Bronchospasmolyse.
- **Nebenwirkungen:** Tachykardie, Extrasystolie.
- **Kontraindikationen:** Tachykardie, Tachyarrhythmie.

Fenoterol

- **Handelsname:** z. B. Berotec®-Dosieraerosol 1 Hub/0,2 mg.
- **Indikation:** bronchospastische Zustände, Asthma bronchiale, Wehenhemmung.
- **Dosierung:** 2–3 Hübe (Asthma bronchiale), Repetition nach 5 Minuten; 4 Hübe (Tokolyse).
- **Wirkung:** β_2-Stimulator; Broncholyse, Tokolyse.
- **Nebenwirkungen:** Tachykardie (selten), Blutdruckabfall, Unruhe, pektanginöse Beschwerden.
- **Kontraindikationen:** Tachykardie, Tachyarrhythmie, koronare Herzerkrankung, frischer Myokardinfarkt, vor Geburt Risikoabschätzung bzgl. Wehenhemmung.

Terbutalinsulfat

- **Handelsname:** z. B. Bricanyl® 0,5 mg/1 ml.
- **Indikation:** Asthma bronchiale, Status asthmaticus.
- **Dosierung:**
  - Säuglinge und Kleinkinder bis zu 2 Jahren: 0,05–0,1 mg = 1–2 ml der Verdünnung 1 Amp. auf 9 ml NaCl.
  - Kinder von 3–6 Jahren: 0,1 mg.
  - Kinder von 7–12 Jahren: 0,15 mg.
  - Erwachsene: ½–1 Amp. s.c.
- **Wirkung:** β_2-Sympathikomimetikum, Bronchodilatation, Anregung der mukoziliären Clearance, Inhibierung der antigeninduzierten Histaminliberation.

- **Nebenwirkungen:** Tachykardie, Tremor, Rhythmussteigerung.
- **Kontraindikationen:** Myokardinfarkt, Hypotonie, tachykarde Arrhythmien, Schock, Epilepsie.

Theophyllin

- **Handelsname:** z.B. Euphyllin® 0,24 g/10 ml, alternativ Bronchoparat® 0,2 g/10 ml
- **Indikation:** Asthma bronchiale, bronchospastische Zustände, akute Rechtsherzinsuffizienz.
- **Dosierung:**
  - Erwachsene: 0,12 – 0,24 g, bei schweren bronchospastischen Zuständen 0,72 g in 250 ml NaCl-Lösung langsam i.v.
  - Kinder: 3 – 8 mg/kg KG i.v. Einzeldosis.
- **Wirkung:** Broncholyse, Stimulation des Atemzentrums, Anregung der mukoziliären Clearance, positiv inotrope und chronotrope Effekte, Senkung der Krampfschwelle.
- **Nebenwirkungen:** zentrale Erregung, Unruhe, Tachykardie, Blutdruckabfall, Übelkeit, Allergie auf Stabilisator.
- **Kontraindikationen:** frischer Myokardinfarkt, Schock, Epilepsie, tachykarde Arrhythmie, schwere Hypertonie.

Analgetika

Acetylsalicylsäure

- **Handelsname:** z.B. Aspirin® i.v. 1 Fl./0,5 g.
- **Indikation:** Schmerzzustände bei internistischen Notfallpatienten, Thrombozytenaggregationshemmung.
- **Dosierung:** 0,25 – 1,0 g.
- **Wirkung:** Schmerzmittel, antipyretisch, Prostaglandinsynthesehemmer, antiphlogistisch.
- **Nebenwirkungen:** Thrombozytenaggregationshemmung, Magenblutung, Bronchospasmen.
- **Kontraindikationen:** Magen-Darm-Ulzera, Blutungsstörungen; relativ: Asthma bronchiale, Gravidität (3. Trimenon), bekannte Allergie.

Fentanyl

- **Handelsname:** z.B. Fentanyl 0,1 mg/2 ml, 0,5 mg/10 ml (BtM).
- **Indikation:** schwere Schmerzzustände, Narkoseeinleitung.
- **Dosierung:** bei Schmerzen 1 – 2 ml (= 0,05 – 0,1 mg), Narkoseeinleitung 0,1 – 0,4 mg.
- **Wirkung:** zentrale Hemmung der Schmerzempfindung, Sedierung.
- **Nebenwirkungen:** Atemdepression, Miosis, Bradykardie, Hypotonie.
- **Kontraindikationen:** nicht beeinflussbare respiratorische Insuffizienz, Opioidabhängigkeit, Bradykardie.

Metamizol

- **Handelsname:** z.B. Novalgin® 2,5 g/5 ml, 50 mg/10 ml, 1,0 g/2 ml.
- **Indikation:** Schmerzzustände aller Art.
- **Dosierung:** 0,5 – 1,0 g langsam i.v. (10 – 20 mg/kg KG).
- **Wirkung:** periphere Hemmung der Schmerzempfindung, spasmolytisch.
- **Nebenwirkungen:** evtl. allergische Reaktionen, gelegentlich Blutdruckabfall.
- **Kontraindikationen:** Pyrazolonallergie, Hypotonie.

Morphin

- **Handelsname:** z. B. Morphinum hydrochloricum Amphiolen® 10 mg/1 ml.
- **Indikation:** schwerste Schmerzzustände, speziell akuter Myokardinfarkt, kardiale Ischämie.
- **Dosierung:**
  - Erwachsene: 2,5 – 5–10 mg (fraktioniert 1 : 10 expandiert).
  - Kinder: 0,05 – 0,1 mg/kg KG i.v./s.c. Einzeldosis.
- **Wirkung:** starkes Schmerzmittel, sedierend, euphorisierend, Drucksenkung im pulmonalen Kreislauf.
- **Nebenwirkungen:** Atemdepression, evtl. Hypotonie, Frequenzanstieg, Übelkeit, Erbrechen, Miosis.
- **Kontraindikationen:** Kolik, Pankreatitis, Asthma bronchiale.

N-Butylscopolamin

- **Handelsname:** z. B. Buscopan® 20 mg/1 ml Amp.
- **Indikation:** Koliken, spastische Schmerzzustände.
- **Dosierung:**
  - Erwachsene: 20 mg i.v.
  - Kinder: 0,3 – 0,6 mg/kg.
- **Wirkung:** parasympathikolytisch, spasmolytisch an der glatten Muskulatur.
- **Nebenwirkungen:** Tachykardie, Akkommodationsstörungen, Mundtrockenheit.
- **Kontraindikationen:** Tachyarrhythmie.

Paracetamol

- **Handelsname:** z. B. ben-u-ron®, Paracetamol Hexal®.
- **Indikation:** leichte bis mäßige Schmerzen.
- **Dosierung:**
  - Erwachsene: 10 mg/kg KG rektal/p.o. Einzeldosis.
  - Kinder 20 mg/kg i.v./rektal/p.o.
- **Wirkung:** analgetisch, antipyretisch.

- **Nebenwirkungen:** allergische Reaktionen möglich.
- **Kontraindikationen:** Leberfunktionsstörungen, Allergie gegen Paracetamol.

Tramadol

- **Handelsname:** z. B. Tramal®, Tramadolor® 50/100 mg/1 ml/2 ml.
- **Indikation:** mittelstarke Schmerzzustände aller Art.
- **Dosierung:** 50 – 100 mg (1,5 mg/kg KG).
- **Wirkung:** Opioid-Analgetikum.
- **Nebenwirkungen:** opioidtypische Übelkeit, Erbrechen bei zu schneller Injektion.
- **Kontraindikationen:** akute Alkohol-, Psychopharmaka-, Analgetikaintoxikation.

Stufenschema zur Analgesie in der Präklinik

1. Stufe	Metamizol ASS
2. Stufe	Tramadol (Tramal®, Tramadolor®) + Metamizol Tramadol (Tramal®, Tramadolor®) + ASS
3. Stufe	Morphin Fentanyl Ketamin, Ketamin S®

1. Ausschließlich intravenöse Gabe
2. Verdünnung des Analgetikums in 10er-Spritze mit 0,9 %iger NaCl-Lösung auf 10 ml
3. Initialer Bolus mit maximal 50 % der empfohlenen Dosis
4. ggf. zusätzliche fraktionierte Substitution nach Wirkung

Etomidate

- **Handelsname:** z. B. Hypnomidate® 20 mg/10 ml, alternativ Etomidat-Lipuro®.
- **Indikation:** Kurzhypnotikum, Intubation.
- **Dosierung:**
  - Erwachsene: 0,15 – 0,3 mg/kg KG (= 7 – 10 ml i.v.).
  - Kinder: 0,3 mg/kg (keine Angabe in Milliliter).
- **Wirkung:** keine analgetische Wirkung, Abfall des endogenen Kortikoidspiegels, antikonvulsiver Effekt, kurze Wirkdauer, schneller Wirkeintritt.
- **Nebenwirkungen:** Myoklonien, Atemdepression, Venenreizung.
- **Kontraindikationen:** akute Intoxikation mit zentral dämpfenden Pharmaka und Alkohol, Schock.

Ketaminhydrochlorid

- **Handelsname:** z. B. Ketanest S® 2 ml/50 mg, 5 ml/25 mg.
- **Indikation:** Analgesie, Narkose (Asthma bronchiale).
- **Dosierung:**
  - Analgetikum: 0,125 – 0,25 mg/kg KG i.v.
  - Narkotikum: 0,5 – 1,0 mg/kg KG i.v., 2 – 4 mg/kg KG i.m.
- **Wirkung:** Analgesie, thalamokortikale Dissoziation
- **Nebenwirkungen:** Hypertonie, Tachykardie, Hypersalivation.
- **Kontraindikationen:** Schädel-Hirn-Trauma, kardiale Risikopatienten, Hypertonie.

Mepivacain

- **Handelsname:** z. B. Scandicain® 2 %.
- **Indikation:** Lokalanästhesie, Plexusblockade, Leitungsanästhesie.
- **Dosierung:** maximal 4 mg/kg KG.
- **Wirkung:** Blutdruckabfall, Krämpfe, Atemstillstand.
- **Nebenwirkungen:** paroxysmale Tachykardie, hochfrequente Arrhythmie.
- **Kontraindikationen:** Allergie.

Thiopental

- **Handelsname:** z. B. Trapanal® 0,5 g Trockenampulle.
- **Indikation:** Narkoseeinleitung, Intubation.
- **Dosierung:** 250 – 350 mg bzw. 2 – 3 mg/kg KG i.v. Einzeldosis.
- **Wirkung:** Narkotikum.
- **Nebenwirkungen:** Venenwandschädigung bei zu hoher Konzentration, ventrikuläre Arrhythmien bei Überdosierung, Blutdruckabfall, Atemdepression.
- **Kontraindikationen:** akute Intoxikation mit zentral dämpfenden Pharmaka und Alkohol, Schock.

Chloralhydrat

- **Handelsname:** z.B. Chloralhydrat-Rectiole® 0,6 g/3 ml Miniaturklistier.
- **Indikation:** Fieberkrämpfe, Sedierung bei Kindern.
- **Dosierung:**
  - Erwachsene: 1–3 Rektiolen je nach Alter.
  - Kinder: 25–50 mg/kg rektal.
- **Wirkung:** zentral sedierend und krampfhemmend.
- **Nebenwirkungen:** Schwindel, paradoxe Reaktion.
- **Kontraindikationen:** dekompensierte Herz- und Kreislaufinsuffizienz.

Diazepam

- **Handelsname:** z.B. Diazepam Desitin® rectal tube 5/10 mg/2,5 ml Miniaturklistier.
- **Indikation:** Fieberkrämpfe, Sedierung bei Kindern.
- **Dosierung:**
  - Erwachsene: 1–2 Rektiolen je nach Alter.
  - Kinder bis 15 kg 5 mg, über 15 kg 10 mg.
- **Wirkung:** zentral sedierend und krampfhemmend.
- **Nebenwirkungen:** Atemdepression, Blutdruckabfall.
- **Kontraindikationen:** Ateminsuffizienz.

- **Handelsname:** z.B. Valium® 10 mg/2 ml.
- **Indikation:** nicht-psychotische Angst-, Spannungs- und Unruhezustände, Abstinenzsymptome, Epilepsie, Krampfanfälle, Sedierung und Relaxation zur Notintubation.
- **Dosierung:**
  - Erwachsene: 5–10 (–20) mg (und nach Wirkung).
  - Kinder: 0,3–0,5 mg/kg KG.
- **Wirkung:** schlafördernd, Muskelrelaxation durch Angriff am ZNS, krampflösend, Sedierung.
- **Nebenwirkungen:** gelegentlich paradoxe Reaktionen bei älteren Patienten, Atemdepression, Blutdruckabfall.
- **Kontraindikationen:** Myasthenia gravis, Ateminsuffizienz, Alkoholintoxikation.

Psychopharmaka

Haloperidol

- **Handelsname:** z. B. Haldol® 5 mg/ml.
- **Indikation:** Alkoholintoxikation, psychotische Erregungszustände, schwere Agitiertheit, besonders bei alten Patienten, Hyperkinesien, Delirium tremens.
- **Dosierung:** 5 mg, bei akuten alkoholbedingten Unruhezuständen 5 – 20 mg i.v.
- **Wirkung:** sehr stark antipsychotisch wirkend, zentrale Sedierung, ausgeprägte Antiemesis.
- **Nebenwirkungen:** extrapyramidal-motorische Dys- und Hyperkinesien, Erhöhung der Krampfbereitschaft, Blutdruckabfall.
- **Kontraindikationen:** organische Hirnerkrankung, Vorsicht bei Epileptikern bei gleichzeitiger Gabe von Barbituraten und Opiaten.

Levomepromazin

- **Handelsname:** z. B. Neurocil® 25 mg/ml.
- **Indikation:** Psychosen, affektive Verstimmungen, Schmerzbekämpfung.
- **Dosierung:** 25 – 50 mg.
- **Wirkung:** Dämpfung der psychomotorischen Erregbarkeit, zentrale Schmerzhemmung, schlafanstoßend.
- **Nebenwirkungen:** Hautreaktionen, epileptische Anfälle, Dyskinesien.
- **Kontraindikationen:** akute Alkohol- und Schlafmittelvergiftung, Herz- und Kreislaufinsuffizienz.

Midazolam

- **Handelsname:** z. B. Dormicum® 15 mg/3 ml, 5 mg/5 ml, 5 mg/1 ml.
- **Indikation:** Spannung und Unruhezustände, Krampfanfälle, Sedierung zur Notintubation, kurzwirkende Sedierung und Anxiolyse.
- **Dosierung:**
  - Erwachsene: initial 2 – 5 mg, zur Narkoseeinleitung 5 – 15 mg, danach nach Wirkung.
  - Kinder: 0,1 mg/kg i.v.

- **Wirkung:** zentrale Dämpfung des ZNS, schlaffördernd, sedierend, amnestisch, geringe Muskelrelaxation, kurz wirksam.
- **Nebenwirkungen:** Atemdepression, paradoxe Reaktion, geringe Blutdrucksenkung.
- **Kontraindikationen:** wie Diazepam, Intoxikation mit zentral dämpfenden Substanzen.

Phenytoin

- **Handelsname:** z. B. Phenhydan® 250 mg/5 ml.
- **Indikation:** Epilepsie, Tic douloureux, Digitalisintoxikation.
- **Dosierung:** 250 mg langsam i.v., 1,5 mg/kg KG, maximal 15 mg/kg KG.
- **Wirkung:** krampflösend, Klasse-IB-Antiarrhythmikum (Lidocaintyp).
- **Nebenwirkungen:** bei Überdosierung zerebellare Ataxie, Schwindel, Nystagmus, Erbrechen, kardiale Nebenwirkungen.
- **Kontraindikationen:** AV-Block Grad III, SA-Block, Leukopenie.

Promethazin

- **Handelsname:** z. B. Atosil® 50 mg/2 ml.
- **Indikation:** Unruhe, Erregung, Übelkeit, Erbrechen, allergische Reaktionen.
- **Dosierung:**
  - Erwachsene: 25 – 50 mg.
  - Kinder: 0,5 – 1 mg/kg KG i.v. Einzeldosis.
- **Wirkung:** Sedierung, Vagolyse, Antihistamineffekt, Potenzierung des Dämpfungseffekts anderer Neuroleptika, Verhinderung von deren allergischen extrapyramidal-motorischen und vegetativen Nebenwirkungen.
- **Nebenwirkungen:** Müdigkeit, Tachykardie, Blutdruckabfall, neuroleptisches Syndrom, Dyskinesien, Mundtrockenheit, Verwirrung, Mydriasis.
- **Kontraindikationen:** akute Alkohol-, Opiat- und Schlafmittelintoxikation.

Sonstige Notfallmedikamente

Cimetidin

- **Handelsname:** z. B. Tagamet®, Cimehexal® 200 mg/2 ml, 400 mg/4 ml.
- **Indikation:** Prophylaxe von Überempfindlichkeitsreaktionen.
- **Dosierung:** 5 mg/kg KG, 2 – 4 ml.
- **Wirkung:** H_2-Rezeptorenblocker.
- **Nebenwirkungen:** Herzrhythmusstörungen, Blutdruckabfall.
- **Kontraindikationen:** im Notfall keine.

Fenoterolhydrobromid

- **Handelsname:** z. B. Partusisten® 0,025 mg/ml, 0,5 mg/10 ml.
- **Indikation:** Tokolyse.
- **Dosierung:** 0,025 mg auf 10 ml verdünnt, langsam spritzen oder in Infusion (1,0 mg).
- **Wirkung:** β-Sympathikomimetikum, Wehenhemmung.
- **Nebenwirkungen:** Blutdruckabfall, Tachykardie, Stenokardien.
- **Kontraindikationen:** Kreislaufinsuffizienz.

Flumazenil

- **Handelsname:** z. B. Anexate® 0,5 mg/5 ml, 1 mg/10 ml.
- **Indikation:** Benzodiazepinintoxikation mit Koma und Atemdepression.
- **Dosierung:** 0,2 – 1,0 mg i.v., bei Bedarf Wiederholung.
- **Wirkung:** Aufhebung der zentral dämpfenden Wirkung, spezifischer Antagonist.
- **Nebenwirkungen:** Übelkeit, Erbrechen, Hirndruckanstieg, Entzugssymptomatik.
- **Kontraindikationen:** Benzodiazepinabhängigkeit, Intoxikation mit trizyklischen Antidepressiva.

Furosemid

- **Handelsname:** z. B. Lasix®, Furorese® 20 mg/2 ml.
- **Indikation:** Lungenödem, Herzinsuffizienz, Förderung der renalen Giftelimination, Oligurie, hypertensive Krise.

- **Dosierung:**
  - Erwachsene: 20 – 80 mg.
  - Kinder: 0,5 – 1,0 mg/kg KG i.v. Einzeldosis.
- **Wirkung:** Verhinderung der Natriumrückresorption der Niere, dadurch Wasserausscheidung, Reduktion des Preloads, Drucksenkung im pulmonal-arteriellen Kreislauf.
- **Nebenwirkungen:** Übelkeit, Erbrechen, Tachykardie, evtl. Blutdruckabfall, Kaliumverlust.
- **Kontraindikationen:** Oligo-/Anurie nach Schädigung durch nekrotisierende Substanzen, Hypovolämie.

Glukagon

- **Handelsname:** 1 mg, z. B. GukaGen®.
- **Indikation:** Hypoglykämie, Intoxikation mit β-Blockern, Antidiabetikum.
- **Dosierung:** 0,5 – 1,0 mg s.c./i.m. (0,01 – 0,2 mg/kg KG i.v. Einzeldosis).
- **Wirkung:** –.
- **Nebenwirkungen:** –.
- **Kontraindikationen:** Phäochromozytom, Glukagonüberempfindlichkeit.

Glukose

- **Handelsname:** z. B. Glukose-Infusionslösung® 20 – 40 %/10 ml.
- **Indikation:** Hypoglykämie.
- **Dosierung:**
  - Erwachsene: 10 – 20 ml nach Wirkung.
  - Kinder: Glukose 20 % 1 – 2 ml/kg KG i.v.
- **Wirkung:** Anhebung des Blutzuckerspiegels.
- **Nebenwirkungen:** Venenreizung.
- **Kontraindikationen:** Hyperglykämie, hyperosmolarer Zustand.

Sonstige Notfallmedikamente

Hydroxycobalamin

- **Handelsname:** z. B. Cyanokit® 2,5 g/100 ml Flasche.
- **Indikation:** Intoxikation mit Zyaniden.
- **Dosierung:** 5 g als Initialdosis.
- **Wirkung:** Komplexbildung der Zyanide.
- **Nebenwirkungen:** reversible Farbänderung von Haut, Schleimhäuten und Urin.
- **Kontraindikationen:** Allergie gegen den Wirkstoff, Wirkstoffabschwächung bei Natriumthiosulfat.

Kohlegranulat

- **Handelsname:** z. B. Ultracarbon®.
- **Indikation:** akute orale Vergiftung und Überdosierung von Medikamenten.
- **Dosierung:** 0,5 – 1 g/kg KG als Suspension getrunken.
- **Wirkung:** Absorption der aktiven Stoffe aus dem Magen-Darm-Trakt.
- **Nebenwirkungen:** Obstipation.
- **Kontraindikationen:** Vergiftungen durch starke Säuren und Laugen.

Metoclopramid

- **Handelsname:** z. B. Paspertin® 10 mg/2 ml.
- **Indikation:** Antiemese.
- **Dosierung:**
  - Erwachsene: 10 mg i.v.
  - Kinder: 0,1 mg/kg i.v., i.m., p.o.
- **Wirkung:** Erhöhung des Tonus des Ösophagussphinkters, Beschleunigung der Magenentleerung.
- **Nebenwirkungen:** dyskinetisches, neurologisches Syndrom.
- **Kontraindikationen:** Magen-Darm-Perforation, mechanische Obstruktion.

Naloxon

- **Handelsname:** z. B. Narcanti® 0,4 mg/1 ml, Narcanti® Neonatal 0,04 mg/2 ml.
- **Indikation:** schwere Heroin-(Opioid-)Intoxikation.
- **Dosierung:**
  - Erwachsene: initial 0,4 – 1,2 mg i.v., kann mehrmals wiederholt werden.
  - Neugeborene, Kinder: 0,1 mg/kg i.v., i.m., s.c. intratracheal, dann 0,01 mg/kg/h.
- **Wirkung:** spezifischer Opioidantagonist.
- **Nebenwirkungen:** Entzugssymptome bei Opiatabhängigen.
- **Kontraindikationen:** keine.

Oxytocin

- **Handelsname:** z. B. Syntocinon® 3 IE/10 IE/1 ml Amp.
- **Indikation:** postpartale atonische Nachblutung, inkompletter Abort, drohender Abort mit vital gefährdender Blutung.
- **Dosierung:** 3 – 5 IE i.v., 10 IE in 500 ml Ringer-Laktat.
- **Wirkung:** direkte kontrahierende Wirkung auf die Uterusmuskulatur.
- **Nebenwirkungen:** Vasokonstriktion, Tachykardie, Kopfschmerzen, Schwindel, Übelkeit, Erbrechen.
- **Kontraindikationen:** drohende Uterusruptur.

Prednisolon

- **Handelsname:** z. B. Solu-Decortin® H 250 mg Trockenampulle.
- **Indikation:** anaphylaktischer Schock, Status asthmaticus, Reizgasinhalation.
- **Dosierung:** bis 30 mg/kg KG als Lösung i.v.
- **Wirkung:** antiödematös, antiallergisch.
- **Nebenwirkungen:** Nebennierendepression, Blutzuckererhöhung.
- **Kontraindikationen:** im Notfall keine.

Infusionslösungen

1. Ringer-Laktat-Lösungen	
Ringer-Lactat DAB 7 Braun	Fa. Braun Melsungen
Ringer-Lactat-Lösung	Fa. Fresenius-Kabi
Ringer-Lactat-Lösung nach Hartmann	Fa. Serum-Werk Bernburg
Ringer-Lactat-Lösung Pharmacin	Fa. Pharmacia-Upjohn
Ringer-Lactat-Lösung (nach DAB7)	Fa. Delta Pharma
Ringer-Lactat-Lösung Köhler	Fa. Köhler
RL Ringer-Lactat-Lösung	Fa. Baxter

2. Vollelektrolytlösung	
Sterofundin®	Fa. Braun Melsungen
Tutofusin®	Fa. Pharmacia-Upjohn
Parenteral	Fa. Serga-Wiessner
Ionosteril®	Fa. Fresenius-Kabi

3. Stärkelösungen (Hydroxyäthylstärke)		
Haemofusion® 6 %	200 000/0,5	Fa. Baxter
Haemofusion® 10 %	200 000/0,5	Fa. Baxter
HAES-steril® 3 %	200 000/0,4–0,55	Fa. Fresenius-Kabi
HAES-steril® 6 %	200 000/0,4–0,55	Fa. Fresenius-Kabi
HAES-steril® 10 %	200 000/0,4–0,55	Fa. Fresenius-Kabi
Serag-HAES 6 %	200 000/0,5	Fa. Serag-Wiessner
Serag-HAES 10 %	200 000/0,5	Fa. Serag-Wiessner
Hemohes® 6 %	200 000/0,45–0,55	Fa. Braun
Hemohes® 10 %	200 000/0,45–0,55	Fa. Braun
Infukoll® HES 6 %	200 000/0,45–0,55	Fa. Serum-Werk Bernburg
Infukoll® HES 10 %	200 000/0,45–0,55	Fa. Serum-Werk Bernburg

aus Rote Liste – Arzneimittelverzeichnis des 2006

4. Hyperosmolare, hyperonkotische Lösungen		
HyperHAES®	100 000/0,45–0,55 + NaCl 7,2 %	Fa. Fresenius-Kabi

Infusionspumpen

Dosierung für Infusionspumpen auf Basis einer 50-ml-Spritze

1 Amp. **Dobutrex®** à 250 mg **Monotherapie**

Dosierungsbereich		Angaben in ml/h		
	Patientengewicht	**50 kg**	**70 kg**	**90 kg**
Niedrig	3 μg/kg × min	1,8	2,5	3,2
Mittel	6 μg/kg × min	3,6	5,0	6,5
Hoch	12 μg/kg × min	7,2	10,0	13,0

1 Amp. **Dobutrex®** (DOB) à 250 mg **1:1**
Dopamin (DOP) à 250 mg

Dosierungsbereich		Angaben in ml/h		
	Patientengewicht	**50 kg**	**70 kg**	**90 kg**
Niedrig	je 3 μg/kg × min DOB + DOP	1,8	2,5	3,2
Mittel	je 6 μg/kg × min DOB + DOP	3,6	5,0	6,5
Hoch	je 12 μg/kg × min DOB + DOP	7,2	10,0	13,0

2 Amp. **Dobutrex®** (DOB) à 250 mg **2:1**
Dopamin (DOP) à 250 mg

Dosierungsbereich		Angaben in ml/h		
	Patientengewicht	**50 kg**	**70 kg**	**90 kg**
Niedrig	3 μg/kg × min DOB + 1,5 μg/kg × min DOP	0,9	1,3	1,6
Mittel	6 μg/kg × min DOB +3 μg/kg × min DOP	1,8	2,5	3,2
Hoch	12 μg/kg × min DOB + 6 μg/kg × min DOP	3,6	5,0	6,5

Infusionen

Dosierung für Infusionen auf Basis von 500 ml 5%iger Glukoselösung

1 Amp. **Dobutrex®** à 250 mg **Monotherapie**

Dosierungsbereich		Angaben in ml/h [Tropfen/min]		
	Patientengewicht	**50 kg**	**70 kg**	**90 kg**
Niedrig	3 µg/kg × min	18 [6]	25 [8]	32 [11]
Mittel	6 µg/kg × min	36 [12]	50 [17]	65 [22]
Hoch	12 µg/kg × min	72 [24]	101 [34]	130 [43]

1 Amp. **Dobutrex®** à 250 mg **1:1**
Dopamin à 250 mg

Dosierungsbereich		Angaben in ml/h [Tropfen/min]		
	Patientengewicht	**50 kg**	**70 kg**	**90 kg**
Niedrig	je 3 µg/kg × min DOB + DOP	18 [6]	25 [8]	32 [11]
Mittel	je 6 µg/kg × min DOB + DOP	36 [12]	50 [17]	65 [22]
Hoch	je 12 µg/kg × min DOB + DOP	72 [24]	101 [34]	130 [43]

2 Amp. **Dobutrex®** à 250 mg **2:1**
Dopamin à 250 mg

Dosierungsbereich		Angaben in ml/h [Tropfen/min]		
	Patientengewicht	**50 kg**	**70 kg**	**90 kg**
Niedrig	3 µg/kg × min DOB + 1,5 µg/kg × min DOP	9 [3]	13 [4]	16 [5]
Mittel	6 µg/kg × min DOB + 3 µg/kg × min DOB	18 [6]	25 [8]	32 [11]
Hoch	12 µg/kg × min DOB + 6 µg/kg × min DOP	36 [12]	50 [17]	65 [22]

Notfallrelevante Antidota

Atropin

s.a. S. 354, „Herz/Kreislauf, Atropin".

- **Indikation:** Intoxikation mit Organophosphaten.
- **Dosierung:** 5 mg i.v.; initial 1,0 – 5,0 mg nach Wirkung.
- **Risiko:** Cave Darmatonie, Gefahr der Atropinintoxikation.
- **Bemerkung:** wiederholte Gabe nach Klinik.

Biperiden

- **Handelsname:** z. B. Akineton®.
- **Indikation:** extrapyramidale Symptomatik nach Psychopharmakaintoxikation.
- **Dosierung:** 0,04 mg/kg KG langsam i.v., bis zu 4-mal täglich.
- **Risiko:** neurologisches und kardiales Nebenwirkungsprofil.

Carbo medicinalis

s.a. S. 374 „Sonstige Notfallmedikamente, Kohlegranulat".

- **Handelsname:** z. B. Ultracarbon®.
- **Indikation:** Universaladsorbens.
- **Dosierung:** 0,5 – 1,0 g/kg KG p.o.

Cortison

- **Handelsname:** z. B. Urbason®.
- **Indikation:** Rauchgasinhalation mit beginnendem Lungenödem.
- **Dosierung:** 250 – 1000 mg i.v.
- **Bemerkung:** inhalative Applikation umstritten.

DMAP (4-Dimethylaminophenol)

- **Handelsname:** z. B. 4-DMAP-Ampullen mit 250 mg/m ml.
- **Indikation:** Zyanidintoxikation.
- **Dosierung:** 3 – 4 mg/kg KG (etwa 250 mg) mit reichlich in die Spritze aspiriertem Blut langsam i.v.

- **Bemerkung:** Anschließend Natriumthiosulfat, bei Kombinationsintoxikationen mit Kohlenmonoxid Dosisreduktion: Cave Met-Hb-Spiegel.

Ethanol

- **Handelsname:** z. B. Alkohol 95 % Braun® Infusionskonzentrat.
- **Indikation:** Vergiftungen mit Methanol und Ethylenglykol.
- **Dosierung:** 5–7 mg/kg KG einer 10 %igen Lösung.
- **Bemerkung:** Eine gute Alternative ist Fomepizol.

Flumazenil

s.a. S. 372 „Sonstige Notfallmedikamente, Flumazenil".
- **Handelsname:** Anexate®.
- **Indikation:** Benzodiazepinintoxikation, schwerste Atemdepression, ggf. diagnostisch.
- **Dosierung:** 0,3–0,6 mg i.v.
- **Risiko:** Entzugssymptomatik, kein Schutz vor Krampfanfall.
- **Bemerkung:** HWZ 45 Minuten.

Hydroxycobalamin

s.a. S. 374 „Sonstige Notfallmedikamente, Hydroxycobalamin".
- **Handelsname:** z. B. Cyanokit® i.v. 2,5 g.
- **Indikation:** Blausäurevergiftung.
- **Dosierung:** 70 mg/kg KG i.v., ggf. repetitiv.
- **Bemerkung:** untoxische Metabolisierung des Zyanids.

Naloxon

s.a. S. 375 „Sonstige Notfallmedikamente, Naloxon".
- **Handelsname:** z. B. Narcanti®.
- **Indikation:** schwerste Opiatintoxikation mit Depression von Atmung und Herz-Kreislauf-System, ggf. diagnostisch.

- **Dosierung:** 0,4 – 2,0 mg i.v. oder endotracheal.
- **Risiko.** Entzugssymptomatik
- **Bemerkung:** HWZ 60 Minuten.

Natriumthiosulfat 10 %

- **Handelsname:** z. B. Natriumthiosulfat 10 % Ampullen mit 1 g/10 ml.
- **Indikation:** Intoxikation mit Zyaniden, N-Lost, S-Lost.
- **Dosierung:**
  - Zyanidintoxikation: 50 – 100 mg/kg KG bis zu insgesamt 500 mg/kg KG bei Wiederholung,
  - Lostintoxikation: 100 mg/kg KG i.v. sofort.
- **Bemerkung:** Alleine bei Alkylanzien (N-Lost, S-Lost), bei Zyaniden nach DMAP.

Physostigmin

- **Handelsname:** z. B. Anticholium®.
- **Indikation:** Anticholinerges Syndrom.
- **Dosierung:** 2 mg langsam i.v.
- **Bemerkung:** nur als Ultima Ration verwenden. Strenge Indikationsstellung bei Patienten mit erhöhtem kardialen Risikoprofil.

Kapitel 4

Rechtliche Aspekte

Aufgaben

Rechtliche Basis der Leichenschau sind die Bestattungs- bzw. Leichenschaugesetze der einzelnen Bundesländer, die nicht nur unterschiedliche Anforderungen an den Arzt stellen, sondern auch verschiedene Dokumentationen fordern (differente Leichenschauscheine). Einige Gesetze sehen für den organisierten Notarztdienst lediglich die – vereinfachte – vorläufige Todesbescheinigung (= Todesfeststellung) vor, der eine ausführliche Leichenschau durch einen anderen Arzt folgen muss.

Die Todesfeststellung ist definiert als die Feststellung des Individualtodes (Hirntod) eines Menschen. Sie ist das Ergebnis einer ganzheitlichen Untersuchung des Patienten.

Gemeinsam sind der ärztlichen Leichenschau die Aufgaben der
- Feststellung des Todes,
- Feststellung der Todesursache,
- Bestimmung der Todesart,
- Feststellung des Todeszeitpunkts,
- Feststellung von übertragbaren Erkrankungen (nach IfSG).

Feststellung des Todes

- Sichere Todeszeichen sind Totenflecken (Livores), Leichenstarre (Rigor) und fortgeschrittene Leichenerscheinungen (Fäulnis) sowie schwerste Verletzungen, die per se mit dem Leben nicht vereinbar sind (Schädelzerreißung, Verlust lebenswichtiger Organe).
- Vergebliche Reanimationsbemühungen mit mindestens 30-minütigem kontinuierlichem Nulllinien-EKG. Voraussetzung dafür: suffiziente Reanimationsmaßnahmen unter Einschluss der medikamentösen und elektrischen Reanimation (erweiterte Reanimationsmaßnahmen); Ausnahmen: Hypothermie, Intoxikation mit zentralwirkenden Substanzen, Kinder, Alkohol, Elektrizitätseinwirkung.
  Während der (suffizienten) Reanimation treten bei Erfolglosigkeit keine Totenflecken auf. Auch unmittelbar nach Beendigung sind sie noch nicht unbedingt zu erwarten.

Todesursache

- Bei Rettungseinsätzen mit akuter Symptomatik und bekannter Anamnese meist eruierbar. Bezüglich der Grundkrankheit können vom Hausarzt (zuletzt behandelnder Arzt) Auskünfte eingeholt werden (Auskunftspflicht).
- Bleibt die Todesursache unklar, sollte dies im Leichenschauschein so vermerkt werden.

Todesart

Entsprechend den Bestattungsgesetzen wird zwischen drei Arten unterschieden:

- Natürlicher Tod: aus innerer Ursache, krankheitsbedingt;
- nicht natürlicher Tod: als Folge einer Gewalteinwirkung (Unfall, Tötungsdelikt), von Vergiftung, von Suizid, von Behandlungsfehlern (= von außen verursachtes oder ausgelöstes Geschehen);
- nicht aufgeklärter Tod: durch Anamnese und Besichtigung nicht erkennbar.

Todeszeitpunkt

- Bei Tod im Rahmen der notärztlichen Behandlung Zeitpunkt unter Mithilfe der dokumentierten Zeiten der Leitstelle feststellbar.
- Bei Eintritt des Todes vor Eintreffen am Notfallort durch Befragen von Angehörigen und Zeugen. Zeitpunkt möglichst genau eingrenzen (in Minutenfrist). Wenn dies nicht möglich ist, Zeitpunkt der Todesfeststellung angeben.

Übertragbare Erkrankungen

Übertragbare Erkrankungen sind im Infektionsschutzgesetz (IfSG) festgelegt und definiert und müssen wegen der daraus resultierenden Meldepflicht an das Gesundheitsamt gemeldet werden.

Meldepflicht bei Todesfällen

Die Meldepflicht ist nicht in allen Leichenschauverordnungen der Länder in gleicher Weise festgeschrieben.

- Meldung an die Polizei:
  - bei nicht natürlichem Tod (unverzüglich),
  - bei nicht geklärter Todesursache und Todesart,
  - bei nicht identifizierten Toten;
- Meldung an das Gesundheitsamt bei Verdacht auf Erkrankungen nach dem IfSG;
- Verbleib der Todesbescheinigung:
  - bei nicht natürlichem Tod – zur Polizei,
  - bei nicht geklärter Todesursache bei Benachrichtigung der Polizei – zur Polizei,
  - bei natürlichem Tod – Angehörige zur Weiterleitung an Bestattungsunternehmen;
- Wesentliche Informationen im Rahmen der Leichenschau:
  - Umfeld (Alkohol, Medikamente, Drogenutensilien, Waffen),
  - Bekleidung (Zustand, Beschädigungen, Verunreinigungen),
  - Personalien, Hausarzt (zuletzt behandelnder Arzt),
  - Anamnese (Vorerkrankungen, auslösendes Geschehen),
  - Auffindesituation (Lage, Position);
- Besondere Vorsicht ist geboten bei
  - unerwartetem Todesfall,
  - unklaren Todesumständen,
  - unbekannten Verstorbenen,
  - Spättodesfällen nach äußeren Einwirkungen (z.B. Arbeitsunfällen).

Typische Fehler

- Unerfahrenheit, Sorglosigkeit, Leichtgläubigkeit (gegenüber Angaben von Angehörigen),
- Rücksichtnahme auf Angehörige oder Umgebung,
- Inkaufnahme ungünstiger äußerer Bedingungen (Beleuchtung, Bekleidung),
- Verkennung der (Kausal-)Zusammenhänge bei zurückliegenden äußeren Einwirkungen (Unfall, Auseinandersetzung u.a.),
- Unterlassung der Meldung von Todesfällen,
- Manipulationen an der Leiche bei fehlender Therapienotwendigkeit (sichere Todeszeichen),
- unkritische Ausstellung eines 2. Leichenschauscheines auf Drängen der Polizei nach Abschluss der Ermittlungen mit der Attestierung eines natürlichen Todes (besser an Gesundheitsamt, Landgerichtsarzt oder rechtsmedizinisches Institut verweisen),
- Ausstellung eines Leichenschauscheins ohne Besichtigung und Untersuchung der Leiche.

Landesrechtliche Regelungen zur Noteinweisung in ein psychiatrisches Krankenhaus

Zurzeit gelten für die Noteinweisung in ein psychiatrisches Krankenhaus folgende Gesetze:

Baden-Württemberg: Gesetz über die Unterbringung psychisch Kranker (Unterbringungsgesetz - UBG) vom 2.12.1991.

Bayern: Gesetz über die Unterbringung psychisch Kranker und deren Betreuung (Unterbringungsgesetz - UnterbrG) vom 5.4.1992 - Art. 10 Sofortige vorläufige Unterbringung.

Berlin: Gesetz für psychisch Kranke (PsychKG) vom 17.3.1994 - § 26 Vorläufige behördliche Unterbringung.

Brandenburg: Gesetz über Hilfen und Schutzmaßnahmen sowie über den Vollzug gerichtlich angeordneter Unterbringung für psychisch Kranke vom 8.2.1996.

Bremen: Gesetz über Hilfen und Schutzmaßnahmen bei psychischen Krankheiten vom 18.2.1992 - § 14 Sofortige Unterbringung.

Hamburg: Hamburgisches Gesetz über Hilfen und Schutzmaßnahmen bei psychischen Krankheiten (HmbPsychKG) vom 27.9.1995 - § 12 Sofortige Unterbringung.

Hessen: Gesetz über die Entziehung der Freiheit geisteskranker, geistesschwacher, rauschgift- oder alkoholsüchtiger Personen vom 19. Mai 1952 in der Fassung vom 15.7.1997 - § 10 Sofortige Ingewahrsamnahme.

Mecklenburg-Vorpommern: Gesetz über Hilfen und Schutzmaßnahmen für psychisch Kranke (PsychKG) vom 1.6.1993 - § 15 Sofortige Unterbringung.

Niedersachsen: Niedersächsisches Gesetz für Hilfen für psychisch Kranke und Schutzmaßnahmen (Nds. PsychKG) vom 30.6.1978 in der Fassung vom 16.6.1997 - § 18 Vorläufige Einweisung.

Nordrhein-Westfalen: Gesetz über Hilfen und Schutzmaßnahmen bei psychischen Krankheiten (PsychKG) vom 18.12.1982 - § 17 Sofortige Unterbringung.

Landesrechtliche Regelungen zur Noteinweisung in ein psychiatrisches Krankenhaus

Rheinland-Pfalz: Landesgesetz für psychisch kranke Personen vom 17.11.1995.

Saarland: Gesetz Nr. 1301 über die Unterbringung von psychisch Kranken vom 11.11.1992 – § 6 Vorläufige Unterbringung in Eilfällen.

Sachsen: Sächsisches Gesetz über die Hilfen und die Unterbringung bei psychischen Krankheiten (Sächs. PsychKG) vom 16. Juni 1994.

Sachsen-Anhalt: Gesetz über Hilfen für psychisch Kranke und Schutzmaßnahmen des Landes Sachsen-Anhalt (PsychKGLSA) vom 30.12. 1992 – § 15 Vorläufige Einweisung.

Schleswig-Holstein: Gesetz für psychisch Kranke (PsychKG vom 15.11.1996 – § 24 Vorläufige Unterbringung.

Thüringen: Thüringisches Gesetz zur Hilfe und Unterbringung psychisch Kranker (Thür. PsychKG) vom 2.2.1994 – § 8 Vorläufige Unterbringung durch den Sozialpsychiatrischen Dienst.

Rechtliche Probleme im Zusammenhang mit der Einweisung eines Patienten

Die baldige Unterbringung zur Abwehr einer Gefahr ist in den einzelnen Ländern der Bundesrepublik unterschiedlich geregelt (s. o.). Lange Zeit wurde die Unterbringung psychisch Kranker in einem psychiatrischen Krankenhaus gegen deren Willen vor allem unter dem Aspekt der Aufrechterhaltung der öffentlichen Sicherheit und Ordnung und somit als polizeirechtliche Aufgabe gesehen. Hieraus erklärt sich, dass die entsprechenden Unterbringungsgesetze heute noch Landesgesetze sind.

Diese stimmen in zwei zentralen Punkten überein: dass es sich um eine „Geisteskrankheit" und um eine daraus sich ergebende Gemeingefahr handeln muss. Oft wird auch die Selbstgefahr in den Gesetzestext einbezogen. Weiter muss feststehen, dass diese Gefahr nicht auf andere Weise (ambulante Behandlung, freiwilliger Krankenhausaufenthalt) abgewendet werden kann. Das Bayerische Unterbringungsgesetz z. B. regelt das Vorgehen zur Abwehr der Gefahr so, dass die Polizei den sich und seine Umgebung gefährdenden Kranken in eine Klinik bringt. Der niedergelassene Arzt hat in der Akutsituation demnach die Polizei zu verständigen. Es ist erforderlich, die Freiheitsentziehung von allem Pathetischen zu entkleiden und sie ganz nüchtern als eine Maßnahme aufzufassen, die vom ärztlichen Standpunkt aus in erster Linie aus Gründen der Fürsorge für den Kranken erfolgt und therapeutisch ausgerichtet ist. Der Entzug der äußeren Freiheit muss mit dem Wohl des Kranken identisch sein. Diese Gleichsinnigkeit bleibt vom psychiatrischen Standpunkt aus das entscheidende Kriterium für jede Zwangseinweisung. Die Polizei ist für ihr Eingreifen z. B. durch das Bayerische Polizeiaufgabengesetz juristisch abgesichert. Hierin heißt es: „Die Polizei kann eine Person zur Rettung aus einer gegenwärtigen Gefahr für Leib und Leben in Gewahrsam nehmen, wenn die gefährdete Person sich erkennbar in einem die freie Willensbestimmung ausschließenden Zustand ... befindet ... oder wenn sie im Begriff ist, Selbstmord zu begehen." Ist eine Unterbringung dringend notwendig, kann die Polizei die betreffende Person in eine geeignete Anstalt einliefern. Eine ärztliche Mitwirkung ist nicht notwendig. Der hinzugezogene Arzt kann zwar den Angehörigen des Kranken das Vorliegen der Voraussetzungen für eine Einweisung nach dem Unterbringungsgesetz attestieren und selbst die Polizei verständigen oder die Angehörigen dazu veranlassen; die Polizei ist aber nicht verpflichtet, aufgrund des Attestes die Einweisung durchzuführen. Sie entscheidet darüber nach eigenem Ermessen.

Kein Grund für eine Zwangseinweisung nach Landesrecht sind Suchtkrankheiten ohne Kontrollverlust und aggressives Verhalten, umschriebene Wahnerkrankungen bei intakter Persönlichkeit oder seelische Störungen, die mit einer Belästigung der Öffentlichkeit einhergehen.

Einweisungsarten

Bei der Einweisung eines Patienten in ein Nervenkrankenhaus ist grundsätzlich zwischen der zwangsweisen und der freiwilligen Aufnahme zu unterscheiden.

- **Freiwillige Aufnahme:** Der Patient muss sein Einverständnis, evtl. schriftlich, geben. Voraussetzung ist, dass er geschäftsfähig ist und die Tragweite seiner Erklärung beurteilen kann. In einigen Fällen wird sich diese Einweisungsart auch bei anfänglich schwierigen Fällen durchführen lassen. Voraussetzung ist jedoch, dass der Notarzt versucht, mit diesem Patienten ein vernünftiges Gespräch zu beginnen.
- **Einweisung durch einen vom Gericht bestimmten Pfleger:** Derartige Einweisungen fallen kaum in den Bereich des Notfalleinsatzes.
- **Einweisung durch den Vormund** bei entmündigten Personen: Nach Einrichtung einer Pflegschaft kann der Vormund nach Einholung einer gerichtlichen Genehmigung die Einweisung verfügen.
- **Einweisung nach dem Unterbringungsgesetz:** Das Gesetz umfasst diejenigen Personen, die wegen Geisteskrankheit, Geistesschwäche, Alkoholsucht oder Rauschgiftsucht selbst- oder gemeingefährlich sind und die deshalb die öffentliche Sicherheit und Ordnung gefährden. In anderen Bundesländern sind die gesetzlichen Voraussetzungen ähnlich.
  - **Einweisung durch die Polizei:** Die Polizei hat die gesetzliche Befugnis, aufgrund eigener Feststellungen Personen des genannten Kreises einzuliefern.
  - **Einweisung über die Kreisverwaltungsbehörde** (Landratsämter, kreisfreie Städte). Wenn keine unmittelbare Gefahr besteht, aber die Einweisung doch notwendig erscheint, ist es am besten, das zuständige Gesundheitsamt zu verständigen. Dieses wird dann eine Untersuchung durchführen und bei der Verwaltungsbehörde anregen, beim Amtsgericht die vorläufige Unterbringung oder die Verwahrung zu beantragen.

In Notfällen genügt für eine kurzfristige Unterbringung – etwa bis zum Ablauf des folgenden Tages – das Zeugnis eines approbierten Arztes, das auf einer unmittelbar vorangegangenen Untersuchung beruht. Aus diesem Zeugnis muss eindeutig hervorgehen, dass Anhaltspunkte für eine psychische Erkrankung vorliegen und dass hieraus eine Selbst- oder Fremdgefährdung erwächst.

Meldepflicht übertragbarer Krankheiten (Infektionsschutzgesetz)

Namentlich ist zu melden:

1. der Krankheitsverdacht, die Erkrankung sowie der Tod an:
   a) Botulismus
   b) Cholera
   c) Diphtherie
   d) humaner spongiformer Enzephalopathie, außer familiär-hereditärer Formen
   e) akuter Virushepatitis
   f) enteropathischem hämolytisch-urämischem Syndrom (HUS)
   g) virusbedingtem hämorrhagischem Fieber
   h) Masern
   i) Meningokokkenmeningitis oder -sepsis
   j) Milzbrand
   k) Poliomyelitis (als Verdacht gilt jede akute schlaffe Lähmung, außer wenn traumatisch bedingt)
   l) Pest
   m) Tollwut
   n) Typhus abdominalis/Paratyphus

   sowie die Erkrankung und der Tod an einer behandlungsbedürftigen Tuberkulose, auch wenn ein bakteriologischer Nachweis nicht vorliegt;

2. der Verdacht auf die Erkrankung an einer mikrobiell bedingten Lebensmittelvergiftung oder an einer akuten infektiösen Gastroenteritis, wenn
   a) eine Person betroffen ist, die eine Tätigkeit im Sinne des § 42 Abs. 1 ausübt (Arbeit im Lebensmittelgewerbe),
   b) zwei oder mehr gleichartige Erkrankungen auftreten, bei denen ein epidemischer Zusammenhang wahrscheinlich ist oder vermutet wird,
3. der Verdacht einer über das übliche Ausmaß einer Impfreaktion hinausgehenden gesundheitlichen Schädigung,
4. die Verletzung eines Menschen durch ein tollwutkrankes, -verdächtiges oder -ansteckungsverdächtiges Tier sowie die Berührung eines solchen Tieres oder Tierkörpers,

5. soweit nicht nach den Nummern 1 bis 4 meldepflichtig, das Auftreten
   a) einer bedrohlichen Krankheit oder
   b) von zwei oder mehr gleichartigen Erkrankungen, bei denen ein epidemischer Zusammenhang wahrscheinlich ist oder vermutet wird,

wenn dies auf eine schwerwiegende Gefahr für die Allgemeinheit hinweist und Krankheitserreger als Ursache in Betracht kommen, die nicht in § 7 genannt sind.

Eine Meldung ist dem für den Aufenthalt des Betroffenen zuständigen Gesundheitsamt unverzüglich (= innerhalb 24 Stunden) nach erlangter Kenntnis zu erstatten. Zur Meldung verpflichtet sind in der Reihenfolge der Aufzählung: der behandelnde oder sonst hinzugezogene Arzt, in Krankenhäusern der leitende Abteilungsarzt, jede sonst mit der Behandlung und Pflege des Betroffenen berufsmäßig beauftragte Person, die hinzugezogene Hebamme, das Familienoberhaupt, der Leichenbeschauer.

Die Meldepflicht besteht nicht für Personen des Not- und Rettungsdienstes, wenn der Patient unverzüglich in eine ärztlich geleitete Einrichtung gebracht wurde.

Meldepflicht bei Vergiftungen (Chemikaliengesetz)

Jeder Arzt ist verpflichtet, dem Bundesinstitut für gesundheitlichen Verbraucherschutz und Veterinärmedizin Erkrankungsfälle (bzw. Verdachtsfälle) zu melden, die auf akute oder chronische Einwirkungen chemischer Stoffe oder Zubereitungen (z. B. Pflanzenschutz-, Holzschutzmittel) zurückgehen oder bei denen ein solcher Zusammenhang vermutet wird.

Meldungen sind an die zentrale Dokumentations- und Bewertungsstelle für Vergiftungen des Bundesinstituts für gesundheitlichen Verbraucherschutz und Veterinärmedizin zu richten (Postfach 330013, 14191 Berlin).

Gesetzesgrundlage:

- § 16e Abs. 2 Chemikaliengesetz v. 25.09.94 (ChemG)
- § 3 Giftinformationsverordnung v. 31.07.96 (ChemGiftInfoV)

§ 3
Ärztliche Mitteilungspflicht bei Vergiftungen
(§ 16e Abs. 2 des Chemikaliengesetzes)

(1) Die Mitteilung nach § 16e Abs. 2 des Chemikaliengesetzes hat unter Verwendung des Formblattes nach Anlage 3 zu erfolgen und muss zumindest die Angaben zu den Nummern 1 bis 4 des Formblattes umfassen. Sie hat

1. bei akuten Erkrankungen nach Abschluss der Behandlung,
2. bei chronischen Erkrankungen nach Stellung der Diagnose,
3. bei einer Beratung im Zusammenhang mit einer Erkrankung nach Abschluss der Beratung,
4. sofern im Falle einer Erkrankung mit Todesfolge eine Obduktion durchgeführt wird, nach deren Abschluss

unverzüglich zu erfolgen. Wenn zur Beratung ein Informations- und Behandlungszentrum für Vergiftungen hinzugezogen wird, ist eine Mitteilung nur von dem behandelnden Arzt vorzunehmen.

(2) Das Bundesinstitut für gesundheitlichen Verbraucherschutz und Veterinärmedizin kann die Übermittlung der Angaben nach Absatz 1 auch auf andere geeignete Weise zulassen.

Meldepflicht bei Vergiftungen (Chemikaliengesetz)

Mitteilung bei Vergiftungen
nach § 16e Abs. 2 des Chemikaliengesetzes
(BgVV: Telefon (0 30) 84 12-39 04, Fax (0 30) 84 12-39 29)

1.

Alter ...... Jahre ☐ männlich ☐ weiblich Monate ...... (bei Kindern unter 3 Jahren)	Schwangerschaft: ☐ Ja ☐ Nein
	Freiwillig auszufüllen

2. ☐ Vergiftung ☐ Verdacht

Unbedingt Handelsprodukt (Zubereitung) oder Stoffname, aufgenommene Menge und Hersteller (Vertreiber) angeben; gegebenenfalls vermutete Ursache

3. Exposition: ☐ akut ☐ chronisch
☐ oral ☐ inhalativ ☐ JaHaut ☐ Auge(n) ☐ Sonstiges welche? ...

Ätiologie: ☐ akzidentell (Unfall) ☐ gewerblich ☐ Verwechslung
☐ suizidale Handlung ☐ Abusus ☐ Umwelt ☐ Sonstiges

Ort: ☐ Arbeitsplatz ☐ im Haus ☐ Schule
☐ Kindergarten ☐ im Freien ☐ Sonstiges

Labor-Nachweis: ☐ Ja ☐ Nein

Behandlung: ☐ keine ☐ ambulant ☐ stationär

Verlauf: ☐ nicht bekannt ☐ vollständige Heilung ☐ Defektheilung ☐ Tod
☐ Spätschäden (nicht auszuschließen)

Freiwillig auszufüllen

4. Symptome/Verlauf (stichwortartig)
ggf. anonymisierte Befunde, Epikrise(n)

Index

Index

Index

Index

Index

Kennzeichnung der Straßenfahrzeuge mit gefährlichen Gütern

Orangefarbene Warntafel, vorn und hinten am Fahrzeug:
Allgemeiner Hinweis auf gefährliche Güter

Orangefarbene Warntafel mit Kennzeichnungsnummern, vorn, hinten und ggf. seitlich an Tankfahrzeugen, an Fahrzeugen mit Aufsetztanks und an Tankcontainern sowie bei Gefahrgütern in loser Schüttung. Hinweis auf bestimmte gefährliche Güter und deren Gefahren.

30
1202

Die Nummern bedeuten:

Obere Hälfte = Nummer zur Kennzeichnung der Gefahr
(Gefahrnummer)

2 Entweichen von Gas durch Druck oder chemische Umsetzung
3 Entzündbarkeit von flüssigen Stoffen (Dämpfen) und Gasen oder selbsterhitzungsfähiger flüssiger Stoff
4 Entzündbarkeit von festen Stoffen oder selbsterhitzungsfähiger fester Stoff
5 Oxidierende (brandfördernde) Wirkung
6 Giftigkeit oder Ansteckungsgefahr
7 Radioaktivität
8 Ätzwirkung
9 Gefahr einer spontanen heftigen Reaktion

Die Verdoppelung einer Ziffer weist auf die Zunahme der entsprechenden Gefahr hin.

Wenn die Gefahr eines Stoffes ausreichend von einer einzigen Ziffer angegeben werden kann, wird dieser Ziffer eine „0" angefügt.

Folgende Ziffernkombinationen haben jedoch eine besondere Bedeutung (Beispiele):

22 tiefgekühlt verflüssigtes Gas, erstickend.
322 entzündbarer flüssiger Stoff, der mit Wasser reagiert und entzündbare Gase bildet.
X333 pyrophorer flüssiger Stoff, der mit Wasser gefährlich reagiert.
X423 entzündbarer fester Stoff, der mit Wasser gefährlich reagiert und entzündbare Gase bildet.
44 entzündbarer fester Stoff, der sich bei erhöhter Temperatur in geschmolzenem Zustand befindet.
539 entzündbares organisches Peroxid.
90 umweltgefährdender Stoff, verschiedene gefährliche Stoffe.
X vor der Nummer zur Kennzeichnung der Gefahr = Stoff reagiert in gefährlicher Weise mit Wasser.

Untere Hälfte = Nummer zur Kennzeichnung des Stoffes
(Stoffnummer)

Bei Gefahr: Nummern an Polizei/Feuerwehr weitergeben!

Gefahrgutkennzeichnung

An Straßen- und Eisenbahnfahrzeugen und Versandstücken können folgende Gefahrenzettel angebracht sein:

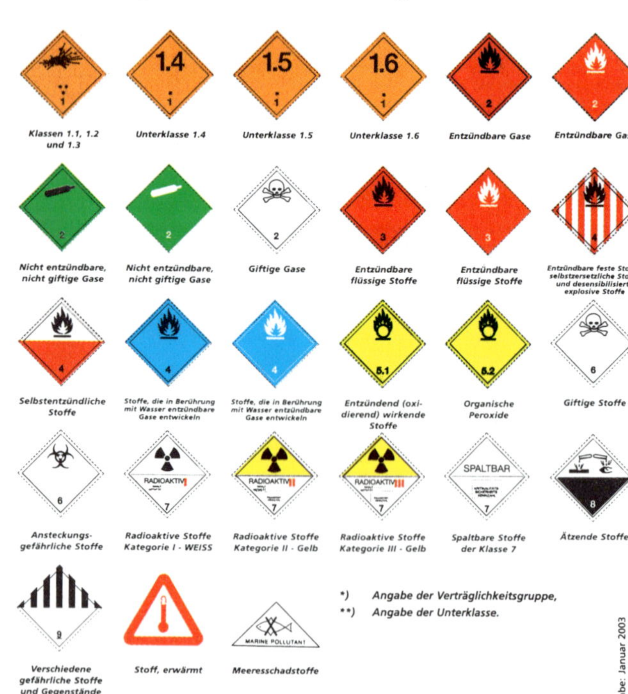

Auf den Gefahrzetteln kann eine Aufschrift in Zahlen oder Buchstaben vorhanden sein.

Ausgabe: Januar 2003
Druck: BMVBW Bonn

Munitions-brandklasse (Munitionslager)	Gefahrklasse (nach GGVS)	Abstände (Ladung vom Feuer erfaßt)			Gefahren
		Mit Deckung	Ohne Deckung	Unbe-teiligte	
1	1.1	200 m	300 m	1000 m	Massenexplosion, Druckwelle, Splitter und Wurfstücke
2	1.2	100 m	135 m	1000 m	Explosion, Splitter und Wurfstücke
3	1.3	60 m	60 m	100 m	Explosionen, Brand, Massenbrand möglich, Wurfstücke, starke Wärme und Rauch
4	1.4	10 m	25 m	100 m	Feuer und Wärme